KB271827

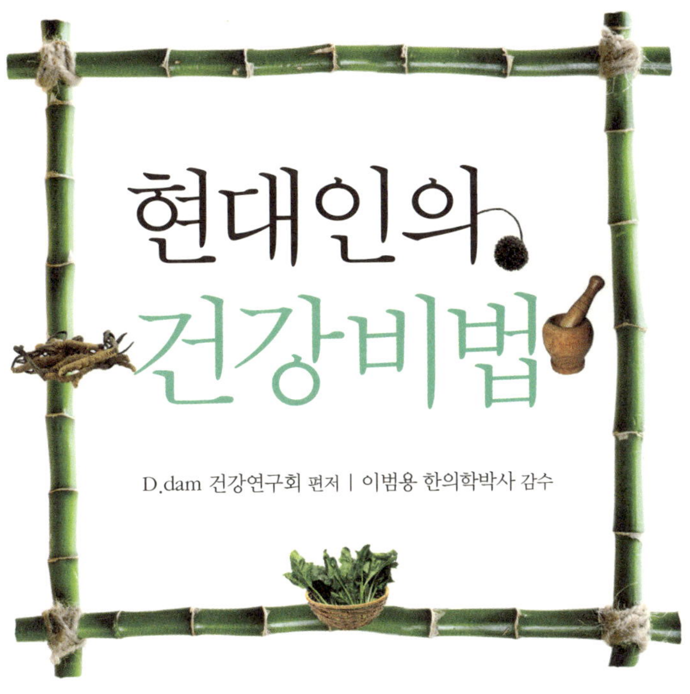

현대인의 건강비법

D.dam 건강연구회 편저 | 이범용 한의학박사 감수

dadambook

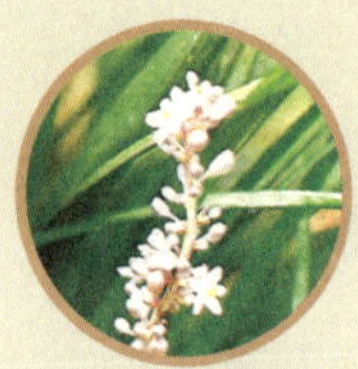

맥문동

맥문아재비과의 여러해살이풀. 약재로 쓰이는 부분은 뿌리에 달려있는 살찐 덩어리로 성미는 차고 달면서 약간 쓰다. 자양, 윤로폐, 진해, 청심, 양위, 생진의 효능이 있어 신체허약, 폐결핵, 폐위, 당뇨병, 소갈, 민성기관지염, 유즙통증, 변비 등에 사용한다. 1회에 2~5g 환약 또는 같은 양의 약재를 가루로 빻아 가루약으로 복용할 수도 있다.

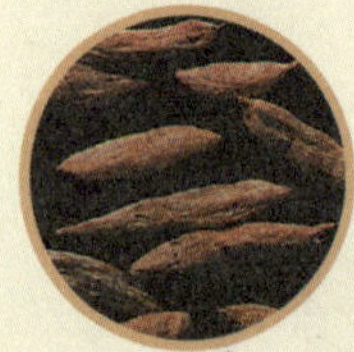

합환피

함수초과의 갈잎 큰키나무인 자귀나무의 껍질. 중부이남 지역에 분포하며 낮은 산의 양지쪽 풀밭에서 자란다. 성미는 평하여 단맛이 난다. 활혈, 진정, 소종, 구충 등의 효능이 있어 신경쇠약, 불면증, 임파선염, 골절상, 종기, 회충구제 등에 이용한다. 달이거나 가루약으로 만들어 복용하며 종기에는 가루로 빻아 기름으로 개어서 바른다.

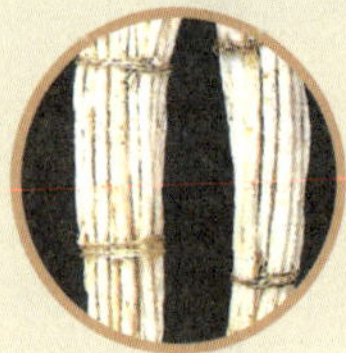

북사삼

미나리과의 여러해살이풀인 갯방풍의 뿌리. 해변의 모래에 자생한다. 성미는 차며 달고 쓰다. 청폐, 진해, 거담, 지갈의 효능이 있어 폐열건해, 결핵성 기침, 기관지염, 감기, 입이나 목이 마르는 증세의 치료약으로 쓴다. 또한 피부 가려움증에도 사용한다. 달이거나 환약 또는 가루약으로 복용하는데 1일 9~18g이 적당량이다.

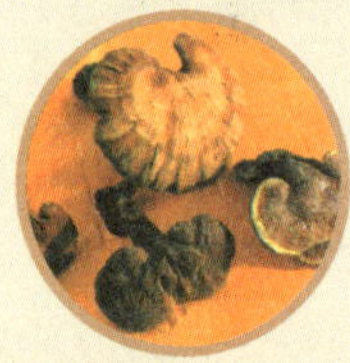

영지

모균류에 딸린 버섯. 충북, 강원도 등에 분포하며 산중 넓은잎나무의 썩은 그루터기에 자생한다. 키는 10㎝, 삿갓의 지름은 5~13㎝정도인데, 20㎝의 큰 것도 있다. 성미는 평하고 단맛이 난다. 강장, 진정, 진해, 구어혈 등에 효능이 있어 신체허약, 신경쇠약, 불면증, 심장병, 심교통, 동맥경화증, 고혈압, 옹종, 각종 암종 등의 치료약으로 쓰인다. 가을에 채취하며 달이거나 가루약으로 만들어 1일 2~4g 복용한다.

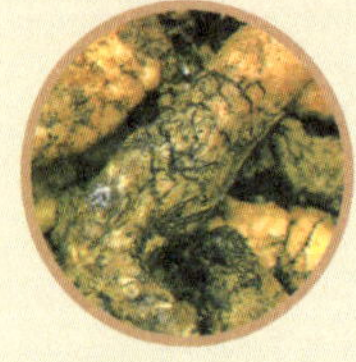

천마

참나무류의 썩은 그루터기에 나는 버섯의 균사에 붙어 사는 여러해살이 식물. 뿌리와 땅속줄기가 약재로 쓰이며 성미는 평하고 단맛이 난다. 진정, 진경, 통락의 효능이 있어 두통이나 현기증을 비롯하여 팔, 다리의 근육이 굳어지고 감각이 없어지는 증세와 반신불수, 언어장애, 고혈압, 어린아이의 간질병, 유행성뇌척수막염 등의 질환에 치료약으로 쓰인다. 달이거나 환약 또는 가루약으로 만들어 복용한다.

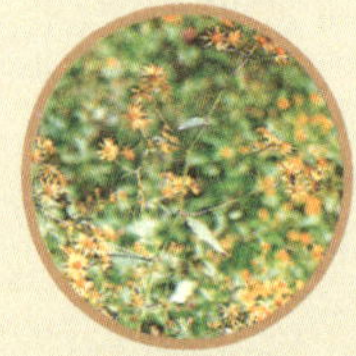

천리광

거시과의 여러해살이풀로서 중북부 지방에 분포하며 음습한 산지나 풀밭에서 자란다. 성미는 차고 쓴맛이 난다. 해열, 해독, 소종 등의 효능이 있어 감기, 인후염, 결핵성임파선염, 옹종, 습진, 목적 종통, 뱀이나 벌레에 물렸을 때 사용한다. 1일 12~18g을 달여서 그대로 복용하거나 환부를 닦아 낸다. 또는 짓찧어 환부에 붙인다.

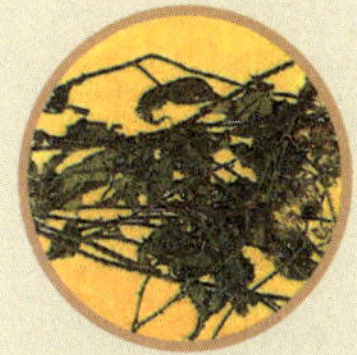

옥죽

은방울꽃과의 여러살이해풀인 둥굴레의 뿌리줄기. 전국적으로 분포하며 산의 나무그늘에 난다. 성미는 평하고 단맛이 난다. 자양, 강장, 지갈의 효능과 침이 생겨나게 하는 작용이 있어 허약체질, 폐결핵, 마른기침구강건조증, 당뇨병, 심장쇠약, 협심증, 빈뇨증 등의 증세에 쓰인다. 달이거나. 환약 또는 가루약으로 만들어 복용한다.

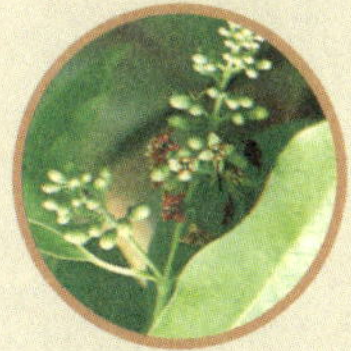

단향

계절에 관계없이 항상 채취가 가능한데 질이 단단하고 치밀하여 광택이 있고 정유분이 많으며 향기가 짙은 것이 약재로 사용하기에 적합하다. 성미는 따뜻하며 신맛이 난다. 건위, 진통, 요로방부, 이기 등의 효능이 있으며 적용질환은 심복동통, 위냉통, 구토, 요도염, 방광염 등이다. 채취한 것을 그대로 잘게 썰어서 달이거나 환약 또는 가루약으로 만들어 1일 6~12g 복용한다.

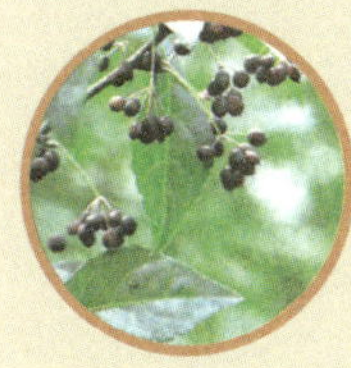

오가피

두릅나무과의 갈잎 떨기나무인 오갈피나무의 껍질, 또는 뿌리. 성미는 따뜻하며 매운맛이 난다. 강장, 보간신, 진통, 거풍습, 활혈 등의 효능이 있어 풍과습기로 인한 마비통증, 류머티스, 요통, 음위, 수종, 각기 등에 약효가 있다. 말린 약재를 1회에 2~4g씩 200㏄의 물로 서서히 달이거나 환약, 또는 가루약으로 만들어 복용한다. 또한 약재를 설탕과 함께 소주에 담근 오가피주(오갈피술)는 강정, 강장, 피로회복 등에 효과가 있다.

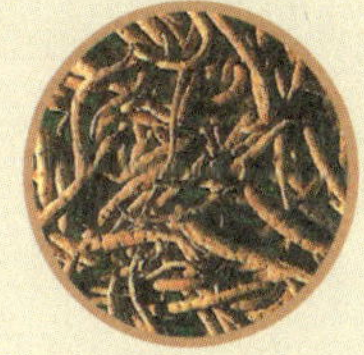

태자삼

너도개미자릿과의 여러해살이풀인 큰개별꽃의 뿌리. 흔히 숲속의 한자리에 여러 개체가 모여 나며 12~25㎝ 정도 자린디. 성미는 따뜻하며 달면서 약간 쓴맛이 난다. 강장과 폐, 위를 이롭게 하는 효능이 있어 신체허약, 식욕부진, 소화불량, 설사, 마른기침, 가슴이 뛰는 증세 등에 쓰인다. 달이거나 가루약, 환약으로 만들어 복용한다. 어린 순은 나물로 만들어 먹을 수도 있다.

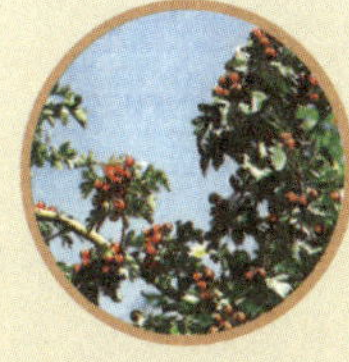

산사자

능금나무과에 속하는 갈잎 작은키나무인 산사나무의 열매. 가을에 작고 둥근 빨간 빛깔로 열매가 맺는다. 열매는 '산사자'라 하는데, 성미는 약간 따뜻하며 시고 달다. 건위. 소화, 진통, 지사, 이뇨 등의 효능이 있다.

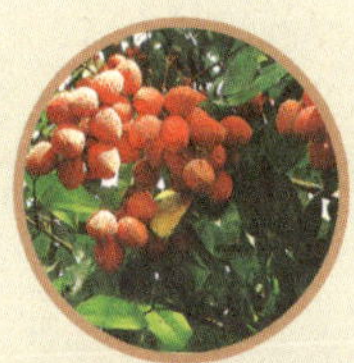

여지

무환자나뭇과의 상록 교목. 씨(여지핵)가 약재로 쓰이는데 6~7월에 채
취하여 말린다. 성미는 따뜻하고 달다. 이기, 산한, 진통, 소염의 효능
이 있어 위통, 부인어혈복통, 치통, 임파선종, 고환종통 등에 응용된다.
1일 12~18g 달이거나 가루약으로 만들어 복용한다.

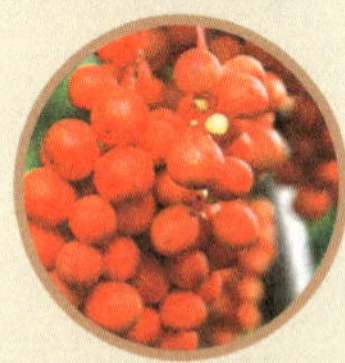

오미자

덩굴로자라는 오미자과 낙엽활엽수 오미자나무의 열매. 성미는 따뜻하
고 신맛이 강하다. 중부 이북에 분포하고 산의 양지쪽에 나는데 재배도
가능하다. 자양, 강장, 진해, 거담, 지사, 지한, 등의 효능이 있어 유정,
양위, 구건갈, 자한, 급성간염 등에 사용한다. 달이거나 환약 또는 가루
약으로 복용하고 술에 담가 먹을 수도 있다.

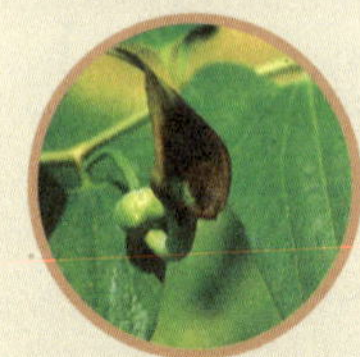

마두령

여러해살이 덩굴진 풀인 쥐방울의 열매. 쥐방울은 전국 각지에 분포하
여 산기슭이나 들에서 자라는데 열매는 성숙기인 9~10월에 채취한다.
성미는 차고 쓰며 청폐, 진해, 거담, 소종, 혈압내림의 효능이 있다. 적
용질환은 각혈, 고혈압, 기관지염, 실음, 옹종, 치칠 등 1일 3~10g 달여
서 복용한다.

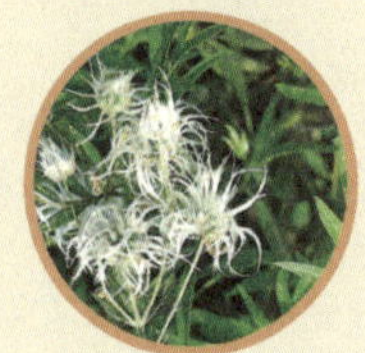

위령선

미나리아재비과의 여러해살이덩굴풀인 으아리의 뿌리. 가을에서 이듬
해 봄 사이에 재취하여 햇빛에 말려 잘게 썰어서 사용한다. 성미는 따
뜻하고 매우며 짜다. 진통, 거풍습 등의 효능이 있어 수족마비, 언어장
애, 각종신경통, 관절염, 편도성염, 간염 등에 이용한다. 달이거나 환
약, 가루약으로 복용하며 또는 찧어서 환부에 붙인다.

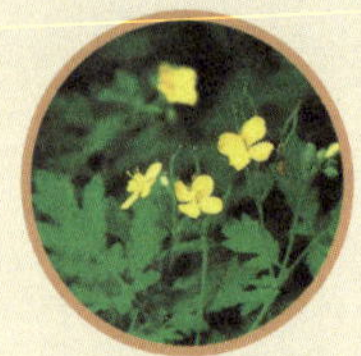

백굴채

애기똥풀과의 두해살이풀. 꽃을 포함한 줄기와잎 모두가 약재로 쓰인
다. 성미는 따뜻하며 달고 매운데 독성이 있다. 진해, 이뇨, 해독, 소종
의 효능이 있어 위장동통, 해소, 백일해, 수종, 간염, 황달, 종창, 뱀 , 벌
레물린 데에 사용한다.

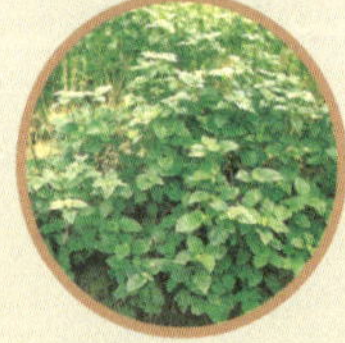

곽향

꿀풀과의 여러해살이풀인 배초향은 꽃을 포함한 지상부 모두가 약재로
쓰이는데 이를 곽향이라 한다. 산야의 습윤한 곳에서 잘 자란다. 성미
는 따뜻하고 맵고 단맛이 난다. 소화, 건위, 지사, 지토, 진통, 구풍 등의
효능이 있으며 적용질환은 감기, 어한, 두통, 소화불량, 구토, 복통, 설
사, 위염, 장염 등이다.

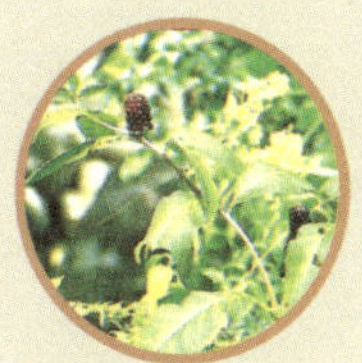

상륙

자리공과의 여러해살이풀인 자리공의 뿌리. 가을에서 다음해 봄 사이에 채취하며 성미는 차고 쓰다. 이수, 소종의 효능이 있다. 적용질환은 소변불리, 변비, 수종, 창만, 각기, 옹종, 창독, 후두염 등. 달이거나 가루약으로 복용하여 갈아서 환부에 개어 붙이거나 찧어서 붙이기도 한다.

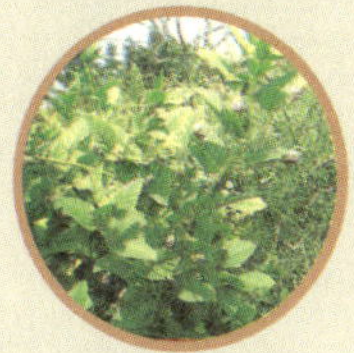

보골지

콩과에 딸린 한해살이풀. 40~100㎝정도 곧게 자라는데 약재로 쓰이는 것은 씨앗(파고지)이다. 성미는 따뜻하고 맵다. 보신, 조양, 온비, 홍분에 효능이 있어 신허, 양위, 요슬냉통, 허한해소, 빈뇨 등에 사용한다. 가을에 채취하여 햇볕에 말린 것을 쓰는데 달이거나 환약, 가루약으로 만들어 복용한다.

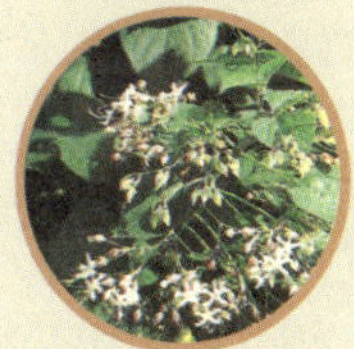

취오동

마편초과의 갈잎 중키나무인 누리장나무의 어린가지와 잎. 강원도와 황해도 이남에 분포하며 양지쪽 산비탈에 군생한다. 성미는 차고 쓴 맛이 난다. 거풍, 소종의 효능이 있으며 혈압을 내리는 작용을 한다. 고혈압, 중풍, 반신불수, 풍습비통, 각종 종기 등에 효과가 있으며 내복용에는 달이거나 환약, 가루약으로 만들고 종기에는 생잎을 찧어서 환부에 붙인다.

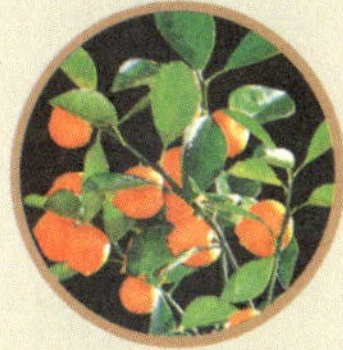

진피

귤의 껍질을 진피라 한다. 운향과의 작은 상록 교목인 귤나무는 주로 제주도에서 재배되고 있으며 약재로 쓰기 위해서는 10월이 지난 후 과실이 숙성하였을 때 껍질을 벗겨 햇볕에 말려둔다. 성미는 따뜻하고 달고 맵다. 건위, 거담, 조습, 이기의 효능이 있어 소화불량, 식욕부진, 오심, 구토, 해소, 사하, 어독 등에 이용한다. 1일 12~24g 달이거나 가루약으로 복용한다.

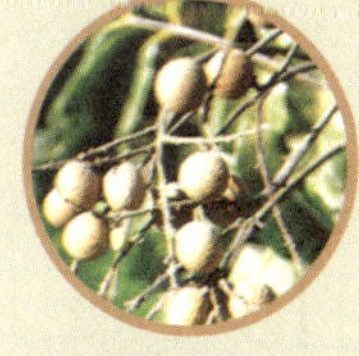

용안육

무환지나무과의 상록 교목인 용안의 과육. 8~10월 열매가 익었을 때 채취하여 껍질을 제거하고 과육만을 약재로 쓴다. 성미는 따뜻하며 달다. 강장, 자양, 보기혈, 익심비, 진정의 효능이 있어 신체허약, 빈혈, 신경쇠약, 건망, 경계, 두혼 등에 응용한다. 달이거나 환제로 하여 복용, 또는 술에 담가 복용한다.

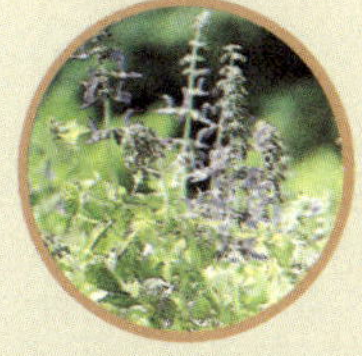

단삼

꿀풀과의 여러해살이풀. 키 60㎝정도로 자라며 뿌리가 약재로 쓰인다. 성미는 약간 따뜻하며 쓰다. 활혈, 구어혈, 안신, 진통, 소종의 효능이 있어 간염, 협십통, 어혈 복통, 혈전 및 혈관염, 골절동통, 월경불순, 월경통, 폐경, 혈붕, 종창 등에 쓰인다. 달이거나 가루약, 환약으로 복용하고 외용으로는 물에 달여 환부에 김을 쐬고 닦아 내거나 고약을 만들어 바른다.

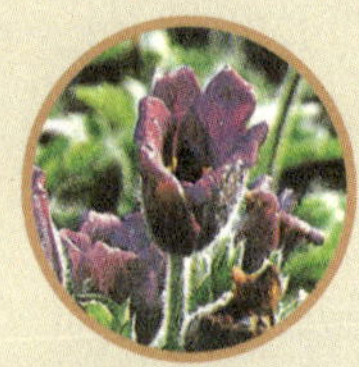

백두옹(할미꽃)

미나리아재비과의 여러해살이풀. 뿌리가 약재로 쓰이며 성미는 차고 쓰다. 해열, 수렴, 소염, 살균 등의 효능이 있으며 뜨거운 피를 식혀주는 적용도 한다. 적용질환은 학질, 신경통, 치질로 인한 출혈, 월경곤란, 임파선염 등이다. 가을에서 이듬해 봄 꽃이 피기 전에 채취하여 햇볕에 말리며 잘게 썰어서 사용한다.

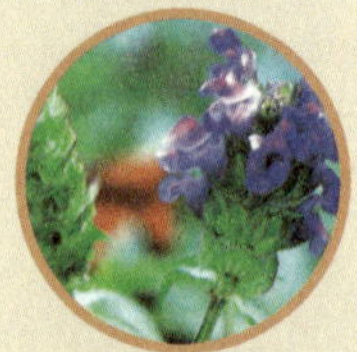

하고초

꿀풀의 꽃을 포함한 줄기와 잎. 약재로 쓰려면 과수가 반 정도 마른 때에 채취하여 말려둔다. 성미는 차고, 맵고, 쓰다. 청간, 이뇨, 소리, 수종의 효능이 있어 전염성간염, 소변불리, 수종, 임질, 폐결핵, 임파선염, 암종, 고혈압, 목적종통 등에 사용한다.

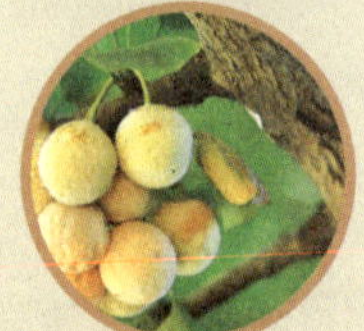

은행

은행은 가을에 재취하여 껍질을 제거하고 깨끗이 씻어 햇빛에 말려 사용한다. 성미는 평하고 달며 쓴데 독성도 있다. 진해, 거담, 염폐, 축소변, 자양 등의 효능이 있다. 적용질환은 해소, 천식, 유정, 빈뇨 등이다.

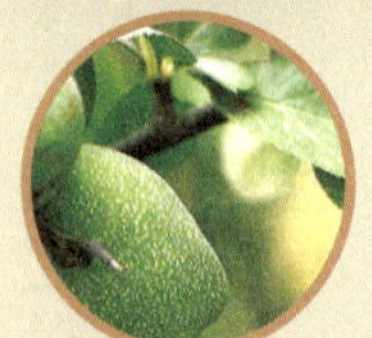

모과

능금나무과의 낙엽교목인 모과나무의 열매. 성미는 따뜻하고 시다. 10월에 열매가 익었을 때 채취하며 진해, 거담, 지사, 진통 등의 효능이 있다. 적용질환은 신경통, 근육통, 요통, 습비통, 각기, 수종, 해소, 빈혈 등이다. 달이거나 환약, 가루약으로 만들어 1일 5~10g 복용한다.

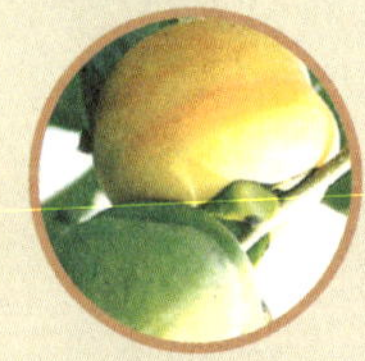

감꼭지

감나무의 익은 감꼭지. 가을에서 겨울 사이에 성숙과에서 채취하여 그대로 사용한다. 성미는 평하며 쓰다. 지액역, 감기에 효능이 있어 액역, 해역부지에 사용한다. 1일 9~15g 달이거나 가루약으로 만들어 복용한다.

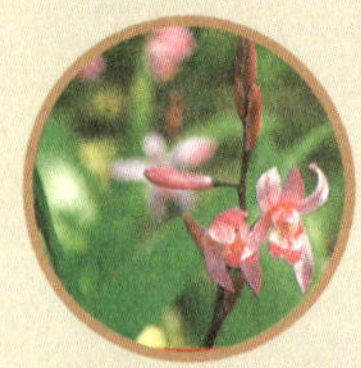

백급

난초과의 여러해살이풀인 대왕풀의 줄기. 달고 쓴맛이 난다. 가을에 채취하며 수염뿌리와 잎을 제거하여 깨끗이 씻고 잠시 쪄서 껍질을 벗긴 후 햇볕에 말리고 사용시에는 잘게 썬다. 지혈, 소종, 보폐, 수렴의 효능이 있어 폐의 농양, 내출혈, 토혈, 코피, 외상으로 인한 출혈, 악성종기, 피부궤양, 습진 등에 사용한다.

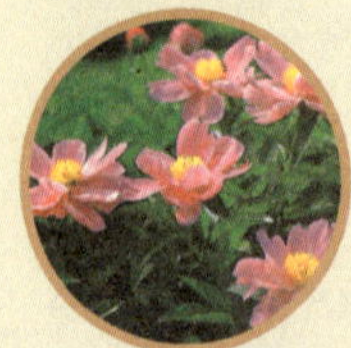

백작약

미나리아재비과의 여러해살이풀. 뿌리가 약재로 쓰이는데 3~4년 된 것을 가을에 채취한다. 쓰고 신맛이 난다. 양혈, 보간, 진통, 진경, 이뇨, 지혈, 지한 등의 효능이 있어 신체허약, 복통, 위통, 두통, 설사복통, 월경불순, 붕루, 대하증, 식은 땀을 흘리는 증세 등에 이용한다.

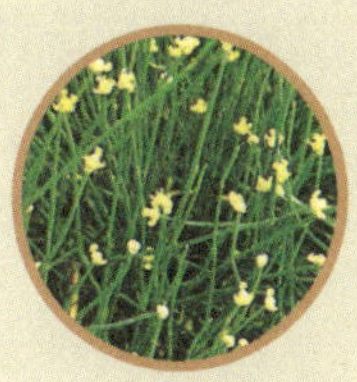

마황

마황과의 상록 관목. 줄기가 약재로 쓰이며 가을에 채취하여 햇볕에 말린다. 성미는 따뜻하며 맵고 쓰다. 발한, 이뇨, 평천, 진해, 항염 등의 효능이 있다. 적용질환은 오한, 발열, 무한, 신체동통, 골절통, 두통, 해소, 천식, 수종, 소변불리, 피부불인 등. 1일 6~12g 달이거나 환약, 가루약으로 만들어 복용한다.

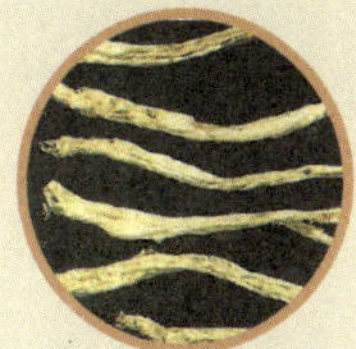

길경

초롱과의 여러해살이풀인 도라지의 뿌리. 성미는 평하며 쓰고 맵다. 가을에서 다음해 봄 사이에 채취하여 깨끗이 닦은 후 껍질을 벗기고 햇볕에 말린다. 거담, 배농, 소종의 효능이 있어 해소, 기관지염, 인후종통, 악성 종기 등에 사용한다.

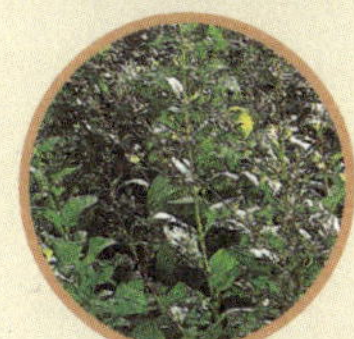

현삼

현삼과의 여러해살이풀. 뿌리가 약재로 쓰이는데 가을에 채취하여 불에 쬐어 검게 변색된 것을 햇볕에 말린다. 자음, 해열, 강화, 지번, 해독, 소종 등의 효능이 있어 고열번갈, 고혈압, 현전, 편도선염, 결핵성임파선염, 인후염, 기관지염, 비염, 자한, 도한, 토혈, 옹종 등의 치료에 쓴다.

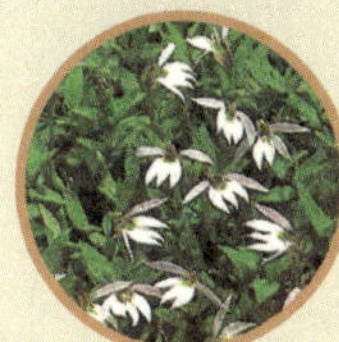

반변련

숫잔대과의 여러해살이풀인 수염가래꽃은 꽃, 잎, 줄기가 모두 약재로 쓰이는 데 이를 반변련이라 한다. 성미는 평하고 달며 맵다. 이뇨, 소종, 소염해독의 효능이 있어 신염수종, 간염, 간경화복수, 황달, 천식, 간암, 위암, 직장암, 옹종, 습진, 외상출혈, 뱀·벌레 물린 데에 이용한다. 달이거나 즙을 내어 복용한다.

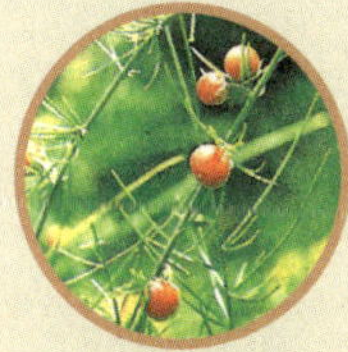

천문동

백합과의 여러해살이 당굴풀. 괴근이 약재로 쓰이며 성미는 달고 쓰다. 자음, 청폐, 윤조, 강화의 효능이 있어 음허발열, 폐결핵, 폐위, 폐옹, 해소, 인후종통, 소갈 능에 이용한다.

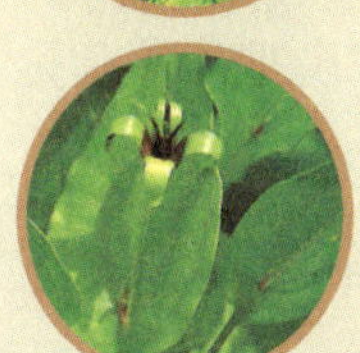

백부

백부과에 딸린 여러해살이풀 파부초의 뿌리. 백부근이라고도 한다. 성미는 약간 따뜻하며 달고 쓰다. 진해, 거담, 살충의 효능이 있어 폐결핵, 백일해, 해소. 만성기관지염, 습진, 피부, 살충의 약재로 쓰인다. 달이거나 가루약, 환약으로 만들어 복용한다.

이 시대가 요구하는 한방,
건강 필독서

현대인의 한방, 가정요법『건강교실』은 일상생활 속에서 자연치료를 촉진시켜 건강을 유지하기 위한 하나의 수단, 즉 건강법의 하나이다. 전통적인 한방, 가정요법에는 오랜 역사를 통해 축적된 동양의학과 관계 깊은 것이 많기 때문에 의료경험의 결정체라고 할 수 있겠다.

그동안 우리에게 전승되어 온 민간요법이나 가정요법도 동양의학에 뿌리를 둔 경험의학인 것이다.

이 책에서, 동양의학과 서양의학을 비교·연구하면서 순수 정통성을 잃지 않은 한의학은 필요한 의학 상식으로 널리 알려 병을 예방하고 건강을 증진함으로써 많은 사람들이 병으로부터 해방되는데 목적이 있다. 그러므로 일상생활에서 밝고 명랑한 삶을 영위할 수 있는, '이 시대가 요구하는 건강 필독서'가 되게 하려는 뜻에서 이 책을 출간하기에 이르렀다.

책 내용으로는 오랜 임상 경험의 각종 질병도 다루었다. 선진 국가일수록 건강에 많은 관심과 생명 연장의 연구·노력에 많은 재원을 투자하고 있다. 그러나 첨단 생명공학이 발달할지라도 불치의 병이라는 자연의 거대한 힘 앞에서는 인간은 매우 미약하다. 그러므로 일반인들은 자연 치료법에 눈을 돌리고 스스로의 건강관리에 힘을 쏟고 있다.

그리하여 한의학은 오랜 잠재력을 갖고 그 힘을 서서히 발휘하고 있다. 정확한 한의학적 지식과 통찰력으로 서양의학의 부족한 면을 보충하여 귀중한 생명을 구하고자 하는 것이 한의학자들의 조그마한 희망이다.

한의학 원문의 뜻에 어긋나지 않게 하려고 무한히 노력하였다. 원래 어려운 학문인 한의학은 서양의학과 의학 정보를 일반인들에게 이해하기 쉬우면서도 가능한 한 체계적으로 각종 질병의 주 증상·예방 치료법을 전하고자 힘썼다.

한국 고유의 정통 한의학뿐만 아니라 서양의학의 풍부한 지식과 기초를 바탕으로 동서의학을 비교·연구하는 초학자들에게 조금이라도 도움이 되게 하였다. 지금 지구촌에는 동양의학과 서양의학이 공존하여 주종을 이루고 있으며 아직 양쪽 의학을 다 알지 못하고 있는 나라도 많다. 동·서양의학이 발달한 시대·장소·문화의 배경에 차이가 있으므로 같은 인체를 연구하여도 학설의 일치를 보지 못하고 있는 게 현실이다.

현대 의학이 절정에 와 있으나 치료면에서 전통 한의학의 테두리를 벗어나지 못하고 있으며, 오히려 미국·유럽의 선진국에서 세계 속의 한의학이 그 위상을 높이고 있다.

이 책은 바로 지금까지의 한의학, 한방에 대한 연구 성과와 임상실험을 통해 얻어진 귀중한 결과들을 누구나 쉽게 이해하고 활용할 수 있도록 꾸몄다. 책이 나오기까지 많은 노력과 수고를 해주신 분들에게 깊은 감사를 드린다.

2014년 여름에

한의학박사 이범용 씀

c o n t e n t s

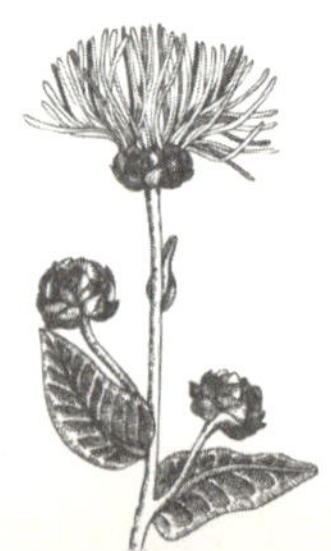

제3장 호흡기 질병 ·117

제4장 순환기 질병 ·141

제5장 정신·신경계 질병 ·173

제6장 부인과 질병 ·191

제7장 임신과 출산 ·225

제8장 비뇨 생식기 질병 ·247

제9장 관절·근육·피부의 질병 ·267

제10장 암과 에이즈 ·277

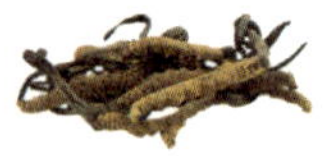

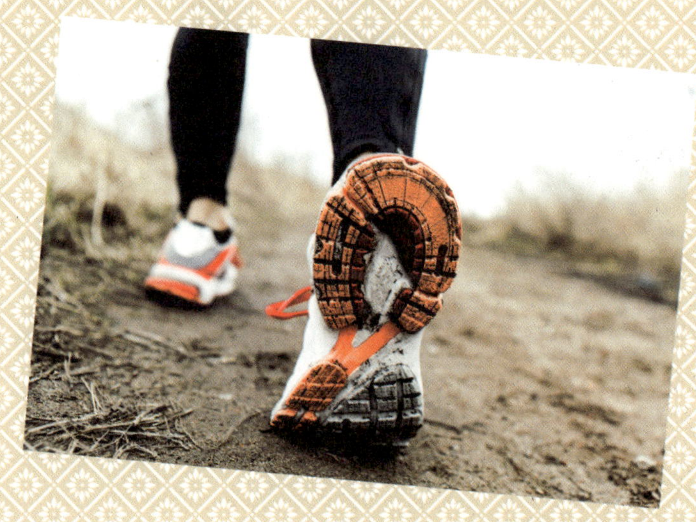

제1장

건강과 보약

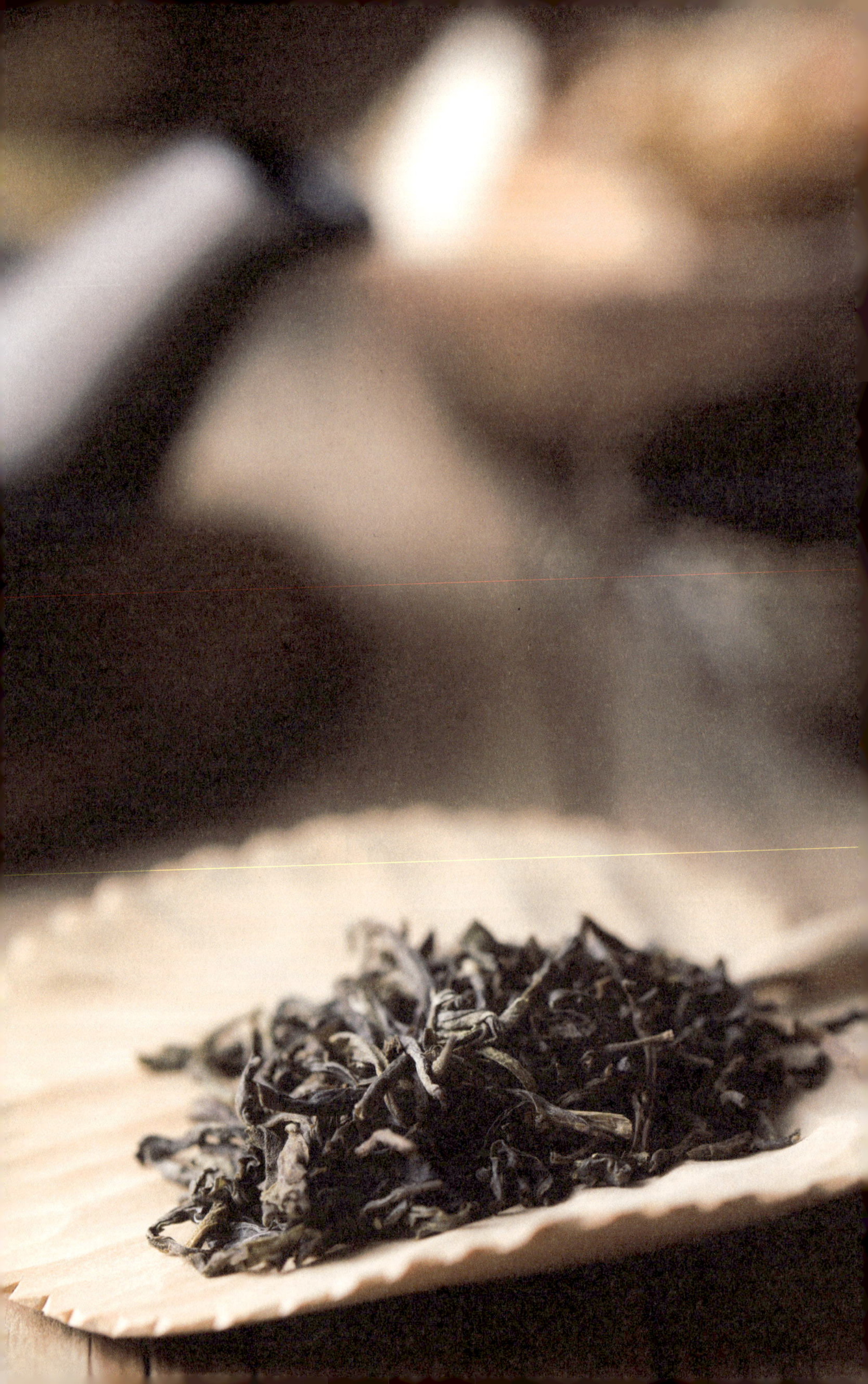

인간 생명의 세포

세포는 생물체를 구성하는 가장 기본적인 단위이다!

사람이 태어나고 죽고 하는 가장 작은 단위는 세포들의 활동에서 시작된다. 늙고 병드는 것도 이 세포들의 활동성이 없어지고, 병이 들고, 죽게 됨으로써 사람의 목숨이 다하게 된다. 그러므로 이 시대는 세포 전쟁, 또는 미생물들의 전쟁이라 하기도 했다.

우리들 인체에 있는 수억만 개의 세포는 끊임없이 신진대사를 하며 주위 환경으로부터 다양한 변화를 받기도 하여 구조적 · 기능적인 변화를 갖지만, 곧 안정 상태로 되돌아가는 항상성(homeostasis)을 유지하는 가장 근본 단위이다

그러면 어떻게 이 세포들의 활동성을 잘 유지하여서 건강 상태를 지속할 것인지 알아보자.

현대의학의 아버지인 히포크라테스의 진단 방법도 한방 진단법과 아주 흡사해서, 질병을 병증에 따라 치료했으며, 질병은 하나의 자연 현상이며 만물은 자연 법칙에 의해 지배되고 4가지의 원소 불 · 공기 · 물 · 흙 등이 잘 혼합된다고 한 것은 한방의 오행의 목화토금수 중의 몸이 없는

것 외에는 동일하다.

이 목(木)에 해당하는 액체설이 있는데, 우리 몸에는 황담즙 · 흑담즙 · 점액 · 혈의 4가지로 더욱 세분화했다. 이것들이 몸 안에서 조화를 이룰 때 건강한 상태를 유지하며, 생명의 근본 힘을 자연이라 했고, 질병을 고치는 것은 자연의 이치로 돌려주는 자로 의사라고 했다.

『동의보감』에 우주의 삼라만상의 근본 단위는 음과 양이라 했는데, 세포 자체가 음이온과 양이온을 띤 결합체임을 의미한다.

그 음과 양은 서로 공존하며 커지기도 하고 작아지기도 하며 크게 분리하면 두 개지만 그 수를 세면 10이요, 이것을 흩으면 하늘의 별과 땅의 모래 수보다 많은 천문학적인 숫자요, 이것을 추상하면 한도 끝도 없으며 세상의 만물은 이 음양의 원리에 추호도 어김이 없어야 하며, 이것에 어긋나면 질병뿐 아니라 반드시 죽으리라고 하였는데, 이는 한방 세포 병리학, 인간 생명체의 근원을 가장 잘 설명하고 있다.

머리를 좋게 하는 법
뇌에 잠재력을 일깨워주는 일들

이 시대에 살고 있는 우리는 두뇌싸움을 하고 있다고 해도 과언이 아닐 것이다. 학생이 총명한 두뇌, 좋은 머리를 가졌다면 남보다 적은 노력으로 좋은 성적을 얻을 것이며, 사업가가 좋은 머리를 가졌다면 사업에 성공할 것은 틀림없는 사실이다.

선천적으로 총명한 두뇌를 가지고 태어났다면야 두말 할 나위 없이 다행한 일이겠으나 그렇지 못하다고 해서 실망하거나 포기할 필요는 없다.

두뇌는 우리가 일상생활에서 먹고 있는 음식물이나 한약 또는 적절한 운동·자세·일정한 훈련에 의하여서도 얼마든지 그 기능이나 활동력을 강화시킬 수 있기 때문이다.

적절한 운동은 머리를 좋게 할 수 있다. 각종 체조를 비롯한 건전한 운동은 일상생활 중에 늘 하다보면 보다 많은 산소의 확보로 인해 머리가 좋아진다.

몸의 바른 자세도 머리를 좋게 할 수 있다. 상반신을 바르게 하고 척추를 곧바로 세우는 자세는 척추와 두뇌 사이에 혈액순환을 원활하게 해주므로 두뇌가 사고 능력을 충분히 발휘할 수 있도록 해준다.

머리를 좋게 하는 방법 중에는 훈련을 통하여서 머리를 좋게 하는 방법도 있다. 집중력을 배양한다든지, 암산을 습관화하거나 메모하는 버릇을 기르는 것은 머리를 좋아지게 하는 방법들의 하나이다. 또 적극적인 사고와 긍정적인 이해, 즉 새로운 것을 찾으려는 노력, 불가능에의 도전, 극복을 위한 집념 등은 뇌에 잠재력을 일깨워주는 일들이다.

식생활에도 머리를 좋게 하는 방법이 있다

1. 뇌세포 중의 신경섬유를 만드는 성분이 있는 불포화 지방산이 포함된 호두·호박씨·해바라기씨가 있고,

2. 뇌신경을 강화하면 이상 흥분을 진정시키는 작용이 있는 칼슘이 많이 함유된 마른 해조류인 미역·다시마·참깨 등이 있으며,

3. 뇌세포의 대사 기능을 왕성하게 해주어 지능지수를 높이고 기억력

을 향상시키며, 스트레스에 대한 저항력을 증진시키는 비타민 C가 많이 함유된 레몬 · 브로콜리 · 양배추 등이 있다.

콜레스테롤

혈액에 이 양이 많아져서 동맥 경화증이 생긴다

콜레스테롤이란 간에서 자연적으로 만들어지는데, 인체의 세포 조직에 중요한 역할을 하며, 때로는 막강한 에너지의 역할을 하기도 한다. 이 콜레스테롤은 물에는 용해되지 않으며, 핏속으로 잘 통과하도록 되어 있고 좋은 콜레스테롤과 나쁜 콜레스테롤의 두 종류가 있는데, 좋은 콜레스테롤이 많게 되면, 혈관벽에 지방분이 쌓일 필요가 없다.

혈중 콜레스테롤 상승의 첫째 원인은, 체중이 많이 나가는 뚱뚱보에 해당되며, 둘째로는 화를 잘 내는 사람, 셋째로는 술을 많이 마시는 사람, 혈압약을 복용하거나 당뇨병 환자라고 양방에서는 그 원인을 이야기하지만, 한방에서는 그 모든 원인을 간화로 설명한다.

몇 년 전만 해도 스트레스나 화를 내면, 간에 나쁜 영향을 미치며, 콜레스테롤뿐만 아니라 혈압까지도 상승한다는 한방 원리를 전혀 무시하면서 비웃던 미국 의학계도 최근 JAMA의 발표로 의료계의 큰 관심을 불러일으키고 있다. 한의학에서는 2천여 년 동안 연구 치료되어 오고 있으며 혈중 콜레스테롤의 원인인 제1, 제2, 제3의 원인 모두 다 간의 부단한 공격으로 인해, 좋은 콜레스테롤이 생성되지 못하고, 나쁜 콜레스테롤이 생성되어, 혈중으로 떠돌아다니며 지방이 축적되어 심장병의 근본 원인이 된다고 했다. 이를 간화·담즙으로 표현한다.

혈중 콜레스테롤이 축적되면, 체중이 증가하기도 하고 가끔 현기증이 나며, 혹 사람들은 머리에 전기가 지나가는 것같이 번쩍번쩍 하기도 한다. 또 머리가 무겁고 기억력이 없어지며 몸이 상쾌하지 않고 의욕이 적어지며, 식후가 되면 자꾸 졸음이 온다고 한다.

혈중 콜레스테롤

간의 부단한 충격과 담액의 소량 배출

현대인들은 무한한 스트레스와 지나친 영양섭취, 오랜 시간 동안 사용하는 컴퓨터 등으로 인해 간의 부담을 끊임없이 받게 된다.

얼마 전 미국의 의료잡지에 의하면 간질환의 병이 사망 원인 10위에서 4위로 성큼 다가섰다는 보고가 있었으며, 우리도 예외가 될 수 없이 간염보균·간장염·기타 간경화로 인해 젊은 나이에 사망하게 되어 주위의 사람을 안타깝게 하기도 한다.

급격한 손상을 받거나 놀라게 되면 방어 작용으로 혈중 콜레스테롤이 몸의 균형을 유지하게 되므로 이 콜레스테롤은 정말 필요한 것이다. 혈중 콜레스테롤의 수치는 150이상이면 좋지 않으며, 혈중 콜레스테롤은 간의 부단한 충격과 담액의 소량 배출 내지 무배출로 인해 나쁜 지방을 배설하지 못하고 혈관 내에 축적시킨다.

이 나쁜 지방의 축적은 혈압 상승 및 심장 질환을 유발하며, 아무리 잘 먹어도 어지럼증이 있어서 마치 빈혈 증상과 같으며, 화를 잘 내게 되고, 피로와 권태가 생기며, 간혹 눈이 아프고 붉게 되기도 한다.

얼마전 렉셀이란 제약회사에서 한약과 양약의 장점을 이용하여 혈중 콜레스테롤을 없애주는 약을 개발하였는데, 처방 없이도 판매가 가능하다. 특히 한방에서 울금(심황)과 백반은 휘발성이 있어서 혈중 콜레스테롤 제거의 명약으로 쓰고 있다.

영지버섯과 혈전작용

상서로운 복초(福草)

옛날에는 아주 구하기가 힘들고, 불로장수의 명약으로 진귀하게 여긴 영지버섯은 어떠한 작용이 있기에 지금까지 신비에 싸여 있으며, 많은 사람들이 사용법과 작용에 대해서 궁금해 하는지 알아보자.

모든 풀과 식물의 맛을 보고 한약을 만든 신농씨(중국 삼황의 한 사람)는 한의학의 아버지라고 불린다.

신농씨의 저서인 『신농본초학』에 영지버섯과 인삼을 2가지 최상약으로 구분하였으며, 일반약과는 달리 부작용이 없다고 되어 있다.

영지에는 고려인삼과 같이 혈전 용해 촉진작용을 억제하는, 즉 ADP 콜라겐의 혈소판 응집을 억제하고 트롬빈 형성을 억제하는 작용이 있다. 고지혈증에 걸린 흰쥐에게 혈전 유발제인 엔도록신을 혈관 내에 주사하면 혈전증이 유발되어 흰쥐는 모두 사망하나 영지를 투여한 쥐는 한 마리도 사망하지 않았으며, 항혈전 작용뿐 아니라 혈중 콜레스테롤, 중성 지방, 베타리포 프로타민 상승이 현저한 쥐라도, 동맥경화를 일으키지 않고 있음을 입증하게 된다.

영지를 장기간 복용하게 되면, 혈중 지방산 콜레스테롤 억제작용도 함께 나타나게 된다. 영지버섯은 혈전 용해작용이 뛰어나며, 우리가 일상생활에 쓰는 인삼도 플라스민을 활성화하고, 혈전 용해작용을 촉진하므로 널리 쓰이고 있으며, 간혹 의사들은 혈전 용해를 위해 심장병 환자에게 아스피린 하나를 매일 복용할 것을 권하고 있다.

영지는 혈류 개선작용뿐 아니라 항알레르기 작용도 있음이 흰쥐 실험을 통해 입증되었다. 특히 중국의 추운 지방에서는 추위를 이기기 위해 돼지기름 등 기름기를 많이 섭취하며 피를 깨끗하게 하기 위해 영지를 두루 사용한 기록을 보면, 한의학의 신비를 또 한 번 실감하게 된다.

많은 사람들이 영지를 보약으로 생각하지만 영지는 혈전 작용을 억제하고, 혈전이 생기는 환경도 개선해서 어지러움, 어깨 저림, 요통 등 말초순환 장애를 해소하여 준다. 특히 고지방 음식을 섭취하는 사람들에게 권할 만하며, 사망률 1위를 차지하고 있는 심장병 예방, 뇌경색 예방약으로 충분한 기대를 해도 좋을 것 같다.

여기서 명심할 것은 몸이 깡마르고 혈압이 낮은 사람은 전문 한의사와 상의를 하고 사용해야 하는 것이다.

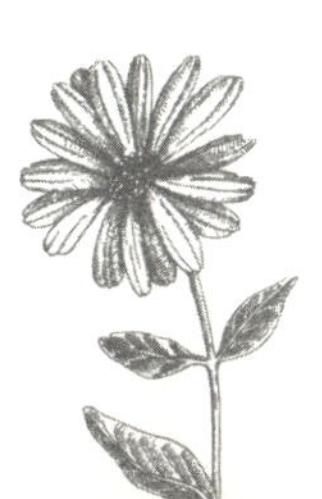

인삼과 당뇨병

지금부터 1,500여 년 전 중국의 의학자 도홍경이 지은 『명의별록』을 살펴보면 '소갈'이란 병명이 있으며, 특히 그 당시에는 우리나라가 고려로만 알려져 있어서 고려인삼이 단독으로 당뇨병에 특효약으로 사용되었음은 신기하기 짝이 없다.

혹, 빈혈·피부병·신경통에 고려인삼을 썼더니 당뇨병이 나았다고도 한다.

고려인삼은,

1. 혈중의 당을 정상화하며,

2. 체내의 세포와 혈액 중의 당을 자연스럽게 에너지화시켜서 혈중 당분을 항상 일정하게 유지하는 것이 마치 인슐린과 같은 작용을 해서, 혈중의 당분이 저하되는 동시에 지방산도 저하된다고 한다.

당뇨병에 안심하고 사용할 수 있는 것은 인삼이며, 그 중에서도 특히 홍삼이 유리한 것은, 인삼을 가공할 때 생성되는 단백질의 페타이드라는 물질 때문인 것으로 규명되었다. 하지만 인삼은 한 번 파괴된 췌장의 세포를 재생할 수 있는 능력은 없으므로, 어린이 당뇨에는 사용할 수 없다.

그러나 중년이 되어서 췌장의 인슐린 기능이 저하되어 있는 경우의 당뇨에는 인삼이 큰 효과를 미친다. 만약 중년 후에 당뇨 증상이 조금이라도 있으면, 인삼 복용을 권한다. 하지만 혈압이 높으면 반드시 전문 한의사를 찾아야 한다.

약과 음식물의 근원

한의학은 인류가 살아온 5천 년 역사 속에서 경험하여 온 경험의학이다. 그간 무수한 세월이 흐르는 동안 음식과 식물을 통해서, 사람들은 어떤 물질이 인체에 유익하고, 어떤 물질이 해로운지, 그리고 또 어떤 물질이 질병을 치료할 수 있는지 알게 되었으며, 이렇게 하여 한약에 관한 지식이 쌓이기 시작하였다.

우리가 잘 아는 신농씨는 모든 한약을 맛보아서 약의 성질과 효과를 깨달아 많은 후세인들의 병을 치료하였다고 전한다.

한의학의 특색은 전체적으로 인간의 생명력을 배양·조장하며, 종합적으로 생리적 변조를 몸 스스로 제거할 수 있는 힘을 길러 주어서, 모든 질병을 저절로 낫게 하는데 있다. 특히 부인병의 한의학 치료는 우수성이 이러한데 있는 것이다.

자궁이나 난소의 병으로 월수 과소나, 불임과 산후의 병, 월수 폐지 등은 자궁과 난소의 기능 부전으로 오는 것이다. 그런데 이 기능 부전의 원인은, 전체적 생리상태의 변조에서 오기 때문에, 한의학은 원인 규명과 그 변조된 생활 상태를 바로잡게 하여 치료하기 때문에, 재발의 염려가 없다.

그래서 한약은 화공약품과 달리 자연 그대로 쓰며, 우리들의 음식과 나를 바 없는 순힌 식물성 자연산 식물이다. 그렇기 때문에 병의 증상과 한약이 맞으면, 자연스럽고 부작용이 없이, 목마를 때 물 마시는 효과와 같은 효험을 늘 보게 된다.

그래서 식약동원(食藥同原)이란 말이 있는데, 그 뜻은 '약과 음식물의 근원이 같다'는 말이다.

그래서 우리 주위에 있는 모든 풀은, 한약 아닌 것이 없고, 모든 음식,

즉 오곡백과 채소가 다 한약이 아닌 것이 없다.

약이 되는 술

한의 서적인 『내경』에 술에 대한 기록이 있는 것을 보면 술은 기원전 4,000년 전부터 약으로 쓰인 것을 알 수 있다. 또한 『본초강목』에 수록된 약주의 종류가 79종이나 되는 것으로 보아 옛날부터 술을 한약으로서 많은 부분에 사용하여 왔다.

예를 들면, 한약에서 피를 보하고 정기를 보하는데 가장 많이 쓰는 숙지황은 생지황을 술에 9번 찌고 9번 말려서 만든 약이라든지, 황백이나 녹용·지모 같은 한약은 술로 굽거나 볶아서 쓴다. 우리가 교통사고가 나서 피멍이 시퍼렇게 들어 보기 싫거나 몸 안에 타박상으로 결리고 아픈데 쓰는 당귀수산 같은 한약은 술과 물을 반반 부어서 달여 마시게 하며, 또 웅담 같은 것은 술에 태워서 먹게 하는 등 술로 만드는 약들이 수없이 많다.

생지황을 술로 찌는 것은 생지황의 사하는 기운을 덜어주는 것이며, 한약을 다릴 때에 술을 가미하거나 환약·가루약 등을 술로 복용하는 이유는 약물 흡수를 용이하게 하고, 약효를 촉진·증강시켜 병이 있는 곳으로 그 효능을 재빨리 유도하기 위함이다.

한약을 집대성한 『본초강목』에 보면, 술을 조금 마시면 혈을 화평하게 하고, 기운을 잘 돌리며, 신정을 건강하게 하고, 추위를 막아 주며 근심과 걱정을 없애 주고 흥을 돋우어 준다고 하였다. 그러나 모든 것이 그렇듯이 적당한 양을 정확하게 맞추어 써야지 너무 많이 쓰면 도리어 신정을 상하게 하고 피를 소모하며, 위장을 상하며, 담을 만들고, 화를 움직이며, 정욕을 상실케 한다. 그래서 의서에는 소주를 순양(純陽)의 독한 물질이라고 표현하였다.

약으로 만드는 술도 무한히 많기도 하다. 녹용과 산약(마의 뿌리)을 사용하여 만든 녹용주를 비롯하여, 천문동주 · 인삼주 · 국화주 · 지황주 · 무술주 등 여러 가지가 있다.

이중 우리가 흔히 손쉽게 사용할 수 있는 녹용주가 양기가 허약한 분이나 양기가 시원치 않아서 소변이 자주 나오는 사람이나 몸이 허약하신 사람에게 좋으며, 만드는 법은 잘게 썬 녹용과 산약을 각 한 냥씩 무명주머니에 넣고 술에 7일 간 담근 후에 그 술을 한 번에 한 잔씩 하루 세 번 마시게 하면 좋다.

또 많이 사용하는 것이 오가피주인데, 오가피를 잘게 썰어 달인 물과 누룩을 함께 발효시켜서 술을 만들어 취하지 않게 적당히 마시면 근골을 건강하게 하고 정액과 골수를 채워준다. 또 신경통에도 잘 듣는다. 여기에 무릎이 아프면 우슬을 더 넣어서 사용하며, 혈이 부족하면 당귀를 더 넣어서 사용하면 더욱 좋다.

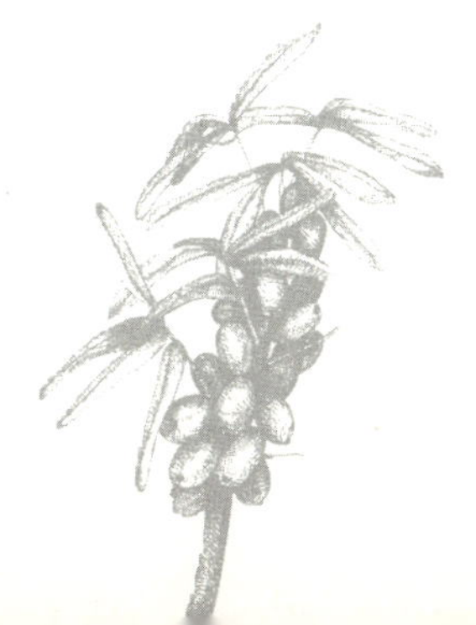

술독(酒毒), 간장 보호

하루의 스트레스를 말끔히 풀어주기 위해 기분 좋게 한 잔, 누적된 피로를 해소할 길 없어서 퇴근길에 한 잔 정도의 술을 마시는 것이 우리 몸에 어떠한 영향을 주는지 알아보자.

술의 부작용은 우리가 잘 알고 있듯이 간에 큰 영향을 미치며, 위에도 심한 부작용을 주어서 위의 입구에 자극을 주어 심한 경우에는 대출혈을 일으켜 사망하기도 한다.

맥주를 자주 마시는 사람 중에 비만형이 많은 이유는 식욕이 떨어져도 맥주를 마시면 식욕부진이 개선되어, 식욕이 증가하게 되기 때문이다. 술을 마시는 분이 두통이 생기거나 위장이 아플 때 일단 술을 마시고, 술 깨는 것을 기다리게 되면 대뇌에 부작용이 없지만, 대부분의 사람들은 취하기 위해서 마시기 때문에 막을 길이 없게 된다.

애주가들은 아무리 금주를 외쳐도 술을 마시게 되니, 어떻게 하면 술독을 풀어줄 수 있는지 함께 같이 풀어나가도록 하겠다.

술을 마시면 간이 해독하기 위해 지나치게 일을 해야 하므로 간의 해독이 제일 먼저 고려돼야 한다. 또 숙취를 하면 위가 팽팽해지고 식욕부진이 오며 수족의 관절통이 오고 온몸이 피곤해진다.

이럴 때는 오령산을 많이 사용하는데, 우선 위를 보호해 주며, 저령은 술로 인한 수분을 제거하고, 택사는 혈액내의 고지방질을 개선하게 된다. 술마신 분이 흔히 목이 마르다고 갈증을 호소하는 것은, 몸속의 수분이 알코올로 인해 탈수 현상을 보인 것이므로, 따뜻한 설탕물을 복용하여도 좋다.

우리 선조들은 따뜻한 숭늉을 마시게 하는 지혜도 있다. 숭늉은 좋은 포도당 공급원이기 때문이다. 그리고 일단 혈관내에 고지방질이 생기면 황련해독탕에 산치자를 가해서 쓰면, 간장보호에도 아주 좋다. 오령산은 신장의 배뇨를 촉진하기도 한다.

사랑하는 남편, 장성한 자녀들이 음주를 계속한다면 꼭 가까운 한의원에서 오령산 네 첩, 황련해독탕 네 첩 정도 상비하여 두었다가 복용하게 하면 거듭되는 술독을 막을 수 있으며, 간도 함께 보호할 수 있다.

백해무익한 담배

담배의 주성분은 니코틴이며 맹독성을 가지고 있고, 성인의 경우 치사량은 40~60mg이므로 간혹 진딧물 제거제로 사용되기도 한다.

담배 3개비를 피면 비타민 C가 50mg이 손실되고, 니코틴은 중추 및 말초신경을 흥분시켜 혈관을 수축시키며 자극해서 위벽의 분비를 악화시키고 식욕이 감퇴된다. 또한 담배 연기로 폐의 점막이 손상되며 한방에서 폐의 작용은 우리 몸에 양기, 즉 천기를 받아들이는 기관으로서 신수를 생성케 하는 작용을 하므로 대장까지 영향을 미친다 하였다.

담배를 피우는 사람은 담배를 피우지 않는 사람보다 에너지를 10% 이상 더 소모하며, 흡연으로 인한 심장 박동률이 20% 증가하고 스트레스와 관련된 호르몬의 분비가 45%나 증가하게 된다는 것은 마치 중노동할 때 일어나는 증상과 같다. 다만 육체적 노동 없이 심장 박동수를 증가시키고 에너지를 소비하며 호르몬의 분비가 중노동할 때와 같음을 의미한다. 또한 정상적인 호흡에 필요한 에너지는 6~7%이지만 폐질환 환자는 17~20%의 에너지 소모가 있게 된다.

다시 말하면 담배를 피우는 사람은 담배를 피우지 않는 사람보다 10% 이상의 에너지를 소모하고 있으며, 특히 중년층의 여자에게는 목소리마저 걸걸하게 되는 것은 기의 소모로 인해 진액이 고갈된 결과를 말하고 있다.

아편전쟁에 이어 또 하나의 전쟁은 담배이다. 중국, 한국 할 것 없이 특히 청소년에게 마치 인이 박힌 듯이 범람하는 담배를 보고, 담배를 동남아로 대량 팔고 있는 미국의 파렴치한 정책에 환멸을 느낄 때가 있다.

한약으로는 육미지황탕에 오미자 3돈을 가해서 쓰면 폐를 원활하게 하여서 신수의 고갈도 동시에 막게 되므로 건강 유지에 도움이 된다.

또한 비타민 E, 비타민A, 녹황색 야채를 많이 섭취해서 발암물질을 제거하여야 하며, 혈액의 산소 운반 능률을 높이기 위해 간·굴 등 철분을 포함한 음식을 권한다. 아침 공기는 양기를 포함하므로, 해뜨기 전 아침 운동은 폐를 건강하게 할 뿐만 아니러 살아가는 원동력을 하늘로부터 받아들이는 것이 된다.

녹용(鹿茸)

사슴의 새로 돋은 연한 뿔

녹용은 옛날부터 우리들 주위에서 보약으로 쓰는 고귀한 약이다. 암사슴은 뿔이 없고 수사슴만 가지 모양의 뿔을 가지고 있으며 연령에 따라 가지를 치게 된다. 처음에는 뿔에 자갈색의 털이 나 있으며, 혈관이 많이 있을 때를 녹용이라 하고 녹용이 오래되어 털이 빠지면 녹각이라 한다.

뿔은 매년 여름에 갈고 나오는데, 당년에 난 사슴은 뿔이 없으며 2년째부터 비로소 가지가 없는 뿔이 나고, 3년 후부터 1가지씩 늘어 4가지까지 나고 그친다. 이 녹용의 성분을 보면, 교질 녹용정·탄산암모늄·단백질·연골소 호르몬 등이 함유되어 있으며, 그 성질은 온화하고 독이 없다.

성분상으로 보아서는 그렇게 신기한 효과를 낼 것 같은 것은 없으나, 실제로 사용하여 보면 어린이들에게는 감기 예방과 성장을 도와주고 일체의 잡병을 앓지 않게 하며 머리를 좋아지게 한다. 또 부인 산후에 빈혈이 있어 어지럽다든가 허리나 무릎이 시리고 아픈 증상에도 좋고, 자궁이 냉하거나 대하가 있을 때도 잘 듣고, 남녀간에 40~50대를 넘어서 눈이 침침하거나 귀가 멀어지는 데도 좋다. 뼈를 튼튼하게 하여 피 생성을 도와주며, 백혈구를 생성하여 강하게 해주고, 남자의 정력을 도와주며, 정충 생성을 하여 준다.

인삼과 같이 쓰면 기운을 돋우어주고 당귀와 같이 쓰면 피를 돋우어 준다. 그래서 고혈압이나 당뇨병·간장병·신장병 등에 써도 독이 없고 부작용이 없어 잘 듣는다.

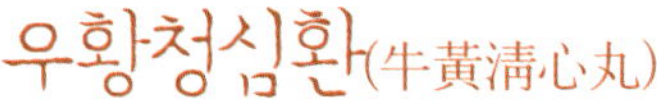

우황청심환(牛黃淸心丸)

심경(心經)의 열을 푸는 환약

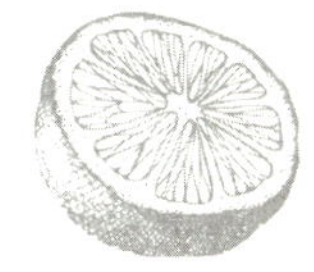

심장의 고동소리를 듣고 있으면 삶의 의미를 느끼고 있는 것 같으며, 힘찬 박동소리를 듣기만 해도 생의 활기를 띠게 하며 순행하는 혈의 움직

임을 보고 있음을 느끼게 된다.

심장은 1분에 70번 수축·팽창, 하루에 10만 번 이상 반복하며 15톤의 혈액을 퍼낸다. 70여 년 생애를 마치는 분은 30억 번 수축·팽창하는, 즉 상상을 능가하는 작용을 하므로 16세기 영국 하베이가 쓴 고전의학에 심장의 위대함은 군주에 비교하였으며 생명의 원천, 힘의 근원이라고 예찬했다.

한방에서도 같은 풀이를 하고 있다. 심장을 군화라고 했으며, 정신신경이 머무르는 집이라고 했다. 대동맥에서 소동맥으로, 소동맥에서 세동맥은 500개나 되며, 모세혈관은 직경이 0.006㎜로 머리카락보다 가늘고, 12억 개나 되는 가지를 가지고 있으며 정맥 또한 1억 개의 가지를 가지고 있다.

가슴이 뛰고 잠이 오지 않고 열이 있으며, 불안한 증상을 군화가 동한다고 하였으며, 이러한 증상에는 우황청심환을 사용할 수 있다.

특히 우황은 해열·청독할 수 있으므로 심장의 열을 식혀줄 수 있으며, 이 우황청심환에 쓰는 주사는 심장을 안정시키고, 정신신경까지 차분히 가라앉게 하는 작용이 있다. 그러나 납성분이 있어서 유독하므로 FDA에서 사용을 금하므로 최근의 우황청심환은 주사를 제거한 것을 쓰고 있다.

간혹 연세 드신 분들은 우황청심환을 보약으로 상복하는 분이 있는데, 이는 잘못된 상식이다. 그리고 중풍 예방에 쓰기도 한다.

다시 말해서 우황청심환은 군화가 동해서 열이 있으면서 잠이 오지 않고, 가슴이 두근거리고 답답할 때 사용하는 것이지 보약이 아니다. 정신신경 안정 혹은 중풍 초기에 사용할 수도 있지만 정작 중풍을 맞으면 청심환의 작용만으로는 약하며 좋은 효험을 보지 못하게 된다.

약이 좋다고 남용하면 오히려 꼭 써야 할 때 쓰지 못하게 되며, 군화를 늘 진정시키면 활동·수축 작용을 억제하게 되어 오히려 혈관과 심장의 약화를 가져오게 되므로 신중하게 쓰고 필요시에 써야 한다.

심장의 화는 신수의 보강으로 가능하며, 육미지황탕을 노년에 쓰면 심화를 안정시키는 데 가장 바람직하게 된다. 다시 말하면 우황청심환을 보약으로 쓰기보다는 저렴하고 통용되는 육미지황탕을 쓰는 것이 좋다.

음식물 씹기와 하얀 피

마음이 편안한 자세로 음식을 먹으면 몸의 신경이 위에 집중되나, 일을 하거나 책을 읽으면서 식사를 하면 위장에 집중되어야 할 신경이 뇌로 가서 긴장하게 되며, 피가 뇌로 몰려 소화가 되지 않는다. 특히 위는 감정과 매우 밀접한 관계를 가지고 있기 때문에, 슬프거나 긴장하면 위액의 분비가 많아져 위장장애를 일으키게 된다.

바쁜 일과 속에서 하루를 지내기 위해 서둘러 음식을 먹으며, 음식물을 씹지 않고 먹는 일이 많이 있다. 음식을 씹을 때, 치아 안쪽에서 탄수화물을 소화하는 효소가 함유된 침을 내보내어 음식물과 함께 섞게 되며, 이 침의 주된 목적은 음식을 소화시키는 일이다.

음식물을 잘 씹으면, 음식물이 위장에 도착하기 전에 위액이 적당히 나오고, 췌장에서는 췌장액이 미리 준비되므로, 음식물을 씹는 일은 췌장 활동을 활발히 도우며, 담낭도 자극되어 담즙을 많이 분비한다. 특히 침과 함께 파로틴이란 호르몬이 분비되어 머리카락과 피부의 발육도 좋게 하며, 뼈나 이를 튼튼하게 하여 세균과 싸우는 백혈구 증가에도 효과가 있으므로, 침을 동양의학에서는 '하얀 피'라고 하며, 피와 같은 작용을 한다고 했다.

음식을 씹는 일은 인체에서 이렇게 좋은 일인데도, 밥을 빨리 먹는 것을 자랑으로 여기는 사람이 많이 있다. 식사를 빨리하는 사람은 위가 더 부룩하거나, 가슴앓이, 위산과다 등을 호소한다.

특히 몸이 비대한 사람은 식사를 할 때 먹는 일에만 전념하지 말고 느긋한 마음을 갖고 천천히 음식을 씹어 먹으면, 보통 식사량의 절반이 되며 배가 불러서 식사량을 줄일 수 있고, 지방의 축적도 막게 된다.

위장을 우리 인체의 제2의 얼굴이라고도 부르며, 위장의 건강은 음식물을 천천히 씹는 것에서 시작된다. 현대인이 잊어버린 음식물 씹기 운동, 그 효능은 빨간 피가 아닌, 하얀 피로 우리 몸을 구석구석 도와준다.

금식은 자연치유력

성인병의 70%가 음식에 그 원인이 있다고 한다. 먹어야 병을 고친다고 해서 무조건 음식이나 보약이나 보신약을 권하는 것은 바람직하지 못하다는 것을 명심해야 한다. 여기서 금식이 인체에 미치는 좋은 영향에 대해서 설명하기로 한다.

세계의 장수국가 중의 하나인 스웨덴도 3백 년 전통의 금식법이 전해지며, 유럽과 일본 등지에도 건강미용 금식법이 전해지고 있다. 예수 그리스도께서도 영혼과 육체를 위해 금식할 때 슬프게 하지 말고 머리에 기름을 바르고 즐겁게 하라고 했다. 금식은 특히 위장과 혈관 등에 있는 불순물이 제거되므로 소화기나 순환기 질병 치료에 탁월한 효과가 있으며, 각종 성인병 예방과 치료에도 좋은 영향을 미친다.

비대한 분에게 소식 내지 금식을 권하면 항상 돌아오는 대답은 "저는 절대로 과식을 안 합니다. 음식을 먹지 않아도 살이 찝니다. 또 안 먹으면 못 견딥니다."고 한다.

금식은 자연치유력을 갖고 있다. 보약도 혈액의 순환이 잘 이루어지고 있는 상태에서 쓰면 눈이 뜨일 정도로 효과를 보게 된다. 자주 경험하는 일이지만 빈혈 환자에게 보약을 지어 주면 꺼져가는 등불에 기름을 부어 주는 것같이 특효가 있다고들 하는 것은, 인체가 금식을 하면 자기 몸을 정상화하려는 작용이 극대화되면서 정상 기능 유지를 위해 비상계엄령이 내려지므로 효과는 100%에 이른다.

사람의 위장은 24시간 금식을 하면 자기의 주먹보다 조금 큰 사이즈의 정상 위치로 돌아가게 된다. 그리고 48시간이 되면 음식에 대한 심한 욕망이 없어지게 되며, 정신신경은 맑고 깨끗해지며 피의 순환도 잘 되지만 힘이 없어짐을 느끼게 된다.

금식은 시작할 때보다 마칠 때, 즉 회복기가 더 중요하다. 한 번 줄어든 위장을 다시 확장시키지 않으려면 한 숟갈 더 하는 욕망을 버려야 한다.

금식 중에는 신체의 활성화를 위해 생수를 계속 마시는 것이 좋다. 특히 오미자 생수를 지속적으로 마시면 성인병 예방에도 좋은 방법이 된다.

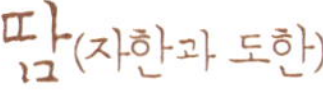

땀(자한과 도한)

더울 때 피부에서 나오는 액체

땀은 우리의 체내에 있는 노폐물을 몸 밖으로 운반·배설해 주므로, 적당한 운동과 노동 후 땀을 흘리고 나면 몸이 날아갈 듯이 가볍지만, 지나친 발한 작용은 우리의 진액을 손상시키게 된다. 날씨가 더워지면 기온이 상승해서 자연히 모공이 열리고 모공 사이로 땀을 흘리게 된다.

힘들여 일을 하지 않아도 땀이 저절로 나는 것을 자한(自汗, 병적으로 지나치게 땀을 많이 흘리는 증세)이라고 하며, 이는 보통 낮 동안에 일어나지만, 밤에 자는 동안에 이불을 흠뻑 적실 정도로 땀을 흘리는 일이 있는데, 이것을 도한(盜汗, 식은땀)이라고 한다.

자한이나 도한이나 모두가 인체의 체액을 소모하기는 마찬가지이나 병의 척도를 따지면 도한인 경우의 치료가 급선무이다.

밤에 땀을 흘리는 도한은 대개가 음이 허해서 일어나며, 자기도 의식하지 못하는 사이에 도적같이 이른다고 해서 도한이라 한다. 갱년기의 여성에서는 의례적인 것이지만 어린이들 그리고 심지어는 남성에게도 심심찮게 찾아온다.

우리 선조들은 여름만 되면 삼계탕에 황기를 많이 넣어 먹음으로써 땀을 적게 흘리도록 막아주는 방법을 썼다. 이 황기는 땀이 너무 없는 사람에게는 땀을 나게 하고, 땀이 많은 사람은 땀을 멈추게 하기도 한다.

처방으로는 가미몰여산에 지백지황탕을 쓴다. 이 몰여지황탕 합방은 백방으로 치료해도 효과가 없을 때 쓰면 땀을 멈추게 하는 명약이다.

여름철 땀을 흘리고 난 후에는 표피가 잘 닫히도록 간수하고 신정을 잘 배양해야 진액을 보익할 수 있다.

땀에는 크게 나누어서 자한과 도한이 있는데, 자한이란 노동이나 운동 또는 기후, 옷이나 땀나는 약을 먹지 않아도 저절로 흘리는 땀을 말하고, 도한이란 이불이나 온도에 관계없이 잘 때 흘리는 땀을 말한다.

기운이 부족한 어린이와 특히 땀을 많이 흘리며 기운이 없어 자꾸 깔아지는 아이에게는 한약으로 귀룡탕에 황기를 가하여 쓰면 좋다.

날씨가 더워지면 기온이 상승하여 사람마다 땀을 흘리게 된다. 땀을 많이 흘리고 나면 몸이 가볍고 날아갈 듯한 때도 있지만, 지나치게 흘리면 기운이 없어 허탈할 때도 있고, 때로는 식은땀이 나고 오슬오슬 추울 때도 있다.

땀에는 자기가 의식하는 땀, 즉 자한 그리고 자기도 모르는 사이에 이불이 축축하고 젖게 되는 도한(식은땀)이 있다.

『황제내경』에, '사람이 힘들여서 일을 하면 신장에서 땀이 난다.'고 했고, '땀은 우리 몸에서 진액 중의 진액'이라 했으며, 특히 밤에 땀을 흘리는 것은 우리의 혈, 즉 음이 밤이란 커다란 음 속으로 빠져들어 가므로 자기의 진액을 밀어내는 상태에 이르게 된다.

밤낮 땀을 흘리게 되면 진액의 소모뿐만 아니라 몸에서 냄새가 나고, 대중 앞에 서기가 주저되기도 하며, 특히 젊은층에서 데이트할 때 상대에게 불쾌감을 주거나 몸이 약함을 나타내기도 한다.

여름철 땀을 관리하기 위하여 황기나 인삼을 가해서 삼계탕을 복용하기도 하는 것은 선조의 예지이다. 특히 우리 인체의 땀을 조절하기 위하여 예로부터 황기를 많이 써왔는데, 이 황기는 인체 내의 세포의 분화를 촉진시켜 준다. 그러므로 세포수를 현저히 증가시키고 세포의 성장을 왕성케 하며 세포의 체외 수명을 배 이상 연장시키는, 즉 자연적으로 노쇠해 가는 세포 생존 기간을 연장시켜 주기 때문이다.

최근 한방 연구 중 암 수술 후에 황기·당귀를 쓴 환자와 쓰지 않은 환자를 임상에서 비교하였을 때, 황기·당귀를 쓴 환자의 회복 내지 생명 연장률이 황기·당귀를 쓰지 않은 사람보다 500배 이상이었다는 것이 인터내셔널 메디컬 저널에 있다.

그리고 여름에 땀을 많이 흘리고 나면 갈증이 심하게 된다. 식품 중에 시고 떫은 것은 탄닌이나 산이 포함되어 있으며, 체내에 들어가서는 수축 작용을 한다. 다시 말하면 땀샘의 과다 분비는 근육과 땀샘의 수축 조절

능력을 상실하는 것이므로 수축작용을 상승시켜 주는 약을 써서 땀과 갈
증을 치료해야 한다.

다한증(多汗症)

병적으로 땀을 많이 흘리는 증세

땀이 많이 나는 증상으로, 전신에서 나는 땀과 국소적으로 많이 나는
땀이 있다. 특히 국소적으로 많이 나는 땀은 손·발바닥·겨드랑이·머
리·음낭 밑이다.

다한증은 땀을 분비하는 기능의 이상으로 오는데, 전신적으로 오는 것
은 개인 체질의 특이성과 유전 또는 교감신경 질환에서 많이 온다. 보통
은 국소적 다한증으로, 여름이나 운동 시에 땀을 많이 흘리게 된다.

손에 땀이 많이 나는 것은 손이 차고 피부는 푸르고 붉게 변하는 수도
있다. 발에 땀이 많이 나는 것은 발바닥이 언제나 축축하고 발꿈치까지
피부는 자주 백색으로 된다. 얼굴에 땀이 많이 나는 곳은 콧등·윗입술·
머리이다.

체질이 허약하고 전신의 땀이 많이 나며 기운이 없는 것을 한의에서는
표허증이라 하고, 계지황기탕을 많이 응용한다. 피부색이 희고 무살이
많고 뚱뚱한 사람은 방기황기탕을 많이 이용하며, 수족의 다한증으로

민간요법으로는 밀을 물에 씻을 때 뜨는 것(부소맥)을 거두어 깨끗이 씻어서 햇볕에 말린다. 이것을 약한 불에 살짝 볶아서 곱게 빻은 가루를 한 번에 한 숟가락씩 1일 3회, 식후 1시간에 후에 복용하면 좋다.

보약의 필요성

옛날이나 지금이나 보약은 한약으로 많이 써 왔다. 이는 한의학이 몸을 도와주는데 그만큼 많이 연구된 까닭이다. 그러면 어떻게 하여 우리 몸을 도와주는가? 우리 몸의 각 기관의 기능이 너무 강하든가 너무 약하든가 모든 요소가 너무 많거나 적으면 병이 난다.

우리는 강하든지 많은 것을 태과(太過) 또는 실증(實證)이라 하고, 모자라든지 약한 것을 불급(不及) 또는 허증(虛症)이라고 한다.

여기서는 허증에 대해 알아보자.

우리 인체는 불급한 허증으로 인하여 많은 병들이 나기 때문에 몸을 보해주면 많은 증상들이 자신도 모르게 없어질 뿐만 아니라 전염병과 감기 같은 바이러스나 세균성 병원균의 예방도 된다.

보약은 우리 몸의 항체를 강하게 해주므로 전염병이나 알레르기에 잘 걸리지 않게 하며, 체질이 약하여 피곤을 많이 느낀다든가 몸이 약하여 일의 능률이 안 나거나 어린이들이 잘 자라지 않을 때 쓰게 된다.

요즘은 방역 시설이 잘되어 전염병이 별로 없지만 옛날에 전염병이 많이 퍼졌을 때 한 집에서 같이 생활하였다 하더라도 어떤 사람은 심하게 병을 앓고 어떤 사람은 앓지 않는 것은 몸이 강하여 부족한 허증이 없기 때문이다.

이 부족한 허증을 5가지로 나눌 수 있다.
1. 피가 부족한 혈허증
2. 기운이 부족한 기허증
3. 피와 기운이 함께 부족한 기혈 양허증
4. 음이 부족한 음허증
5. 양이 부족한 양허증

우선 제일 먼저 피가 모자라는 것을 혈허라 하는데, 이는 우리가 눈으로 보아서도 알 수 있을 정도로 영양이 좋지 못하고, 피가 적어서 변비가 되고 피부가 희고 누렇게 마르고 건조하며, 경도가 불순하고 현기증을 자주 일으킨다. 또는 가슴이 뛰고 잠을 이루지 못하며 귀에서 소리도 난다.

여자는 한 달에 한 번씩 생리를 하게 되고, 또 산후에 피가 모자랄 때는 보혈을 하는 약에 녹용을 가하여 쓰면 좋다.

둘째로 보약이라 하여 무조건 먹어서 좋다고 생각하면 잘못이다. 우리 인체에는 건강의 부조리, 즉 병균의 감염 혹은 체내 생리 기능 이상, 기타 인체의 병적인 상태를 건강하게 회복 조화시켜 주는 기능이 있는데, 이 기능을 한방에서는 정기라 하고, 병적인 일체의 것을 사기라 한다. 보약이란 우리 몸에 정기가 허할 때 쓰는 약이다.

그리고 항상 정기가 건전하도록 평소에 보약을 복용하는 것은 매우 현명하고 필요한 일이지만, 각자 자기의 체질과 건강 상태에 맞추어 제약하는 것이 더욱 중요한 일이다. 또한 보약을 쓰는 데는 계절·나이 성별에 따라 분별과 차이가 있으니 반드시 한의사의 진단을 받아야 한다.

보약이 필요할 때는 기운이 없어서 사지를 움직이기 싫으며 자기 목소리가 속으로 들어가는 것같고 말하기가 싫으며 땀을 줄줄 흘리고, 또 어지럽고 정신이 몽롱해지는 증상을 나타낸다. 또 잠을 많이 자며 여자들의 자궁이 빠지는 증상과 위하수 등은 기운이 부족한 기허증이다.

기운을 보하는 것 중에 제일 좋은 한약은 인삼이다. 그래서 보기약은 인삼·황기가 주약이 되는 보중익기탕이나 사군자탕을 많이 사용한다.

셋째로 기와 혈을 같이 보하는 것이 우리들에게 많이 알려져 있는 십전대보탕이다. 십전대보탕은 고혈압이나 심장병 같은 특별한 병이 없이 기와 혈이 부족한 연로하신 분에게 쓸 수 있는 보약이다.

넷째로 음을 보할 경우는 체온이 보통 사람보다 좀 높고 서늘한 것을 좋아하고 더운 것을 싫어하며 맥박이 빠르고 내쉬는 숨이 강하고 얼굴이 흥분된 빛이 보이며, 오후와 여름에 미열이 나며 입안이 마르고 손바닥·발바닥이 화끈 달고, 가슴이 답답하고 잠이 오지 않고, 몸이 고달픈 증상이 음허증이므로 음을 보해야 한다.

음을 보하는 대표적인 처방은 자음강화탕이다. 그 처방은 백작약·당귀·숙지황·맥문동·백출·생지황·진피·지모·황백·구감초로 조성된다.

다섯째로 양을 보할 경우는, 손발이 차고 체온은 보통 사람보다 좀 낮으며, 찬 것을 싫어하고 더운 것을 좋아하며, 찬 음식을 먹거나 차게 거처하면 병이 생기기 쉬운 증상이 양허증이다. 또 추위를 몹시 타며, 허리·무릎·다리에 힘이 없고 설사하는 경향이 있으며, 소변이 자주 마렵고 특히 밤에 자주 마렵기도 한다.

이때는 몸을 덥게 하고 수족을 덥혀주는 이중탕을 많이 이용한다. 이 이중탕의 처방은 인삼·백출·포건강·구감초로 조성된다.

보약은 우리 몸이 허약할 때, 즉 삼십대를 넘어서 몸의 기혈이 쇠퇴하여

질 때나, 젊은이라고 몸이 허할 때, 산전·산후·제반 수술 전후·양기 부족이나 조루증이 있을 때, 발기가 안 될 때, 너무 과로가 축적되어 피로할 때, 어지러우며 기운이 없을 때, 밥맛이 없어 밥을 잘 먹지 못할 때, 몸이 약해서 감기 같은 잡병에 많이 걸릴 때, 여성들의 피부가 거칠고 본 나이보다 더 많이 들어보일 때 먹는 것이 좋다.

장수와 양생법

사람이 나이가 많아지면 생리적으로 신체의 생리 기능이 감퇴되어 정서적으로 심신 불안증을 쉽게 일으킬 수 있으므로, 양생법을 바로 알아서 건강 유지에 힘써야 오래 살 수 있다.

사람의 수명을 한의학에서는 120년으로 보고 있으나, 오늘날 보통 100살을 못 살고 대부분 하늘나라로 가고 만다.

『황제내경』에 보면 황제가 그의 선생인 기백에게 묻기를,

"옛날 사람은 100세가 되어도 건강한데 지금 사람들은 50세만 되면 쇠약해지는 것은 어인 까닭입니까?"하고 물었다.

기백이 대답하기를, "옛날 사람은 양생하는 길을 알고 터득한 사람은 자연의 법칙을 알아서, 춘하추동 사계절에 맞추어 적절한 생활을 하고, 음식은 과식이나 나쁜 것을 먹지 않고 적당히 먹으며, 생활 기거는 규칙적으로 하고, 마음과 몸을 필요 이상으로 과로케 하지 않음으로써 육체와 정신을 잘 수양하기 때문에, 천수인 100세를 넘게 살 수 있었다."고 하였다.

또 지금의 사람들은 옛날 사람들 같이 하지 않고 술을 음료수 마시듯 마구 마시고, 신경을 과도히 쓰고 몸은 필요 없이 과로를 하며 사는 것이

일상생활이 되었다. 또한 술에 취하여서 정욕이 동하는 대로 정욕을 무한히 소모하여 진기를 보존하려 하지 않고, 기분나는 대로 행동하여 욕망을 충족시키며, 장수와 건강의 기쁨을 알지 못하고, 생활 절도가 무절제하기 때문에 50세만 되면 벌써 노쇠하게 된다고, 대답하였다.

이와 같이 우리는 양생을 잘 하면 건강과 장수의 낙을 누릴 수 있으며, 만약 부주의하면 문화병이라고 말하는, 고혈압 · 당뇨병 · 관절염 · 갑상선 · 암 등의 병으로 인생을 마치게 된다. 그러므로 우리는 항상 한방의 양생법을 익혀서 건강과 장수의 낙을 누려서 인생을 즐겁게 마쳐야 한다.

허약한 어린이의 체질 개선

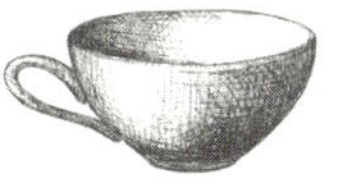

어린이는 가정의 희망이요, 나라의 보배이다. 어린이들의 건강과 기상을 보고도 국운을 짐작할 수 있다고 했다.

허약한 어린이의 유형에는 첫째로 선천적인 것과 후천적인 것이 있다. 선천적인 것은 부모의 건강 상태와 밀접한 관계가 있으며, 특히 태아가 모체 내에 있을 때 어머니의 건강 상태가 좋지 못한 까닭이다. 임신중 어머니는 10개월 간 계속 심신을 아울러 건강을 지켜야 훌륭하고 건강한 아이를 낳게 된다.

신체 허약한 어린이의 치료에 임했을 때 선천적으로 약한 어린이의 치료는 후천적으로 허약한 어린이보다 훨씬 힘이 들며 장기간 체질 개선을 하는 것이 좋다.

보통 선천적으로 약한 어린이는 신장을 튼튼히 해주는 도기산을 쓰면 성장 발육도 좋고 잦은 감기도 예방이 되며, 위로는 폐와 아래는 신을 서로 돕기 때문에 아주 좋은 양약이다.

후천적으로 허약한 어린이의 그 원인과 증상을 보면 감기가 잘 들고 편도선이 자주 붓고 소화 기능이 약하고 알레르기 증상을 유발한다. 그리고 감기만 들면 기침을 오래 지속하게 되고, 열이 조금만 있어도 경기를 한다. 또한 엎드려 자기를 좋아하고, 잠꼬대를 많이 하며 입이 짧아서 음식을 잘 먹지 않고, 지나친 편식을 하며 피로하고 자주 짜증을 낸다. 모처럼 식구들과 여행을 하게 되면 차멀미를 하기 때문에, 본인뿐만 아니라 가족도 번거롭게 만들며, 찬바람을 조금 쐬여도 감기 끝에 천식 증상을 유발한다. 이러한 후천적으로 허약한 어린이는 선천적으로 허약한 어린이보다 단시일에 치료가 용이하다.

> 한의원에서는 가미 귀룡탕에 옥병풍산을 가감해서 쓰면서, 백출·인삼·백두구를 중용하면 기허증으로 인한 허약한 어린이의 체질 개선도 가능하며, 성장도 좋아지는 것을 매일 임상에서 경험하게 된다. 그리고 어린이의 보약은 그 시기가 빠르면 빠를수록 좋다.

노화 방지법

사람이 노년기에 들어서면 가정에서나 사회적으로 그 책임이 무거워지며 정신적으로나 신체적으로 여러 가지 생리적인 변화가 나타난다. 그러므로 노년기에 건강한 삶을 살기 위하여서는 청·장년기부터 많은 양생법을 익히고 실천하여 정신적·육체적인 건강을 노년에 유지하도록 하여야 한다.

자고로 무병장수를 원하지 않는 사람은 없었을 것이다. 예로부터 진시황이 불로초를 구하듯, 약만을 구하려는 분을 많이 보게 된다. 이는 천리를 망각한 탓이라 하겠다. '순천 자는 흥하고 역천 자는 망'이라 하였다. 이는 곧, 하늘의 이치에 순응(하느님에게 순종)하면 흥행하고(장수하고), 하늘 이치에 거역(하느님에게 불순종)하면 망한다(단명한다)는 말이다.

물론 약의 효과가 없다든가 먹지 말라는 말이 아니라, 약을 먹되 잘 지키고 조리하며 규칙적으로 제 시간에 제 양을 잘 먹어야 한다는 말이다. 약을 잘 먹는 것, 생활을 규칙적으로 하는 것, 삼갈 것을 삼가는 것이 모두 순천하는 것이다.

성인병은 보통 40세 이후에 많이 발생하지만, 대개는 서서히 오나 어떤 때는 갑자기 사망하기도 한다. 인체의 노화 현상은 나이를 많이 먹으면 일어나는 퇴행성 생리적 · 병리적 변화로 여러 가지 원인에 의해서 장시간에 걸쳐 지속적으로 오게 된다. 사람이 나이가 많아지면 천리로 체내의 저항력과 적응력이 감퇴되며 질병의 발병률이 많아지므로 노화 현상을 감소시키고 적응력을 증강시키는 것이 양생법이며, 노화 방지법이다.

노화 방지에 대한 연구에 의하면 인간은 30세 이후부터 노화 현상이 시작되는데, 그 증상은 아래 다리에 힘이 없고, 허리가 약해지고, 손발이 차며, 양기가 부족한 신허 증상이 나온다. 그래서 중년기가 되면 양생법을 바로 익혀서 노화 방지를 하여야지 그렇지 않으면 노년에 가서 고혈압 · 당뇨병 · 심장병 · 각종 신경통 · 각종 소화불량 · 갑상선병 · 불면증 · 양기 부족증 등의 여러 가지 질병으로 고통스러운 노년을 보내게 된다.

노년에 많이 오는 심장병의 증상에 대하여 알아보자.

1. 계단을 오를 때 숨이 가쁘고 호흡이 급하다.
2. 호흡을 할 때 공기가 부족한 것처럼 참기 힘들 정도로 가슴이 몹시 답답하다.

3. 앉았다 일어설 때에 어지럽고 구역질이 난다.

4. 다리가 자주 붓고 발바닥에 통증이 온다.

5. 목 부위에 정맥이 돌출한다.

6. 입술과 손톱이 청자색으로 변하며 얼굴이 창백하다.

7. 맥박이 잠시 중단되었다가 다시 뛴다.

8. 혈압은 보통 높은 편이며 심장이 많이 두근거린다.

이러한 증상의 심장병에 대한 한약으로는 백작약·천화분 각 18g, 지모 20g, 국화·천연자 각 12g에 물 7~8컵을 부어서 3컵 나오게 다려서 1일 3회, 1컵씩 아침·점심·저녁에 복용하면 좋다.

민간요법으로는 미나리가 혈중 콜레스테롤을 저하시켜주는데 좋으므로, 심장병이나 고혈압에 자주 쓸 수 있는 채소이다.

미나리 15뿌리와 잔대추 30개를 넣고 물을 적당히 부어 다린 물이 3~4컵 되게 하여 하루 3~4회 나누어 차같이 마시면 좋다.

노년기의 성생활

『황제내경』에 여자는 35세가 되면 양명맥이 쇠약해져서 얼굴이 초췌해지고 머리가 빠지기 시작하며, 42세가 되면 삼양맥이 쇠약해져 위로는 얼굴이 초췌하고 흰머리가 나기 시작한다고 하였다.

남자는 40세가 되면 신기가 쇠약해지고 머리가 빠지고 치아가 허술해지며, 48세가 되면 양기가 쇠약해져 위로는 얼굴이 초췌하고 흰머리가 나기 시작한다. 이처럼 여자는 35세, 남자는 40세가 되면 신기가 쇠퇴해지기 시작하여 노쇠의 증후를 나타낸다.

노년기가 되면 신기가 점차 쇠약해져서 성욕이 감퇴한다. 노년기에는 남성의 고환과 부신피질에서 분비되는 남성 호르몬 및 여성의 난소에서 분비되는 여성 호르몬이 점차 감소된다.

노년기에도 평소 건강하고 병이 적었던 남성은 성욕이 완전히 소멸되지 않으며 여전히 장년기의 성욕을 유지하는 것이 보통이다.

연구된 바에 의하면 성생활을 하지 않는 노년의 여자는 같은 연령의 성생활을 하는 여자보다 위축이 많이 와서 성욕이 없어지고, 장기적으로 성생활을 하지 않는 노년기의 남성은 성생활을 하는 남성보다 성기가 위축되어 성욕을 잃게 되며 성생활을 잃어버린다.

그러므로 노년기라 하여 성생활을 절대적으로 금지할 필요는 없으며, 노년에 성생활을 적당히 하며 즐기는 것이 좋다. 주의할 것은 무리하게 성교를 하면 중풍이 발생할 수도 있고, 본래 갖고 있던 지병의 병세가 심하여 고생할 수도 있다.

노년기 성생활의 주의할 점은,

1. 성기능 감퇴와 노쇠 관계를 잘 인식해야 한다. 일반적으로 노년기의 연령이 증가함에 따라 성기능은 상대적으로 감퇴되지만, 성생활을 몸 형편에 맞추어 적당히 하여 노년기 성생활의 즐거움을 갖는 것이 바람직하다.

2. 고혈압·관상동맥 경화증과 심한 당뇨병이 있는 노인은 성생활을 절제하여야 한다.

3. 과식·과음·과로하였을 때는 성교를 삼가는 것이 좋다.

4. 성교를 너무 무리하게 자주 해서는 안 된다.

5. 일상생활에서도 과욕을 버리고 마음을 깨끗이 하여 명랑한 정신 상태를 유지하고 건전한 취미 활동으로 부부간에 애정을 유지하면, 성

기능도 오래 가며 건강하게 장수할 수 있다.

성기능을 증진시키는 식품은 돼지의 신, 소의 신, 붕어, 마늘 등이며, 보신 강장제의 한약은 해구신 · 음양곽 · 파극천 · 파고지 · 토사자 · 산약(마) · 녹용 · 부자 등 수없이 많다.

노년기에 성기능이 약하든가 발기가 안 되든가 생각이 없을 때는 조기탕이 좋다.

처방은 황기밀구 · 백출토초 각 5돈, 음양곽 3돈, 인삼 · 두충 · 파극천 각 3돈, 당귀신 · 파고지 · 산약 각 2돈, 백복 · 원지 · 녹용 각 1돈.

◇

치매증

뇌의 질환에 의해 후천적으로 저하된 상태

사람의 지혜는 일반적으로 25~35세에 가장 높다가 이후 서서히 하강하여 노년기로 접어들면 쇠퇴한다고 하지만, 특히 열심히 탐구하는 학자들의 경우는 다르게 50세 이후도 발전할 수 있음을 많이 본다. 이로 보아서는 우리 두뇌도 많이 쓰면 발달하는 소위 용감하게 나아가거나 황폐하여 무너지는 용진폐퇴설(勇進廢頹說)에 적용된다.

여기서 노년기에 들어가기 전 중년기부터의 심리를 좀 알아보면,

1. 독립적인 사고 능력이 있어 다른 사람에게 의지하지 않아도 스스로 판단한다.

2. 사고하는 범위가 넓어서 생각하는 것이 넓다.

3. 깊이 생각하므로 모든 문제에 심사숙고하여 그 발생원인 및 예후를
   판단한다.
4. 사고의 민첩성이 있어 문제에 대한 대처 방안을 신속히 제시할 수
   있다.
5. 사고의 논리성이 있어 문제의 전후를 연관지어 분석할 수 있다.

이와 같이 중년기는 일생 동안 정서면에서 지혜가 가장 높을 때이며,
이때를 지나 노년기에 들면 차츰 심신이 약화되므로 지혜도 감소하게 되
고, 심하면 드디어 정신적으로 병적인 증상으로 나타난다.

이렇게 되면 노인성 신양 부족증으로, 이 병은 은근히 나타났다가 병
증상이 완만하게 진전하는 것으로, 치매증이라는 일종의 정신 이상의 병
이 된다.

치매증에 많이 나타나는 증상은 개성의 변화이다. 초기 증상으로는 주
의 부족과 활동의 감소와 더불어 인격의 수준이 저속화되고 주위 변화에
대하여 흥미를 잃고 무감각하게 된다. 기다리던 사람에 대하여 열정이 결
핍되면서 정서가 불안하고 대인관계가 냉정해진다. 공연히 화를 내거나
태연하게 남의 물건을 훔치거나 제멋대로 행동하여 딴 사람들을 곤경에
빠뜨린다.

대소변을 가리지 못하고, 이불이나 옷 같은 것을 보물인 양 귀중히 간
직하기도 한다.

병이 심해지면 사람 앞에서 옷을 벗거나 성욕이 항진하여 인형을 벗겨
서 껴안고 자기도 한다. 인격의 변화와 동시에 지능의 저하가 찾아와 기
억력이 없어 조금 전에 있었던 일도 기억하지 못하게 된다. 또 밥 먹은 것
을 잊어버리고 또 먹으려 한다든가, 화장실 가는 길을 잃어버리고 딴 길
로 가기도 한다.

병이 더 심해지면 기억력이 없어지고 집안사람이나 심하면 자기 이름

도 잊어버린다. 판단력이나 사고력의 장애로 인하여 중요한 것과 중요하지 않은 것을 분간하지 못한다.

지나친 자기 방어와 동시에 의심이 많아지면서 누가 물건을 훔치거나 자신을 해치는 것 같은 망상을 한다.

치료는 온신건비를 하고 또 익기건비를 하며 유착된 어혈로 인한 혈액순환과 뇌변화를 치료하는 온신건비탕을 1개월 정도 복용하면 많은 효과를 볼 수 있다.

처방은 당삼 · 자황기 · 부자 · 건강 · 백출 · 석창포 · 진피 · 반하 · 익지인 · 산약 등을 적당히 배합하여 사용한다.

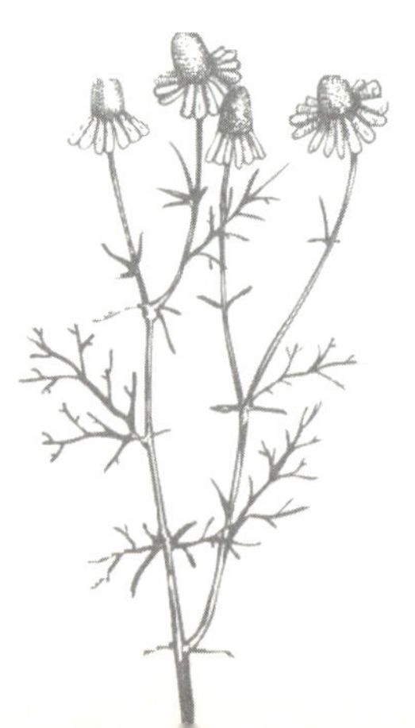

Nose
Lips
Genioglossus Muscle
Trachea
Hard Palate
Tongue
Hyoid Bone
Thyroid Cartilage
Esophagus
Liver
Duodenum
Pancreas
Ascending Colon
Small Intestine
Appendix
Stomach
Gall Bladder
Spleen
Transverse Colon
Large Intestine
Rectum
Anus

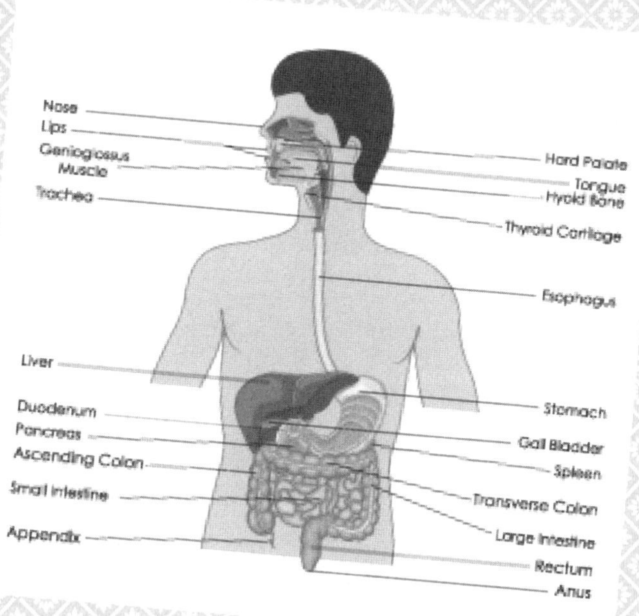

제2장

소화기 질병

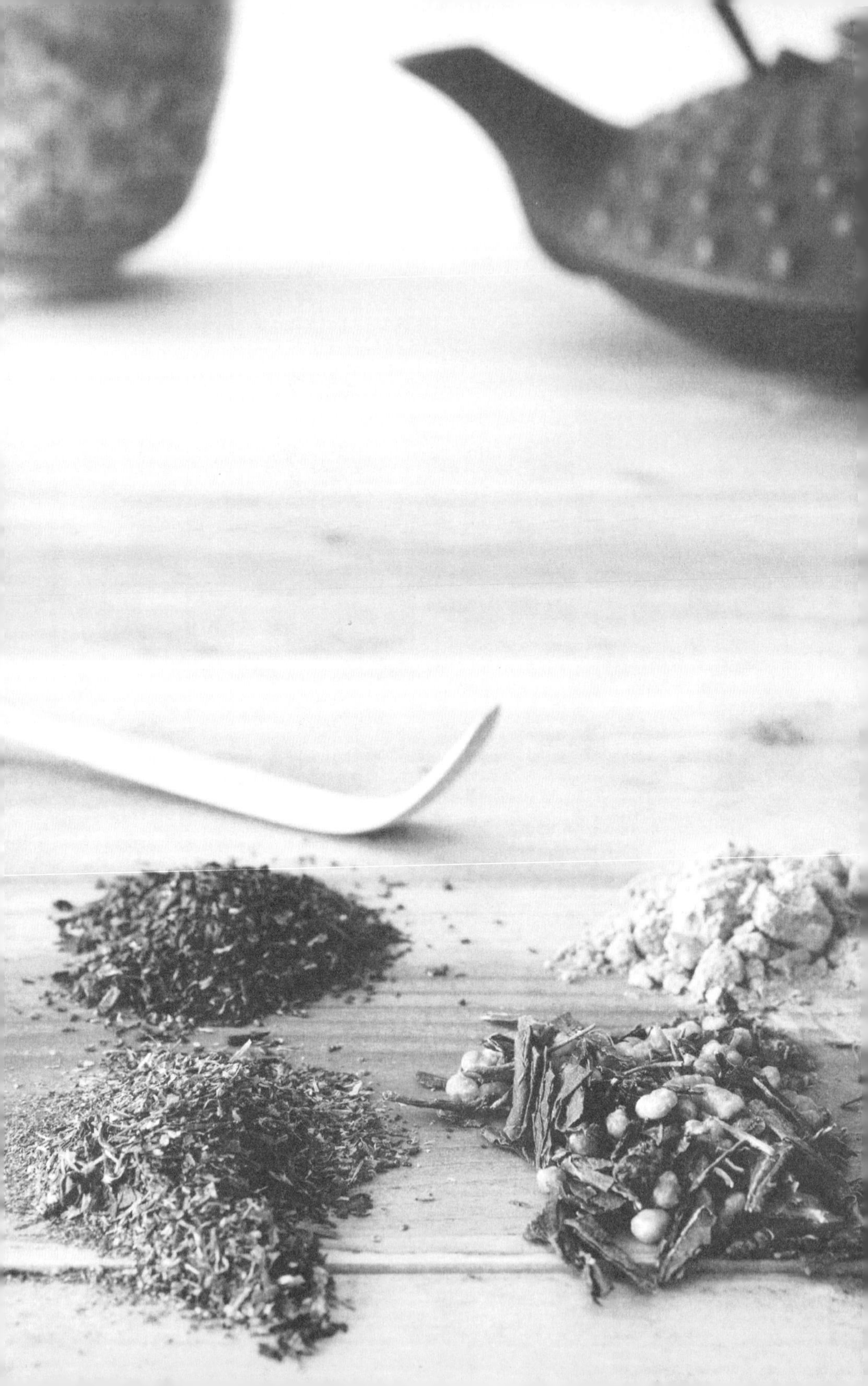

식도염과 식도 궤양

인두와 위의 사이에 있는 음식물 통로

인체가 살아서 움직이고 건강을 유지하려면, 음식물을 먹고 마시며 그 속에서 영양분을 흡수하여 기운을 얻어야 한다.

섭취된 음식물을 충분히 소화하고, 또한 이들 중에서 영양분을 흡수하여 혈액과 임파 속으로 보내며, 나머지 노폐물을 몸 밖으로 배설하는 작용을 하는 기관들을 소화기계라 한다.

소화기계에 속하는 기관에는 구강·인두·식도·위·소장·대장이 있고, 소화액을 분비하여 소화를 돕는 부속기관에는 타액선·간장·췌장·위액·장액이 있다.

소화관의 길이는 구강으로부터 식도·위·소장을 가쳐 대장의 끝인 항문에 이르기까지 9m가량 된다. 식도는 인두와 위 사이를 연결하는 길이가 약 25cm인 막의 성질을 띤 관으로 되어 있다. 식도에는 세 곳의 협착부가 있어서 흔히 잘못 삼킨 음식물이 걸려서 멈추게 한다.

첫째 협착부는 목구멍 안, 즉 절치부터 13cm의 거리에 있고,

둘째 협착부는 기관지와 갈라지는 뒷부분, 즉 절치부터 약 22cm의 거

리에 있으며,

셋째 협착부는 횡격막 통과 부위, 즉 절치에서 38㎝의 거리에 있다.

인체에 있어 음식은 생명을 유지하는데 절대 중요한 역할을 하기 때문에 우리를 지으신 창조주 하느님은 잘못 먹은 음식을 토하도록 이렇게 자동 장치를 하여 놓으셨다.

식도의 작용은 주로 음식물을 위장으로 수송하는 연하운동(삼켜서 넘김)이다. 이 식도에는 여러 가지 병이 발생할 수 있는데, 주로 많은 것이 식도염 및 궤양·식도 협착증·식도 확장증·식도암 등이다.

우선 식도염을 살펴보면 그 발병 원인이 습열과 화학적 약물이나 부패성 식불 등의 자극이다. 또 전염병인 성홍열·천연두·장티푸스와 같이 발병하는 수도 있다.

그 증상은 음식물이 넘어가지 않고, 동통이 있고, 음식을 토하며, 침이 많이 나오고, 대변이 불통하게 된다. 또 가슴이 쓰리고 신트림이 자주 올라온다. 만약 식도 궤양이 되었다고 하면, 음식 섭취시에 자극이라든가 평상시에 동통이 아주 심하다.

식도 궤양은 식도와 위와의 접촉 부위인 분문(위 앞문)에서 볼 수 있다. 위궤양과 마찬가지로 식사 후에 쓰리고 타는 듯한 동통감을 호소하며, 식도가 궤양으로 인해서 경련을 일으키고 이로 말미암아 참을 수 없는 극심한 동통이 생겨서 음식물을 삼킬 수 없다. 때로는 음식이나 제산제를 먹으면 이런 통증은 없어진다. 발작적으로 재발하며 나중에는 식도 협착증이 된다.

식도염으로 위장이 조결(燥結)하여 대변이 불통할 때는 황연해독탕을 써서 위의 열을 없애 주어야 하고, 식도 궤양일 때는 봉령탕을 많이 사용한다. 황연해독탕의 처방은 황연·황금·황백·치자 등의 열을 내리게 하는 약들로 구성되어 있다.

식도 협착증

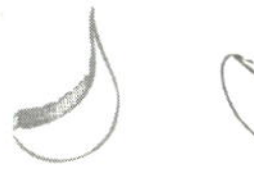

식도 협착은 식도가 좁아져서 음식을 잘 넘기지 못하는 것을 말한다. 그 원인은 자극성·강산성·독성 약물, 즉 양잿물 등의 음독에 의하여 발생한다. 또 위열에 의하여 발생하기도 한다. 그러나 이것이 협착의 직접적 조건은 아니며, 자극과 약독으로 파열된 상처가 궤양으로 되어, 이 반흔이 위축되면서 협착을 형성한다. 식도에 암이 있어서 협착이 오면 악성이라 한다.

식도 협착은 반흔성 협착·경련성 협착·압박성 협착·폐쇄성 협착의 4가지로 나누어 생각해 볼 수 있다.

첫째 반흔성 식도 협착은, 자살 목적 혹은 잘못해서 강한 산성이나 알칼리성 등의 부식성 약물을 마셔서 식도가 부식하고, 나중에는 반흔이 되어 식도가 좁아진 것을 말한다. 협착된 부위의 상부 식도벽은 오히려 확장된다. 식도의 궤양은 디프테리아·매독·독극물 등에 의하여 되는 수도 있고, 소화성 궤양에서 오는 수도 있다.

둘째 경련성 식도 협착은, 대개 히스테리성·신경성 환자에게 많이 오며, 식도에 열상·미란·궤양 등이 있을 때에는 반사적으로 나타나는 경우가 많다.

셋째 압박성 식도 협착은, 식도의 외부에 종양과 임파선 종대·동맥류 척추 농양·갑상선 종대 등이 있으면 압박을 받아 협착이 된다.

넷째 폐쇄성 식도 협착은, 고기뼈·철물·단단한 물건 등의 이물을 삼킴으로써 되는 수가 있고, 날카로운 이물이 식도 점막을 상하게 하여, 그 상처로 인하여 식도 협착이 되는 수도 있다.

식도 협착증의 주증상은 연하(삼켜서 넘김) 곤란이며, 때에 따라 연하가 된다하더라도 구토를 하기 때문에 음식을 섭취하지 못한다.

협착 부위가 식도의 상부일 때에는 먹은 음식물을 즉시 토하는 동시에, 토한 음식물이 코로 나오기도 한다. 그러나 협착 부위가 식도 하부일 때에는 식사 후 일정한 시간이 경과한 후에 토하게 된다. 그러므로 식도 협착에 걸리면 영양 섭취를 못하기 때문에 점점 신체가 쇠약해져 영양실조가 온다.

치료는 만약 열이 있고 식도 협착증이 있으면, 이진탕에 황금·하늘타리씨·대나무 기름·도라지·생강즙 등을 가하여 쓰고, 신경성으로 경련이 있는 식도 협착증에는 이진탕에 향부자·궁궁이 뿌리·목향·빈랑·대나무 기름·생강즙을 가하여 쓰면 잘 듣는다.

식도 확장증

식도는 상당히 확장력이 있기 때문에 웬만한 물체는 지장 없이 통과시킬 수 있다. 그러나 삼킨 물체의 크기·형태·표면의 형상에 따라서는 식도에 막히는 수가 있다. 식도 이물로서 가장 많은 것은 음식물에 혼합되어 있는 고기뼈, 특히 물고기뼈·유리조각 등이고, 어린이나 정신병자가 부주의로 삼키는 단추·못·핀·동전·반지·바둑알 등이 있다.

이러한 물질은 대개 식도의 첫 입구에 머물러 있는 수가 많다. 이때는 우선 목젖을 손가락으로 자극하여 구토나 기침을 일으키게 하여 본다. 그렇게 하여도 안 되면 무릎을 세운 위에 배를 대고 엎드리게 한 후 등을 두드려 본다. 그래도 안 될 때는 소금물을 진하게 만들어 마시게 하여 구토를 시켜 주면 웬만한 이물은 모두 나오게 된다.

식도 확장은 유문이(십이지장에 연결되는 부분) 개방되지 않을 때와 식도벽의 수축 불능 시에 확장되는 수가 있고, 그 외에 미주신경의 기질 장애로도 식도 확장이 되는 수가 있다.

그 증상을 보면 초기는 갑자기 오는 수도 있고, 그렇지 않고 완만하게 오는 수도 있다. 주 증상으로는 연하 곤란으로 음식이 식도에 걸려 있는 것 같은 감을 느끼게 된다. 때로는 먹은 음식물을 구토 또는 역류하는 수도 있다. 그럴 때에는 임상에서 보는 바와 같이 식도의 음식물이 인후에 거꾸로 올라오게 된다.

만약 식도의 확장된 부위가 크면 다량의 음식물이 확장된 내부에 정체되므로 흉부에 압박감이 있고 호흡곤란이 있으며, 가슴이 두근거리고 유문부(위 아래쪽 끝 부분 십이지장에 연결되는 부분)에 경련이 일어나며, 앞가슴뼈에 아픔을 느낀다. 동시에 다소 위장 장애도 나타난다. 오래되면 영양 부족으로 전신이 쇠약하여진다.

식도 확장증은 40세 이상에 있어서는 드문 일이며, 위암에 비하여 영양 장애가 비교적 적게 온다.

식도 확장증에는 서화탕을 이용하여 많은 효과를 본다.
서화탕의 처방은 당귀 · 진피 · 백복령 · 향부자 · 곽향 · 목향 등이다.

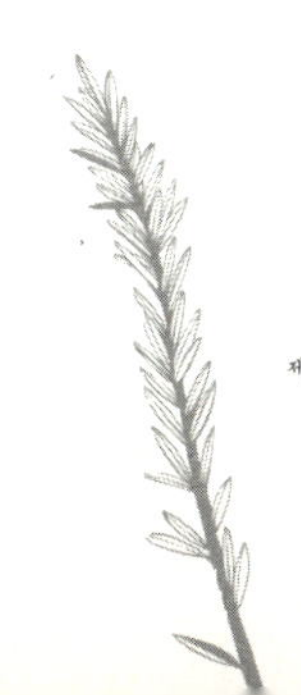

식도암

식도 협착의 주된 원인이 됨

인류의 적, 암(癌)은 선사시대부터 있었고, 수천 년 동안 끈질기게 인간을 괴롭혀 온 악성 종양 중의 하나이다. 암세포는 체내에 있는 정상 세포가 어떤 자극에 의하여 돌연변이를 일으켜 나타나게 되는 것이다.

정상 세포가 어떤 힘의 영향을 받아 암세포가 되어 본래의 세포로서의 본분을 잃어버리고 오로지 분열과 증식을 반복하면서 무서운 세포로 변신해 가기 시작한다. 악성이 될수록 본래의 기능은 잃어버리게 된다.

이와 같은 분열과 증식의 결과로서 세포 주위 조직 간의 압박으로 파괴된다. 그리고 암세포 주위에 있는 정상세포의 움직임에 따라 조금씩 이동하고, 때에 따라 자신도 아메바의 활동과 같이 움직여 각 조직에 침투한다. 그뿐 아니라 혈관벽을 통과해서 혈관 속에까지 침투하여 혈액의 흐름을 따라다니고, 또한 임파액의 흐름에 편승하여 멀리 운반되기도 한다.

이와 같이 체내의 조직 사이에 침투해서 증식하고 무리를 형성해 간다. 이것이 암의 전이이다. 암은 꼭 나쁜 불량배와 같다. 악질이 될수록 본래의 인간성을 잃어버린 행동을 하는 것이 마찬가지이다

식도에 암이 생기는 원인은 아직도 분명치 않으나 임상상으로 보면, 술을 많이 마시는 사람이 식도암에 많이 걸리게 되며, 대개는 점막의 기계적 자극, 습열의 자극, 화학적 자극 등에 의해서 발병한다고 본다. 또는 소화기 궤양으로 된다는 설도 있다.

대개 50대 이후에 많이 보는 병으로, 여자보다 남자에게 현저하게 많이 생긴다. 대개 식도의 하부 3분의 1부분에 많이 생기게 된다. 드물기는 하지만 양잿물 같은 극독약으로 손상을 받은 뒤에 생기는 수도 있다.

식도암에는 반드시 식도가 좁아지는 식도 협착증이 같이 오게 되며,

연하 곤란이 온다. 처음에는 갑작스럽게 음식이 순간적으로 잘 넘어가지 아니하며, 이러한 증세가 점점 심해진다. 딸꾹질이 일어나는 수도 있고, 약간의 음식이 도로 나오기도 한다. 나중에는 음식을 삼킨 후 가슴속 또는 명치끝에 동통이 생긴다. 혹은, 동통이 전혀 나타나지 않을 때도 있다.

마침내 음식의 통과 장애가 심해져서 음식을 먹지 못하게 되므로 전신 쇠약이 오게 된다. 식도에 있는 암이 신경을 압박해서 목소리가 쉬고 말을 잘 못하며, 출혈이 심해지고 천공 등을 일으키게 되면, 이것은 말기가 가까운 것을 의미한다.

암이 커지면 식도 협착이나 확장 때와 같이 더욱 심한 연하 장애가 오게 된다. 그와 같이 때때로 암종이 붕괴되어 출혈하는 것으로 폐나 간에 전이되기도 한다. 그리고 인근 장기에 침범하는 일도 있고, 흉막염·심막염으로 대출혈하는 수도 있으며, 또 기관지까지 천공이 되는 수도 있다. 특히 식도암은 주로 간암으로 전이하는 수가 많다.

식도암이 협착을 가져오므로 우연 협작을 치료해 주는 이격탕에, 항암 작용이 있는 설화초 같은 약재를 가하여 쓰면 좋다. 이격탕은 반하·치자·부자·진피·죽여(참대나무속껍질)·강즙·적복·감초 등으로 구성된다.

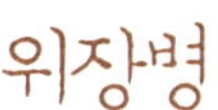

위장병

위와 장, 소화기관에 생기는 병

위액은 음식물을 소화하는 데 꼭 필요한 물질이다. 그 주요 성분은 염산·펩신·지방·소화효소·점액 등이다. 이중 염산과 펩신의 작용에 의해서 육류·어류·계란·두부·치즈 등의 단백질 식품을 소화시킨다.

단백질의 소화는 가장 중요할 뿐만 아니라, 염산은 음식물에 부착되어 있는 병원균이나 잘못 먹은 어떤 벌레라도 죽이는 힘이 있으며, 대개의 세균은 위 속에서 죽게 된다. 음식물은 위장에서 3~4시간 정체되는데 위장의 여러 가지 작용에 의해서 굳은 음식물은 죽처럼 부드럽게 녹여져 부드러운 음식물과 함께 유문이 열렸다 닫혔다 하는 운동에 의해서 한 덩어리씩 십이지장으로 내보내진다. 위장의 이러한 소화 작용은 장을 보호하는 작용도 겸하고 있다. 소장의 점막은 대단히 약하여 굳은 음식이나 세균 같은 것을 처리하는 힘은 없다.

또 위장의 기능을 『영추 옥판편』에 보면, '위는 수곡의 해'라 하였고, '위장은 오장육부의 해가 되니 수곡은 모두 위장에 들어가고 오장육부는 모두 기운을 위장으로부터 받았다'고 하였다. 이 말은 위장에 들어간 음식물에 의해서 기운을 얻는다는 뜻이다.

우리는 항상 중앙에 있는 위장이 튼튼하여서 여기서 얻는 힘으로 생활을 영위하게 된다. 튼튼한 위장은 곧 튼튼한 몸을 만들어 주는 것이므로 항상 위장의 기능을 보호하여야 한다.

만약 독약을 잘못하여 먹었다든가 독한 풀이나 자연사한 고기를 먹으면 그 독으로 위점막에 충혈이 생기고, 심하면 출혈도 되고, 위벽이 괴사(조직 파괴)한다. 이때는 위장이 몹시 아프고 구토를 하게 되고 토한 물질에는 피나 위점막이 섞여 나오게 된다. 또 갈증이 심하고 중증일 때는 호흡이 곤란하고 가슴이 답답하고 맥은 가늘고 빨리 뛰며 실신하거나 허탈증에 빠지게 된다.

물고기 독일 때는 위장이 뚫어지므로 복막염을 병발하는 수도 있다. 위장벽의 괴사로 분문(위 앞문)이나 유문이 협착되는 수도 있다. 약물 중독과 식중독 환자는 술이나 뜨거운 음식은 삼가야 한다. 여름이 되면 상한 음식으로 많은 위장병을 일으키기도 하지만 각종 음식을 먹어 체하기도 쉽다.

급성위염

위점막에 염증이 일어나는 질환

급성위염은 위점막에 생기는 병으로 식상·식체증·급체·토사곽란·급성 위카타르 등 여러 가지로 부른다. 위염은 특히 날씨가 더운 여름철에 냉장고를 믿고 음식물을 오래 보관하였다가 상한 것을 모르고 먹으면 일어난다.

또, 자극성 음식 또는 부패한 음식물이나 폭음·폭식과 과한 음주나 약품으로 인하여 일어난다. 과열·과냉한 음식물을 많이 먹었을 때나 정신적으로 감동을 받아서 갑자기 식체를 일으키는 수도 있다. 사람 체질에 따라서는 우유나 계란 같은 특정한 음식물에 의해서 일어나는 수도 있다. 또 각종 급성 전염병인 장티푸스·폐렴·디프테리아 및 만성 전염병인

결핵·매독 등과 신진대사 질환·혈액병·심장병 또는 간장 질환이나 담도 질환에서 일어날 수 있다.

위장 부위가 팽만하고 동통이 있으며, 드물기는 하지만 극심한 동통이 있는 수도 있다. 속이 갑자기 메스꺼우며 울렁거리고 토할 것 같거나 혹은 토하기도 하고, 식욕이 없으며 입은 마르고 혀에 백태가 끼고 입에서 냄새가 나며 미열이 있다. 맥은 빨리 뛰는 삭맥이 나타나고 대개는 어지럽고 머리가 아프며 권태감을 느낀다. 심하면 허탈증에 빠지고 대개는 변비나 설사하는 수도 있다. 부패한 약품을 잘못하여 먹었을 때는 위장이 뚫어져서 복막염을 일으키기도 한다.

어린이의 경우에는 헛소리를 하고 경련을 일으키며 체온이 상승하면서 맥이 빨리 뛰므로 경풍으로 오진하기 쉬우므로 잘 관찰하여야 한다.

대개 급체는 2~3일이 지나면 치료되어 십중팔구는 양호하지만 간혹 만성위염이 되는 수가 있다.

식사한 지 얼마 되지 않았으면 토하게 하는 것이 제일 빠른 방법이다. 이물질을 삼켰을 때와 마찬가지로 다음의 토하는 방법을 사용함이 좋다.

1. 손을 깨끗이 씻고 본인의 둘째손가락과 셋째손가락을 펴서 입 안에 깊숙이 넣어서 목젖을 자극하여 토하게 하는 방법,
2. 물에 빠졌을 때 물을 토하게 하는 방법과 같이, 처치해 주는 사람의 한쪽 무릎 위에 환자의 배를 대고 땅을 보고 엎드리게 한 후 등을 가볍게 두드려서 토하게 하는 방법,
3. 소금물을 진하게 타서 마시게 하여 토하는 방법을 사용한다.

이렇게 토하게 하는 방법은 단지 식사한 시간이 1~2시간밖에 경과되지 않았을 때이며, 식후 3시간이 경과하였으면 설사를 시켜서 위와 장에 정체하여 있는 음식물을 속히 배설시켜 주어야 한다. 이때는 온백환·

만성위염

위장의 점막이나 그 아래 조직이 위축된 상태

한방에서는 만성위염 혹은 십이지장 궤양에 금은화를 쓴다. 이 금은화는 항생 작용뿐 아니라 항바이러스를 동시에 시도하므로 그 우수성을 실감하게 한다.

만성위염이란 위염이 완치되지 못하고 한 달 이상 계속되는 상태를 말하며, 대체로 3가지로 분류된다. 위점막이 빨갛게 붓게 되면, 점액이 부착되어 점막이 벨벳처럼 종창이 생기는 것을 말하며, 위축성 위염은 병이 오래되어서 위장의 점막이나 그 아래 조직이 위축된 상태가 되므로 저산 혹은 산이 배출되지 않는다.

만성위장염은 현대인의 80% 이상이 가지고 있으며, 증상이 경하냐 중하냐에 따라서 치료에 임하는데 보통은 만성으로 진단을 받게 된다.

일반적인 증상으로는 위의 팽만감 정도이며, 소화가 거북해지고 때로는 둔통이 있다가 사라지며, 트림이 자주 나고 소화불량이 오지만, 병이 상당히 진전할 때까지 증상이 없는 것이 특징이다.

비방으로서는 가미복령탕에 금은화를 사용해서 쓰고 있다. 현대인의 위장병은 정신·신경 안정제를 병합하지 않으면 치료가 어려운 사례도 많이 있다는 것은, 우리가 사는 사회가 그만큼 스트레스라든가 정신적인 문제들로, 영적인 전쟁 아니면 차원 높은 전쟁을 하고 있다는 증거이다. 원지·복신·창포 등은 안신 작용을 하므로 아무런 부작용 없이 만성위염의 치유가 잘 되는 것을 볼 수 있다. 만성위염은 규칙적원 식생활로 산성 음식과 과당류를 금하고 스트레스로부터의 해방이 가장 좋은 예방법이다.

음식을 잘 씹지 않는 습관이 있거나, 이가 나빠서 제대로 씹지 못하든지, 과음·과식을 자주 한다든가, 강한 자극성 음식을 많이 먹으면 원인이 되고, 급성위염을 빨리 치료하지 못하였을 때 만성으로 진행된다. 또 심·폐·신장의 만성 질환으로 인하여 병발되는 수도 있다.

만약 만성위염을 치료하지 않고 오래 두면 위벽에 울혈(충혈된 상태)이 오게 되고, 이 울혈이 지속되는 경우는 위궤양·위경화·위암 등을 일으킨다. 만성 염증으로 위벽이 두꺼워져 점차로 굳어진 것을 식적(食積)이라고도 한다.

일반적인 증상으로서는 소화불량증이 있고 식욕이 떨어지며, 명치끝이 부풀어 오르는 것 같고 꽉 찬 것 같으며, 눌리는 압통이 있고 목에 무엇이 있는 것같이 불편하고, 입에서 냄새가 나며 속이 메스껍고 트림이 나며 침을 흘리는 증상이 있다.

특히 술을 많이 마시는 사람은 아침에 위액을 구토하는 것을 자주 본다. 대변은 변비인 사람도 있고 설사하는 사람도 있다. 위통은 식후에 시작해서 위가 빌 때까지 계속될 때가 많다. 또 전신 권태감·신경쇠약 같은 증상이 나며, 혀는 회백색·백색 또는 갈색의 태를 나타낸다.

어떠한 질병이라도 치료는 좋은 약재료를 선택함과 규칙적인 식사와 절도 있는 생활이 중요하게 여겨지나 위장병은 특히 식이요법에 주의해야 한다. 그러므로 선정된 한약을 복용하면서 술이나 과식을 하지 말고, 자극성·전분성 식품이나 육류·생냉물 음식 등을 피하고, 정한 시간에 적당한 양으로 소화가 잘 되는 유동식 음식을 섭취해야 한다.

한약으로 많이 이용되는 처방은 화중탕과 창출건비탕이며, 노인들이 기력이 없고 오랫동안 위염으로 고생할 때는 화중탕에 인삼을 3돈 정도를 넣어 쓰면 더욱 좋다.

화중탕은 신사육·창출·맥아(초) 각 2돈, 진피·후박·택사 각 1돈 반, 당목향·공사인·지실·빈랑·신곡(초)·오약·향부자 각 1돈, 생강 3쪽, 대추 2개.

위산과다증

위에서 분비되는 염산이 많은 병증

위산과다란 위액 중 위산의 분비가 많아 속이 쓰리고 신트림이 나는 증세로, 체질에 따라서 위장내에 분비물이 많을 때 위산과다증을 일으키게 된다. 그 원인을 분류하여 보면 외부의 화학적·물리적·정신적인 자극 등으로 나누게 된다.

첫째로 화학적 자극은 우리나라 사람이 즐겨 먹는 고추·마늘·파·술·담배 등과 탄수화물인 전분과 당류를 많이 먹어서 위산과다증을 많이 일으킨다.

둘째로 물리적 자극은 영양가에 비하여 많은 분량의 음식물을 먹으므로 생긴다.

셋째로 정신적 자극에 의한 것으로, 긴장감이 있으면 반사적으로 위산이 많이 분비된다. 또 지나치게 생각을 많이 하면 비장이 많이 상하게 되고, 또 과도한 공포증은 담을 상하게 하여 담즙 분비장애로 인하여 위에서 산이 과도하게 나온다고 본다.

다시 설명하면 담낭 안에 고여 있는 담즙이 담관을 통하여 십이지장으로 흘러들어가야만 음식물의 소화가 잘 되는데, 이 기능이 마비된 것을 말한다.

늘 식사를 제시간에 하지 않거나, 극도로 신경을 쓰는 직장에 있는 사람에게 위산과다증이 많으며, 그래서 위산과다증을 정신노동에서 오는 속병이라고 말하기도 한다.

흔하지는 않지만 유전에 의하거나 기관지 천식에 의해서도 위산과다증이 올 수 있다. 담배는 모든 병에 해롭듯이 위산과다증에도 해로워서 하루에 담배 열 개피 이상을 피우는 사람이면 거의 위산과다증에 걸릴 확률이 높다. 또 이 위산과다증은 청장년에게 많으며, 규칙적인 생활을 하는 노년에는 적은 편이다.

위산과다증의 증상으로는 보통 식후 2~3시간 지나서 공복일 때 속이 쓰리게 되고, 또 아침에 일어날 때나 저녁에 잠들 때 특히 속이 쓰리다.

위에서 신물이 입으로 올라오기도 하고, 공복이면 위가 쓰리고 아픈 것이 이 위산과다증의 특색이다. 속이 메스껍고 명치끝이 불쾌한 기분이 있고, 속은 쓰리지만 보편적으로 식욕도 좋으면서 소화도 잘 되는 편이나 약간의 갈증이 있고 변비가 있다.

위장이 쓰릴 때는 팔다리에 힘이 빠지면서 눈이 흐려지고 어지럼증이 순간적으로 오며 마음이 약한 사람은 두려움증을 가지게도 된다. 그때 보통 음식이나 알칼리성 음식을 먹으면 곧 완화되고, 신맛을 가진 음식이나 지방질 음식을 먹으면 특히 위산이 더욱 증가하여 명치끝에 쓰린 증상이 나타나는 특성을 가진다.

저산증

위액 중 염산이 많이 나오는 것을 위산과다증이라 하고, 염산이 필요 이하로 적게 나오는 것을 위산과소증 · 무산증 · 저산증이라 한다. 다시 말해서 위액의 산도가 적어져서 위액 중에 단백질 등과 결합할 염산이 없거나 또는 적게 되어 일어나는 증상을 저산증이라 한다.

저산증은 선천적 위기능 허약이나 위액 분비 신경장애로 생긴다. 또 만성위염이나 위암 · 악성빈혈 · 당뇨병 · 비타민B 결핍 · 전염병 등에 의해서 병발하기도 하고, 담낭 질환이나 간디스토마 · 폐결핵 · 관절염 · 갑상선 기능 저하로도 발병된다.

저산증도 위산과다증과 같이 명치끝이 쓰리고 구역질이 있다. 또한 위산과다증은 식욕이 있고 변비가 있으나, 저산증은 반대로 식욕이 없고 설사가 나는 반대 증상이 있다.

그 외에 저산증의 증상은 헛배가 부르고 소화가 안 되며 속이 메스껍다. 그리고 트림이 나고 머리가 아프며 잠이 안 오고 변은 묽거나 설사가 난다.

만약 췌장에 이상이 생겨 췌장액까지 나오지 못하면 설사가 끊이지 않고 계속된다. 신경성 저산증일 때는 신경쇠약 증상인 히스테리와 신경성 두통과 어지러운 증상이 같이 오게 된다.

또 다른 장기의 질환에 의해서 저산증이 올 경우에는 장·간·담·심장 등의 각 장기의 특별한 증상이 같이 나타난다.

위암은 대부분 저산증에서 많이 오는데, 암이 되지 않는 한 예후가 생명에 대한 위험은 없으나 저산증의 악화로 영양 부족이 되어서 몸이 허약해진다.

또 생각을 많이 하게 되어 비장을 상하게 되든가 심신이 과로하든가 방사를 과도하게 하여 정력이 부족하면 위신경 쇠약증을 나타낸다. 그 증상은 머리가 무겁거나 아프며 어지럽고 잠을 못 이루고 눈이 아프며 소화가 안 된다. 명치끝은 팽만하고 느글거리며 메슥거리고 트림을 자주 하게 되며, 식욕이 감퇴되고 식후 포만증이 있고 간혹 토하기도 한다. 이와 동시에 우울증이나 신경질적인 정신적 증상을 나타낸다.

그리고 전신 증상으로는 영양 부족이 오고 사지에 힘이 없으며 무엇을 잘 잊고 가슴이 두근거리며 아랫배에 팽만감이 있으면서 설사가 있든가 변비가 있다.

위궤양

위의 점막이 손상된 병증

위궤양이란 주로 위벽(점막)이 허는 것(궤양)을 말한다. 위점막이 헐면 위산이 많이 분비된다. 그러므로 위궤양에는 반드시 위염이 같이 오게 된다. 또 위염이나 중독성 위염, 위산과다가 심해서 위벽이 헐고 장기간 소화불량이 계속되면서 위궤양이 오게 된다.

이와는 전혀 다른 원인의 하나는 위장 안에 분포된 혈관이 경화(굳음)되거나 전색(막힘)된 부위에 영양 공급이 안 되는 까닭에 극도의 빈혈과 동시에 위궤양이 된다. 또 다른 원인은 자율신경의 불안과 부교감신경에 의하여 위장벽의 근육과 혈관이 긴축되는 수도 있는데, 이때 위궤양이 발생한다.

임상 경험으로 보면 만성위궤양의 원인은 거의 다 만성위염 · 위산과다와 독한 술로 위장점막을 상하게 하여 생기게 된다.

이 위궤양은 우리나라 사람들에게 많이 오는 병 중의 하나이며, 특히 우리나라 음식이 짜고 맵기 때문에 많이 오고, 스트레스를 많이 받는 사람에게 많이 온다. 그래서 스트레스를 받지 말아야 하고, 만약 받았으면 빨리 해소해야 할 것이다.

원형 위궤양은 하등의 전구 증상(잠복기, 전조의 증세) 없이 돌연히 위장 출혈이나 천공성 복막염을 일으켜서 처음으로 위궤양의 진단을 받을 때가 가끔 있다. 또 오래도록 약한 위장부의 통증과 속이 메스껍고 구토증이 있어서 위염이나 위산과다증과 비슷한 증상이 나타나기도 한다.

위장 통증은 배 전체가 아플 수도 있고 명치끝만 아플 수도 있는데, 계속적으로 아프며 특히 단단하고 소화 안 되는 음식이나 매운 음식 같은 자극성 음식을 먹은 후 매우 아프게 되는 것이 특징이다. 또 밤에 공복이 되었을 때 위장이 아픈 경우도 있다.

여기서 객혈과 구별할 것은, 토혈은 먹은 음식과 같이 토하며 가래가 섞이든가 물거품 같은 것이 섞여 나오며 색은 선홍색이나 객혈은 기관지나 폐에서 나온다. 기침할 때 만약 출혈의 양이 많으면 현기증을 일으키며 정신을 잃게 된다. 또 갈증, 빈혈증이 있고 여위며 탄력감이 없이 무력해지기도 한다.

위장에서 출혈이 조금씩 나와서 대변에 섞여 나오면 콜타르 모양의 검은 자주색을 보인다. 위궤양이 심하여 위장벽이 뚫어지면 천공성 복막염을 일으켜서 위험하게 된다.

위궤양 증상은 종종 위산이 많아 위산과다증과 같이 속이 쓰리고 아프며 메슥거리고 신물이 올라오며 갈증이 온다. 식욕은 보통 많은 편이지만 식후에 아프기 때문에 음식 먹기를 두려워한다. 대변은 변비가 많으나 간혹 설사가 있을 때도 있다.

한약으로는 복령탕이나 반하사심탕을 많이 쓴다. 복령탕은 백복령 · 백편두 각 3돈, 당귀 · 인삼 · 산사 · 신곡 · 맥아 · 후박 · 현호색 · 진피 각 1돈 반, 황연 · 치자 · 감초 각 7푼 등을 사용한다.

반하사심탕은 반하 3돈, 황금 · 건강 · 인삼 · 감초 · 모려분 각 1돈 반, 소회향 · 빈랑 · 현호색 각 1돈, 모황연 8푼, 생강 3쪽, 대추 2개.

식이요법으로는 신선한 양배추의 즙을 내어 아침 · 저녁으로 1잔씩 마시면 위점막의 재생을 촉진하는 기운이 있어 위궤양에 좋다.

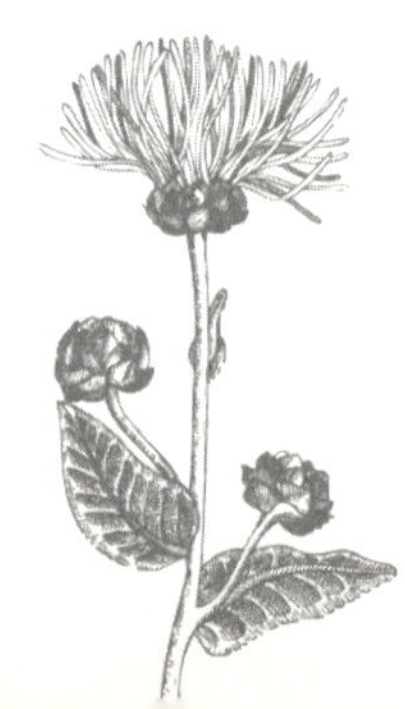

신경성 소화불량

심장으로 인한 소화불량증

한의학에서는 한의학이 처음 시작될 때부터 정신 신경 분야를 연구하여 오랫동안 오장으로 분류하여 연구되어 왔다. 예나 지금이나 사람은 신경을 쓰고 사는 것이 보통 생활인데, 너무 심하게 많이 쓸 때는 병을 일으킨다. 그래서 정신 신경의 상태에 따라서 각 장기를 상하게 하는데, 정신적 충격이 있을 때는 심장을 상하게 하고, 생각을 너무 많이 하면 비장을 상하게 하며, 과도하게 노하면 간장이 상하고, 많이 놀라면 담이 상하며, 심한 공포증은 신장을 상하게 한다.

그리고 오장육부는 서로 돕고 서로 억제하는 상관관계가 있어, 한 장기가 나빠지면 반드시 다른 장기에도 영향을 주게 된다. 이것을 오행의 상생 상극이라 한다. 그래서 신경을 과도하게 써서 어떠한 장기에 자극을 주면 위장에 영향이 미쳐 소화불량증이 일어난다. 그 증상은 손상된 장기의 본 증상과 위장 증상이 같이 나오게 된다. 그래서 손상된 장기에 따라 증상이 다르게 나온다.

그러므로 신경을 과도하게 쓰면 만병을 다 초래하게 된다. 부득이 썼다 하더라도 빨리 잊어버리거나 해소해야 한다. 그래서 성서에 "해가 지도록 분을 품지 말라"고 에베소서 4:26에 말씀하셨고, 또 "너희는 이전 일을 기억하지 말며, 옛적 일을 생각하지 말라"고 이사야 43:18에 말씀하셨다.

우리는 신경을 자극하는 일이 있으면 빨리 잊어버리는 습관을 길러야 하겠다.

극심한 정신적인 충격이 있을 때는 심장을 상하게 하여 심장으로 인한 소화불량증이 오게 되는데, 그 증상은 심장이 뛰며 혈액순환의 병이 오고, 맥이 고르지 못하고 기억력이 없어지면서 감정이 극도로 예민하여 잠이 오지 않고 미칠 것 같은 증상과 함께, 소화불량이 오고 트림이 나며 입에서 냄새가 난다. 또 가슴이 답답하고 머리로 기운이 올라가는 것 같고, 배가 불러오며 사지가 무기력해진다.

남녀 간에 슬픔과 근심, 걱정과 분노와 사업 실패나 무슨 일이 잘 되지 않아 불평·불만이 있거나, 억울함을 당하여 풀지 못하고 가슴에 맺히게 하여 갑갑할 때는 심장을 상하게 한다. 이때 소화가 안 되고 속이 메슥거리고 구역질을 하며 위에서 신물이 올라온다.

또 트림이 나고 눈이 어지러우며 머리가 흐리고 팔다리가 노근하며 얼굴색은 황색을 띤다. 입맛은 쓰고 혀는 마른다.

식욕이 감소되고 전신이 쇠약해지며 변비가 오는데, 이때는 한약으로 분심기음(分心氣飮)을 많이 이용한다.

과도한 생각과 근심·걱정은 비장이 손상하였을 때도 소화불량증이 오는데, 이때는 신경성 증상보다 위장 증상이 더 심하게 온다. 그러므로 체기가 심하면서 위부에 덩어리가 만져지게 된다. 또 식욕이 없어지고 소화가 안 되며 가슴이 답답하고 배는 더부룩해지고 머리는 무겁다. 또 팔다리에 힘이 없고 얼굴색은 누르며 혀는 황태나 백태가 끼고 몸은 점점 마르게 된다. 이때는 향묘육군자탕을 많이 이용한다.

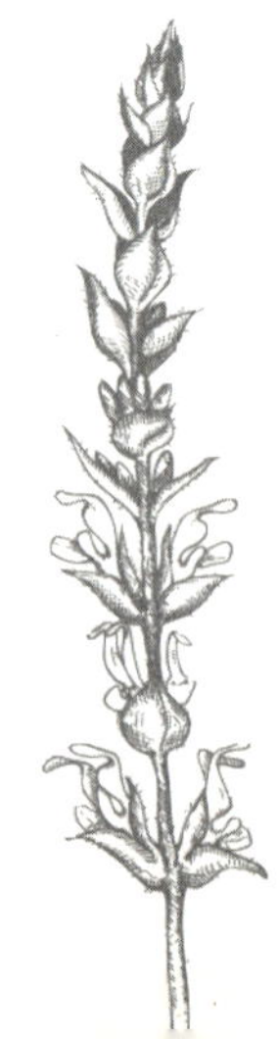

위경련(가슴앓이)

위가 오그라져 극통을 일으키는 병증

몸이 약하고 신경질적인 사람이 감정의 충격이나 기후의 급변으로 심한 위통이 생기는 것이다. 대개 중년층 여자들에게 많은데, 감정의 충격으로 몸을 상하였을 때와 식사가 체했을 때, 회충 등으로 인하여 위가 굳어지면서 혈액순환의 장애가 옴으로써 위신경에 경련을 일으키게 하여 위장이 아프게 되는 것이다.

한 번 발작하면 몹시 아파서 방안을 헤매며, 통증은 위장부가 극심하고 배꼽 아랫배까지 아프기도 하며, 등과 가슴까지 퍼지는 것처럼 아프다.

발작 시간은 수 분에서 수 시간에 이르고, 발작 횟수도 일정하지 않으며 정신적 감정과의 관계가 많다.

가슴앓이 병이 시작하려 하면 먼저 머리가 무겁고(두중) 어지러우며(현훈), 속이 울렁거리고(오심), 가슴이 답답한(흉민) 증상 등의 불쾌감이 온다.

통증이 심할 때는 얼굴이 창백하여지고, 사지가 아주 차지며(사지 궐랭), 맥은 가늘고 고르지 않으며(세·부정), 인사불성이 되고 위부를 강압하는 자세나 똑바로 눕지 못한다(불평와).

생명의 위험은 없고 발작이 진정되면 곧 회복된다.

한방약으로는 청열해울탕을 쓰며, 민간요법으로는 마른 돌배나뭇잎 100g에 물 500cc를 넣고, 300cc정도 되게 달여 하루 두 번에 나누어 식후에 복용하면 좋다.

이것의 성미는 달고(감) 떫으며(삽), 차고(한), 독성은 없다. 또 설사와 구토가 끊이지 않을 때, 경련성 복통에 좋다.

위확장

위 근육의 수축력이 약해져 아래로 늘어지는 병

위확장이란 위장의 근육이 늘어져서 위가 커지는 것을 말한다. 위확장의 주요 원인은 위근 위축 · 유문 · 협착 · 유문암 · 궤양 · 선천성 위근 비대 · 신경성 위문 경련 · 십이지장의 이상 병변으로 위 내용물의 배출구인 유문부의 통과 장애로 인하여 위장 안에 음식물이 체류되는 까닭에 위가 확장되는 것이다.

위확장이 되면 처음에는 소화가 안 되고, 입이 마르며, 갈증이 나고, 위장부가 팽만하며, 압중감이 있다. 그리고 입으로 신트림이 올라오며, 속이 메스껍고, 느글거리며, 트림이 나고 음식 썩은 냄새를 느낀다. 또 자주 구토를 하게 되는데, 토한 것은 양이 많으며 3~4일 전에 먹은 음식물이 나오기도 한다. 구토 후에는 속이 시원함을 느끼면서 식욕이 증진된다.

만약 위암에서 오는 구토증 같으면 토한 것은 커피색으로 거품이 섞이며 자주 토하게 된다. 또 위확장은 배를 가볍게 두드리면, 물소리가 출렁출렁 나고, 확장이 점점 심하여지면 유문이 협착되어 위의 연동부전으로 소화불량은 물론, 가스가 배출되지 않아서 팽만증이 오게 된다. 그리고 위의 상부에 있는 분문으로부터 유문으로 하향하여 진행되는 위운동이 반대로 역행되는 경우가 있는데, 이것은 유문 협착 또는 종양으로 인해서 오며, 이때는 강직성 위경련을 자주 일으키기도 한다.

사람의 몸은 선천적인 신기에 의하여 생장 발육하지만, 음식물의 정기에 의하여 영양을 공급해 주지 않으면 그 기능을 지속할 수 없다 하였고, 음식물에서 정기가 형성되려면 부숙의 과정을 거쳐야 하는데, 이 작업을 하는 것이 위의 기능적 소관이라고 옛날 유명한 한의서 『영추』에 말하였다. 그래서 위확장으로 위의 기능을 상실하면, 영양 장애가 오고,

수분의 결핍 증상이 나타나며, 피하의 지방이 없어져서 피부가 건조해지고, 근육이 늘어지며 호흡 곤란과 심장이 뛰고 잠이 안 오며, 신경통 등의 전신 증상을 나타내게 된다. 위확장의 예후는 양호하나 장기적인 치료가 필요하며, 특히 암종과 심한 유문 협착은 불량하다.

치료는 음식을 적게 먹고, 죽이나 유동성 음식으로 영양가를 풍부하게 하고 소화하기 쉬운 음식을 소량씩 자주 먹는다. 음료수 마시는 것을 제한하여 위에 부담을 덜어주는 것이 좋다.
위확장으로 위통이 있고 속이 메스꺼우며, 구토를 하고, 신물이 올라오며, 트림이 나고, 변비가 있는 증상이 있으면 선복화대자석탕을 많이 이용한다.

위하수

위가 정상보다 내려온 상태

위의 위치는 개인차가 있으나 정상적으로는 위 하단이 배꼽 위에 있다. 위가 정상 위치에 있지 이니하고 하복부로 처져 내려가 있는 것을 위하수라 한다. 그러면 위가 얼마만큼 내려간 경우를 위하수라고 말할 수 있을까?

보통 위의 제일 아래 부분이 배꼽 밑으로 손가락 2~3개 되는 곳, 즉 단전혈 이하로 내려간 것을 위하수라 할 수 있다.

현대인들의 생활이 복잡하고 바쁘게 시간을 쪼개어 쓰다 보니, 아침 굶는 건 예사이고 직장이나 사업장에서 점심은 적당히 먹는 둥 마는 둥

때우고, 저녁에 집에 돌아오면 그때서야 긴장을 풀고서, 하루 종일 잊었던 허기를 자극성과 단단한 한식으로 급히 과식하며 즐긴다.

먹은 것이 미처 소화되기도 전에 졸음은 엄습해 오고 뱃속이 가득 찬 상태에서 텔레비전 앞에 누워서, 혹은 신문을 든 채 쓰러져 자고 만다. 이러한 생활이 매일매일 습관적으로 반복되는 식사 생활로 자기도 모르는 사이에 위가 늘어지게 된다.

늦은 식사를 할지라도, 꼭 식사 후에는 30~40분 가벼운 운동이라도 하면 도움이 된다. 특히 전신이 허약하고 무기력한 체질로서 가슴이 좁고 길며 몸이 마른 사람에게 선천성으로 위하수가 많이 온다. 몸이 마른 형이 아니더라도 장기적으로 과식을 자주 하는 불규칙한 식사 습관에서 발생되기도 하고, 장티푸스 같은 병으로 인하여 전신적 영양의 부조화가 생길 때도 위하수에 걸리기 쉽다.

특히 분만을 여러 번 한 경산부에게 후천적으로 위하수가 발생하는 일이 자주 있다. 그 증상은 많이 먹지 않아도 식후에 팽만감이 심하며 내리 누르는 듯한 무거운 느낌이 든다. 또한 사지가 나른해지고 졸음이 잘 오며 옆으로 누우면 편안해진다.

위는 인체의 중앙에 있어서 땅에서 나는 곡기를 받아들여서 에너지를 생화시키는 작용이 있으므로, 위하수증이 있으면 인체의 순수한 에너지를 만들지 못하여 전신이 노곤하고 피로할 뿐만 아니라 면역성도 없어지게 된다. 위하수는 남자보다 여자가 더 많고, 위장뿐 아니라 간장이나 신장 또는 자궁이 같이 처지는 경우가 많다.

위하수가 심하여지면 위장부의 압중감이 있고 팽만감이 있으며, 식욕도 줄고 속이 메스꺼우며, 트림을 잘 하고 머리가 무겁고 잠이 잘 안 오게 된다. 신경이 예민하고 짜증이 잘 나며 어지럼증을 자주 느끼고 머리가 항상 맑지 못한 상태가 된다. 기억력이 감퇴되어 방금 생각한 것도 금세 잊어버리는 일이 많아진다. 식후에 배에서 출렁거리는 물소리가 나는 것도 위하수증의 특징이라고 할 수 있다.

또 사지가 무력하여지고 권태감이 있으며 더욱 불두덩이 뼈에 아픔을 느낀다. 위가 골반까지 처져 내려가면 위액의 분비 작용이 잘 안되어 소화불량이 오게 된다.

위암

위에 발생하는 암종

우리 인류의 가장 큰 적인 암은 선사 시대 때부터 있었고, 수천 년 동안 끈질기게 인간을 괴롭혀 왔다. 암은 오늘날 우리나라에서만 연 3만 명이 희생되고 있다는 통계가 있으며, 암 발생의 평균 연령은 40세로 되어 있다. 특히 우리나라에서는 짜고 매운 자극성 음식을 많이 먹기 때문에 암 환자의 30%가 위암으로 희생된다고 보고되었다.

암의 원인은 자극설·바이러스설·유전설 등 학자에 따라 다르게 나오고 있으며, 최근에는 정신 신경으로 나온다고도 한다.

그러나 아직 암이 발생하는 정확한 원인을 규명한 학설은 없다. 위궤양 후에 발병하는 임상상 통계가 많으므로 한방에서 말하는 음저·석저·적취 등이 악성 종양, 즉 암과 상통된다.

위암을 옛날에는 위완옹·위독옹·음벽이라고도 하고, 징가와 현벽이라고도 하였다. 위암의 초기에는 증상이 확실하게 나타나지 않고, 소화불량증과 위장부의 포만증 또는 식욕이 없고 위가 누르는 것같이 아프며 속이 메슥메슥하고 트림이 나는 일반 만성위염 증상이 나타나지만, 비교적 빠른 속도로 전신이 쇠약해지고 탄력이 없어지며 빈혈증이 오게 된다.

위암으로 유문이 좁아져서 위가 확장되면 입에 갈증이 나고 트림을 하며, 혀에는 태가 끼고 구토시에 피를 토하게 된다. 트림을 할 때는 독특한 냄새가 나고 식후에 위장 부위가 팽창한 것 같으며, 더부룩하고 통증이 온다. 대변은 초기에는 변비가 많고 말기에는 설사를 한다. 체중은 감소되고 피부는 피하의 지방질을 잃게 되어 건조하며, 심장은 힘을 잃게 되어 몸에 부종을 일으키게 된다.

안색은 황토색 혹은 회백색으로 되고, 체온도 가끔 올라가서 병이 위독하게 된다. 보기에 전신이 쇠약하고 얼굴은 누렇고 간장에 심한 영향을 주게 되면 황달도 같이 오게 된다. 명치끝에 울룩불룩하고 견고한 암종이 만져지고 누르면 환자는 심한 통증을 일으킨다.

간암과 구별되는 것은, 간암은 조금도 움직이지 않으나 위암덩어리는 조금 밀면 움직이는 것이 다르다.

최근 무서운 암으로부터 해방시키기 위해 세계 의학자가 대대적으로 연구 중이므로 곧 어떠한 특효약이 발견될 날이 멀지 않으리라 본다.

위암에도 상당히 효과를 보는 한약은 반하사심탕과 건비보신탕이다. 건비보신탕은 당삼·구기자·여정자·백출·토사자·보골지의 6가지를 적절히 배합하여 이용하면 좋다.

만성장염

창자의 점막이나 근질에 생기는 염증

우선 소장과 대장의 구조를 보면, 위장 하부인 유문에서 십이지장이 이어지며 길이는 25㎝로 C자형으로 구부러져 있고, 구부러진 곳에 췌장의 일부가 놓여 있다. 이 십이지장 하단에 연이어서 소장이 연결되며 그 길이는 6~7m이고, 아래 부분은 대장의 상행결장으로 이어진다. 소화관의 종말부인 대장은 복강을 한 바퀴 돌아 항문에 이어지며, 그 길이가 약 1.5m되는 굵은 관으로 되어 있다. 장의 염증이 급성에서 만성으로 이행되어 만성장염을 많이 일으키며, 위장 질환이나 장내 기생충 등으로 오는 수도 있다. 그 외에 간이나 심장질환, 결핵이나 당뇨병 등에 의하여 촉발되는 수도 있다.

만성장염의 증상은 일반적으로 장 부위에 불쾌감과 압중감이 있으며, 팽만감도 있고 경미한 동통 및 복명이 있다. 장관 특히 결장에 가스의 발생이 현저할 때는 횡격막이 상방으로 압박되어 폐·심을 압박하므로 호흡 곤란이 있고 가슴이 뛰는 증상이 있으며, 배꼽 주위나 아랫배가 자주 아프게 된다. 물론 대변은 설사가 나고 만성장염이 오랫동안 낫지 않을 때는, 몸이 허약해지고 신경이 예민해지며, 머리가 아프고 어지러우며 잠이 오지 않고 가슴이 두근거린다.

또 점차 활동력을 잃게 되며 배는 팽만해지고 눌리는 기분의 통증이 있고 배가 끓으며 물이 출렁거리는 소리가 난다. 치료는 음식물 섭취에 각별한 주의를 요하며, 자극성·생냉물·생과실·채소·돼지고기를 먹으면 더 심해진다.

일반적으로 장염 설사에 해로운 음식은 오이·밀국수·무·고구마·

복숭아·홍시·가지·술·식초·새우·돼지고기·두부·몹시 짠 것 등이며, 이로운 음식은 김·부추·닭고기·칡뿌리·곶감·우엉·인삼·매실·도토리 등이다. 특히 곶감이나 인삼은 어린이 설사 2~3개 다려 먹으면 잘 듣는다.

만약 맥이 약하고 설사가 오랫동안 낫지 않고, 구토는 없으나 배가 살살 아프며 음식을 먹으면 곧 설사를 하고 혀에 테가 없으며 입이 마르지 않으면 한증으로 보고 진무탕을 쓰면 오랫동안의 설사로 인한 빈혈에도 좋고, 새벽에 설사하는 데도 좋다.

수은독이나 이질이 오래 되어서 장이 헐어 만성으로 염증이 있어 설사를 하든가, 허약한 체질자가 개복 수술 후에 세균에 의해 장이 헐어서 설사를 하기도 한다.

이때 병변이 대장에 있는 경우에는 설사와 동시에 장의 경련으로 인하여 장이 꼬이고 뻗치며, 통증이 오고 항문이 무지근하게 당기는 이급후중증(裏急後重症)이 있으며 배변이 잘 안 된다. 대변은 점액이 많이 섞인 변으로 악취가 난다. 이때는 목단피탕에 적석지를 가하여 많이 쓴다.

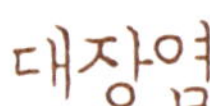

대장염

대장, 에스상(S狀)부분에 나타나는 염증

장출혈의 하나인 궤양성 대장염은, 갑자기 설사와 함께 출혈을 하기도 하고, 곧 회복되었다가 수개월 혹은 수년 동안 전혀 증상이 없이 회복되기도 하여, 회복과 악화가 거듭되는 것이 특징이다.

대장염 환자 중에 어떤 환자는 첫 번째 증상이 있은 후 다시 재발하지 않는 수도 있으며, 대부분은 이 첫 번째 증상으로 끈끈한 점액과 함께 출혈성 설사를 하거나 대변 배설 후 은은한 하복부 복통과 경련이 있다. 이 대장염은 적절한 휴식과 치료를 하면 씻은 듯이 증상이 없어지므로 방심하게 되며, 또 다시 스트레스가 생기면, 다시 궤양이 생겨서 장기능이 독성 확장을 일으키게 된다.

또한 이 궤양성 대장염을 오래 방치하면 자칫 암종류로 변하므로 한 번 혈변을 본 경험이 있으면 반드시 정기적인 진단에 임하여야 한다. 궤양성을 합병한 대장암은 대장염 없이 발생한 암보다 더 침윤성이고 다발성일 뿐 아니라 그 염증의 증상이 암으로 나타나는 증상을 방해하여 그 증상은 서서히 자라므로 수술이 불가능하게 되는 수가 많이 있다.

처방으로는 당삼창복탕으로 신효를 볼 수 있으며, 반드시 치료 후에는 암을 예방하는 약 한 제를 복용하면 좋다. 여기에 쓰는 삼릉·부자·봉출 등은 암이나 적을 풀기도 하고 예방하기도 한다. 그 가장 좋은 예로는 삼릉·봉출을 일반 물에 넣어두면, 그 물이 6개월, 1년이 지나도 썩거나 곰팡이가 생기지 않는 것이 특징이다. 장출혈이 있으면 꼭 다시 검사한 후 전문 한의사를 찾고 평소 섬유질 음식을 많이 복용하면 대장염의 좋은 예방이 된다.

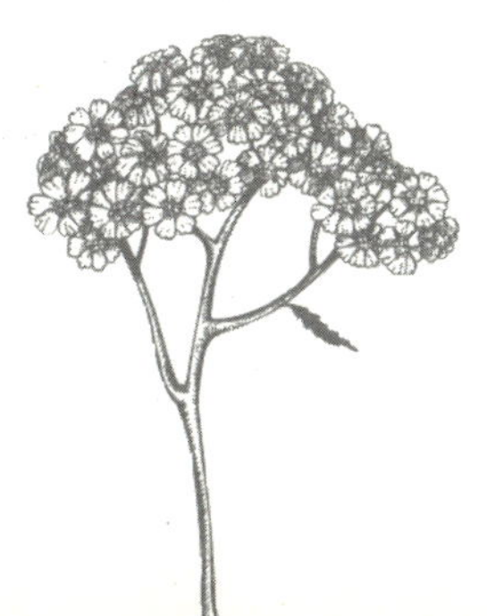

장궤양

장의 일부분이 짓무르고 허는 현상

장에 궤양이 생기는 원인을 보면, 급성이나 만성의 위 및 장질환이 악화되어 오는 수도 있고, 위액 분비 작용에 대한 국소의 방어력이 무력해짐으로써 온다. 또 술·담배·정신과로·신장염·외상·대소장 부위의 혈전색·패혈증·충수염·결핵 등으로 발병이 된다고 하나 확실치 않다.

장궤양이 처음 생겼을 때는 서서히 발병하며 별로 모르고 지나는 수가 많다. 차츰 장벽에 궤양이 심하여짐에 따라 그 부위에 통증이 있고 배가 창만(脹滿, 잔뜩 부음)해지면서 대변을 자주 본다. 이 증상이 좀 괜찮아졌다가 가끔씩 더 하였다가 하는 증상이 일정치 않게 반복된다. 점점 심하여지면 하혈을 하게 되며 피는 대변에 혼합되어 나오게 된다.

장궤양 출혈의 대변 색깔은 암색이나 흑갈색으로 된다. 이 병의 동통은 유문의 경련과 음식물이 궤양의 부위를 통과할 때 자극에 의해서 일어난다. 초기에는 명치끝에 팽만감을 느끼고, 압중감·불쾌감 등이 있고, 대개는 오른쪽 명치 밑에 많이 온다. 식후에 통증이 빨리 오면 위나 십이지장 궤양이며, 통증이 3시간 뒤에 오면 장궤양으로 본다. 또 동통은 주로 야간이 아니면 공복시에 온다. 대장에 궤양이 있으면 아랫배와 허리가 아프며, 고환부가 당기며 아프다.

장궤양의 심한 정도에 따라 통증의 차이가 있고, 동통의 부위로 궤양의 부위를 측정할 수 있다.

그 증상은 속이 메슥거리기도 하고 구토를 하며 트림이 나고 속이 느글거리는 증상이 있기도 하며, 장이 천공되기도 하고 간 농양을 일으키기도 한다. 만약 장궤양성 대장염이 되면 설사가 병의 중요한 증상으로 혈변을 배출하는데, 혈변에는 점액이 섞이기도 하고, 아랫배와 허리가 아프고 고

환부가 당기면서 변을 보고 난 뒤에도 항문이 무지근하게 당기고 시원치 않은 기운을 꼭 수반하게 된다.

◆

맹장염(충수염)

충수염에 부수하여 생기는 맹장의 염증

우리들의 일반 상식으로는 맹장염을 한방 치료로 낫게 한다면 펄쩍 뛰거나 아니면 비웃을 것이다. 하지만 한방에는 수천 년 동안 급·만성 맹장 치료제가 있으며, 맹장이란 우리에게 불필요한 부산물이므로 제거하여야 한다는 학설이 점차 될 수 있는 한 그대로 보존하자는 학설로 바뀌고 있다.

맹장은 우측 하복부에 위치하여서 마치 편도선이 상기도의 염증에 대해서 싸움하듯이 동일한 작용을 하복부에서 하게 된다.

맹장의 염증에는 크게 2가지가 있는데, 하나는 급성이고, 하나는 만성이다. 급성 맹장염 때에는 처음에는 소화불량인 것같이 명치끝이 아프다가 곧 통증이 오른쪽 하복부로 이전하며 토하기도 하여 소화불량으로 오진하는 수도 허다하다. 그리고 오른쪽 맹장 부위에 손을 대었다가 뗄 때에 통증을 많이 호소하며, 백혈구가 증가하고 발열이 시작된다.

급성 맹장염에는 일반적으로 대황목단피탕에 호장근·포공영을 가해서 쓴다. 대황은 대장의 열을 치고, 몸의 열을 제거하며, 또 한편으로는 항생제의 역할을 동시에 하기도 하여 신생 조직을 만들어 주는 일석이조의 역할을 한다.

그리고 만성 맹장염일 경우는 수시로 오른쪽 하복부가 뜨끔뜨끔 아프고 미열이 가끔 있으며, 소화불량이 있어서 영 기분이 언짢을 때가 많이 있는 것이 임상적인 증상이고, 통증이 심할 때만 백혈구 증가의 증상을 보이기도 한다.

만성 맹장염에는 파두상·생대황·웅황의 가루를 내어서 녹두알만하게 만들어 1일 2알씩 3일만 복용하면 재발없이 깨끗이 치유된다. 급성 맹장염으로 작통이 심하며 야간에 발작할 경우에는 반드시 외과의사의 조언을 받아야 하며, 하복부에 따뜻한 것을 대거나 누르거나 문지르는 것은 피하여야 한다.

맹장염이 터지면 복강 내로 흘러들어가서 복막염을 일으키면 동통은 물론 생명의 위험성도 함께 동반한다.

간(肝)의 기능

간은 오른쪽 갈비뼈 밑에 숨어 있으며 그 중간에 담(膽, 쓸개)을 싸고 있고, 간과 담은 안과 밖의 밀접한 관계를 가지고 있다. 간의 주요한 생리 기능은 흩어서 펴는 소설작용을 하고, 피를 저장하며, 우리 몸의 힘살인 근을 주관하고 있다.

소설을 주관한다는 것은 우리 몸의 돌고 있는 기를 조절하고 정신 신경의 활동과 담즙의 분비와 배설 등을 말한다. 현대의학과 한의학이 이 담즙의 분비·배설의 기능처럼 같은 것도 있지만 같은 인체를 연구한 학문이라도 근본 이론이 다른 것이 많다.

간장이 혈액을 저장해서 혈액량을 조절하는 기능을 예로 살펴보면 다음과 같다. 임상에서 갑자기 분노하여 토혈하는 경우를 자주 보는데, 그 원인은 간에 있다. 갑자기 크게 노하면 정신상으로 격렬한 자극이 간기능에 영향을 주어 간장의 기운을 거꾸로 올라가게 하여 혈액을 저장할 기능을 잃게 하므로, 혈액은 기가 거꾸로 올라감에 따라 밖으로 유출하여 토혈을 일으킨다.

이때 쓰는 약은 지혈제 중에도, 간을 평정하는 약을 가하여 쓰게 된다. 또 간과 눈은 깊은 관계를 가지고 있는데. 급성 안질로 눈이 붉고 붓는 것은 간화가 상승한 때문이며, 시력이 약하고 눈이 어지러운 것과 양쪽 눈이 건조하다든가 밤눈이 어두운 눈병은 허한 증상으로, 혈액이 간장을 자양하지 못하기 때문이다.

간의 기운은 눈으로 통하기 때문에 시력이나 눈의 병은 항상 간장을 같이 치료함을 잊지 말아야 하며, 대표적인 한약은 하고초탕이다.

만성간염

병원체의 감염이나 중독으로 생긴 간장의 염증

간은 무게가 약 1.5kg으로, 우리 몸에서 가장 큰 기관이다. 횡격막 바로 밑 우측 복부에 위치하며, 정상 상태에서는 늑연골 안에 보호되어 있기 때문에 잘 만져지지 않는다.

간은 피를 저장하며 운반한다. 또 피를 깨끗이 거르기도 하고, 세균을 제거하기도 한다. 또 태아에서는 혈구를 생성한다. 또 노쇠한 적혈구를 파괴하기도 하며 담즙을 배출하고 글리코겐을 저장한다.

간의 중요한 기능 중의 하나는 해독작용이다. 인체에 섭취된 음식물은 신진대사를 거쳐 유독 물질을 생성하며 대부분 간의 해독작용을 거쳐 체외로 배출된다. 그러나 간염 환자의 경우는 해독 기능 저하뿐 아니라 유해 물질의 축적 작용이 동시에 일어나게 되므로, 간기능의 회복을 위해서는 매일 용변을 보는 것도 직접적인 영향을 미친다.

간염의 주 증상으로는 간 부위 오른쪽 갈비뼈 밑에 은은한 둔통이 있고 무력감이 있으며, 허리가 나른하고 아프며 소화기능이 저하되며 치아출혈이나 코피가 나기도 한다. 또 피부 모세혈관이 거미줄처럼 확장되기도 하고, 현기증을 느끼며 설태가 하얗게 끼고 혀의 색깔은 검붉은색, 혹은 자색을 띠며 맥상은 현맥을 나타내게 된다.

사람이 늙는 제일 첫째 원인은 50세 전후를 기준으로 해서 커다란 간이 수축되고 담낭 또한 작아져 음식의 섭취에 상당한 영향을 미치게 됨으로써 신수·간수의 고갈로 인함이라고, 『황제내경』에서 밝힌 바를 현대의학이 입증하고 있다.

> 간염 치료에는 식이요법이 상당한 부분을 담당하고 있으며, 간혹 녹즙기로 간염을 고쳤다고 대서특필하는 것도 무리가 아닐 만큼 식이요법이 많은 비중을 차지한다.

탄수화물인 포도당은 간에서 당원을 형성하여 간세포에 작용을 하므로 충분한 포도당을 섭취해야 한다. 과일 중에도 배는 충분한 당원이 함유되어 있어 간세포 기능을 재생한다.

그리고 동물성 단백질을 피하여야 하며, 특히 생선 중에 고등어·갈치·아지 등에 함유된 불포화 유기산은 체내의 혈소판을 억제하므로 간경변 환자에게 출혈을 유발하여 좋지 않으며, 잉어·붕어·자라 등은 권할 수 있는 생선이다. 지방, 특히 튀긴 음식이나 기름이 많은 육류는 피해야 하며, 자극성 음식을 삼가야 한다.

이 간염을 한방에서는 간기 울혈이라고 한다.

급성간염
바이러스의 감염에 의한 유행성 간염

급성간염은 간염 바이러스에 의하여 발병하며, 유행성간염 A형과 혈청간염 B형, A형도 B형도 아닌 바이러스 이외의 중독성 간염이 있다. 원인을 달리하는 세 가지 간염은 큰 차이점이 없다.

간염 바이러스 A가 원인이 된 유행성 간염은 대개 환자의 변에 섞여 배설되는 바이러스가 오염된 음식물이나 음료수 또는 컵·그릇·손가락 등을 통해 입으로 감염되는 것이고, 간염 바이러스 B에 의한 혈청 간염은 오염된 혈액이나 수혈 등 혈액 제제(製劑, 약품 가공)의 주사에 의하거나, 주사침·주사기 등의 오염에 의해 감염된다.

바이러스 간염은 바이러스에 의해 일어나는 간장 장애를 말하고, 중독성 간염은 간징독(肝臟毒)을 일으키는 물질 외에 각종 치료약에 의해 생기는 간장 장애를 말한다.

임상에서 나타나는 것은 황달형과 무황달형의 두 가지로 구분된다.

황달형은 황달이 나타나기 전에 추위를 타고, 열이 나며, 식욕이 없고, 기운이 없으며, 오심과 구토증이 있고, 상복부 불쾌감과 아랫배가 부르다. 뚜렷한 간종대는 나타나지 않으나 소변색이 진해지면서 담즙 색소인 빌리루빈이 현저히 증가한다. 이런 상태가 수 주간 지나면 황달기로 들어가게 된다. 피부 전면에 황달이 나타나며, 이때부터 수일에서 2~3주내에 최고 절정에 도달했다가 점차 열이 내리면서 일반 증상이 좋아지고 위장 계통의 증상도 대부분 사라지면서 식욕이 되돌아오고 병은 회복된다.

무황달형은 시종 황달은 나타나지 않으며 신체나 병의 증상은 황달형과 기본적으로 비슷하다. 이 무황달형에서는, 황달이 없다고 하여 병이 없는 것이 아니라, 실제로 병이 만성감염으로 옮겨 가는 경우가 있다.

급성 유행성 전염성 간염 환자는 병원체의 활동 기간인 상당 기간 일반인과 격리하는 것이 좋으며, 충분한 휴식과 영양을 섭취해야 한다. 기름기가 많은 음식은 피하되, 고칼로리와 고단백질 음식을 섭취해야 한다.

간장약은 한약으로 여러 가지 발달되어 있으며 만약 SGPT 수치가 높으면, 인진금전초를 쓸 것이며, SGOT 수치가 올라가면 판람관(대청뿌리)·하고초·울금 등을 쓰면 만성이나 급성에 다 잘 든다.

◆

고지방혈증

고지방혈은 뇌경색 등 각종 심장병 유발

고지방혈증은 현대병 중 성인병에 속하며, 특히 지방의 흡수가 에너지로 변하지 못하는 것을 말한다.

우리의 음식은 고기가 주식이 되며, 기름기가 주가 될 때가 많이 있다. 어쩌다가 신선한 야채만으로 식사를 할까 하고 외출하더라도 야채로만 형성된 식당메뉴는 거의 찾을 수가 없다. 기름기 있는 음식을 먹으면 위에서는 음식을 소화시켜서 십이지장을 통해 소장으로 보낸다.

　우리의 모든 영양소의 재흡수 과정은 소장 점막에서 중성 지방으로 재합성해서 혈액이나 기타 지방 축적 층으로 운송된다. 이 축적된 지방분은 인체의 요구에 따라 가수분해해서 활성화된다. 그러나 인체에 만약 당질이 충분히 있으면 지방분을 활성화하는 대신에 지방조직·피하조직에 쌓이며, 혈관벽이 두꺼워지기도 하고 비만의 원인이 되기도 한다.

　이 지방의 활성화에는 두 가지가 꼭 따라야 한다.

　하나는 간에 쌓여 있는 담즙의 배출이 좋아야 지방산이 가수분해해서 활성화되어 에너지의 공급이 되며, 둘째로는 췌장에 있는 인슐린이 부족하면 지방조직 중의 혈청 지방이 대량으로 혈액 내로 유출된다.

　이렇게 되면 Lip-protein이란 것의 활성화도 저해되므로 혈액 내 지방조직의 이동이 일어나지 못하고 축적되어서 고지방혈증이 된다. 이 고지방혈증은 반드시 관상동맥 경화증·뇌경색 등을 유발하며, 세계 인구 사망률 1위를 차지하는 각종 심장병을 유발한다.

　한방에서의 고지방혈증 처방은『천금요방』에 잘 설명되어 있다. 특히 여기에 쓰는 삼황탕 중 대황을 겨울에는 중용하고 여름에는 적게 쓰라고 하였는데, 여름에는 대장균이 많기 때문에 대황의 화학반응 작용이 일어나기 때문이다.

　또한 이 삼황탕에 시호·택사·하수오·산사를 중용하며, 꼭 식사 후에 차처럼 혹은 육식 후에나 기름진 음식을 먹은 후에 복용하면 피하조직 내의 지방 축적을 피하므로 체중이 감소되며 고지방혈증이나 지방간에도 뛰어난 효과가 있다. 그리고 혈액내의 혈소판 응집 억제 작용이 뛰어난 황금이 있어서 혈관, 특히 동맥·정맥의 울혈을 막아서 혈행을 촉진하는 작용을 한다.

지방간

지방이 축적되어 간의 무게가 커지는 증세

지방간의 가장 큰 원인은 알코올이다. 술을 마시게 되면 간세포가 정상적인 활동을 하지 못하고 지방에 밀려서 비활동 내지 죽게 되며, 지방이 자꾸 축적되어 간의 무게가 3~6kg 정도 커지는 것을 지방간이라고 한다.

알코올은 미토콘드리아 microsome의 기능을 침범하는 일종의 독소이다. 지방간은 술을 마시는 사람, 혹은 담석증이 산발적으로 있는 사람에게서 흔히 볼 수 있다. 지방간의 지방 변화는 축적되는 원인과 변화에 따라 미치는 영향이 다르게 나타난다.

대부분의 경우 그 정도가 경미할 때는 세포기능에 전혀 영향이 없어서 세포 활동에 별 지장이 없으나, 지방 변화가 심하여 세포기능의 큰 손상이 있으면 간은 엄청나게 커지면서 섬유화되어서 누런 색깔을 띠게 되며, 세포들이 죽게 되고, 일종의 지방산이 축척되는 결과를 가져온다.

한방에서도 일찍부터 이 지방간의 치료 및 예방법이 여러 문헌에 제시되어 있어서 간과 담의 상호작용에 대해 상당한 부분의 설명이 있다. 치료법도 다양하기 때문에, 간의 작용을 위해 화내는 것, 신경 쓰는 것, 술 마시는 것은 특히 금했으며, 성경말씀에도 '화내되 해가 지도록 품지 마라'한 것은, 밤이 되면 우리 인체의 2/3에 해당하는 혈액이 간에 축적되기 때문이다.

특히 간은 혈이란 음을 소유하며, 밤이라는 더 큰 음을 만나면 그 증상과 병이 심하여져서 지방간을 가진 사람들은 밤에 오른쪽 내지 양쪽 옆구리가 은근히 아파서 고생 아닌 고생을 하게 된다.

이 지방간이 임신시에 오면 임부는 사망하게 되는 무서운 질환 중의 하나이다. 경미할 때는 증상이 없어 상당히 진전될 때까지는 모르는 상태에 있게 되는 것이 특징이다.

처방으로서는 청담탕에 산사·택사·울금·백반을 가감해서 임상에
큰 효과를 보고 있다.

간경화증(간경변증)
간장이 굳어지면서 오그라드는 병

급성간염이 치료되지 않고 만성간염으로 되어 간장세포가 파괴와 재
생을 반복하는 동안 세포를 보충하기 위하여 섬유가 늘어나서 간장이 굳
어진 것을 간경변 혹은 간경화증이라고 한다. 간경화증이란 단일한 병이
아니고, 일정한 형태상의 특징을 가진 만성 간질환을 총칭한 말이다.

임상에서 나타나는 중요한 증상은 간기능의 감퇴와 간문맥의 압력 항
진에 의하여 나타나는 증상이다.

간경화증의 초기에는 비교적 가벼운 증상이 나타나는데, 흔히 식욕이
없고 무력감과 배가 붓고 속이 메스꺼우며 토하고, 상복부 불쾌감이나 혹
은 은은한 통증 이외에 안색이 누렇게 되고, 얼굴·목·앞가슴·양어
깨·팔 등에 거미줄 모양의 혈관종이나 모세혈관의 확장이 나타난다. 간
이 나쁘면 손바닥이 붉어지는데, 이때도 나타난다. 또한 간장이 약간 부
어 커지며 표면이 울퉁불퉁하고 단단해진 것이 손으로 만져진다. 비장도
어느 정도 커진다.

간경화증의 말기가 되면 극도로 쇠약해지므로 체중이 줄고 기운이 없
으며 힘이 쪽 빠진다. 안색은 회색과 암색으로 되고, 배가 불러오면서 통

증을 느낀다. 위장에서 출혈을 하고 비장이 보통의 2~3배로 부어 커지며 간장은 굳어지면서 결절이 생기고, 복벽 정맥과 배꼽 주위의 피하 정맥이 꾸불꾸불하게 나타나 보인다. 또한 복수가 생겨 배가 크게 불러온다.

간경화증의 원인은 여러 가지가 있는데, 중요한 것으로 중독성 간염, 만성 알코올중독, 영양실조, 장감염, 약물, 혹은 공업성 독물중독 및 만성 신기능부전 등이 있다.

간장·비장·신장 등에 병이 발생하면 기체·혈어·수기의 축적을 일으킨다. 황달이 오래되거나 세균 감염이나 음식 부절제, 음주 과다 등은 모두 간장과 비장을 상하게 하며, 간의 기능을 상실하게 하므로 간기가 울결 횡역하여 비장을 침범한다. 그래서 간경화증의 증상이 오며, 간경화증의 치료는 비장을 도우며 활혈하는 택란엽·황정·단삼·봉출 같은 한약을 많이 쓰게 된다.

간경화증은 간경변증이라고도 하는데, 한방으로는 간적(肝積)·고창(鼓脹)과 공통되며, 희로애락의 감정 조절이 안 되든가 기혈(氣血)의 울결로 기인된다고 하였다. 이 말은 한의학 원전인『영추』의 '화를 많이 내면 간을 상한다'는 말이 되겠다.

간경화증에는 혈액의 통로를 따라 되는 혈로성(血路性) 간경화증이 있고, 쓸개의 통로를 따라 되는 담로성 경화증이 있다.

혈로성 간경화증은 40세 후의 남자, 특히 술·담배를 좋아하는 사람에게 많이 온다. 독소나 병원체가 혈행을 따라 간에 침범하여 간세포가 굳어진 것을 간경화라 한다. 대개는 알코올독이나 약물독, 기타 독소가 위장에서 흡수되어 간실질 조직에 침입되어 발병한다.

처음 증상은 입 안이 쓰고 식욕이 없어지면서 구역질이 나고 심하면 토하기도 하고 명치끝이 눌리는 통증이 오고 트림을 하는 위장 증상이 온다.

간경화증은 초기에 이러한 위장 증상이 많이 보이므로 위장질환으로 오진하기 쉬우나 간장 부위에 단단한 것이 만져지고 때로는 간에 둔통이 있고, 또는 미열이 있으며 황달이 오게 되므로 구별하게 된다.

점점 심하여지게 되면 황달을 반복하는 증후가 있고, 환자는 차츰 쇠약하여 체력이 감퇴되고 드디어 배에 물이 차게 된다. 물이 차게 되면 창만증(脹滿症)이 되어 간장은 처음에는 커지다가 나중에는 작아지게 된다. 배에는 정맥 혈관이 돌출되어 꼭 뱀이 지나간 형상을 볼 수 있다.

이때에는 비장이 붓고 영양실조가 오며 위장 혈관의 울혈로 말미암아 소화 장애가 더욱 심해진다. 또 간혹 황달·토혈 등의 증상이 오는 수도 있고, 심하면 간장 부위가 당기고 아프며 피부 점막에서 출혈도 되고, 생식기와 다리가 붓고 숨이 차고 신열이 나는 증상이 있다.

이렇게 심해지기 전에 술·담배를 끊고 나쁜 습관을 버리고 치료에 열중하면 건강이 잘 회복됨을 많이 보나, 이때까지도 정신을 차리지 못하고 술 담배에 매달려 있으면 결국은 간이 위축되어 작아지고 심한 영양실조와 복막염의 합병증이 오게 된다. 또 비장은 붓게 되고 배는 부어올라서 아픔을 느끼며, 열이 나고 끝에 가서는 심장까지 붓게 되며 콩팥은 위축되어 기능을 잃게 된다.

얼굴색이 처음에는 황달로 누렇게 되었다가 차츰 푸르게 되다가 종말에는 검게 되는데, 세상 사람들은 이것을 황달이 흑달이 되면 죽는다고 말한다.

대개 간경변증은 1년 내지 3년 간 살다가 간암으로 더 이상 손을 쓸 수 없게 되는 것이 보통이다.

담로성 간경화증은 담(쓸개)에 울혈(鬱血)이 생기거나 담관이나 담모세관의 염증에 의하여서 생긴다. 췌장이 암으로 인하여 부어서 담즙 배출을 방해하거나 담낭 안에 돌이 생겨 담즙 분비를 오랫동안 막아서 담즙이 울혈로 말미암아 간세포가 변하여 간경화증이 된다.

정상적인 간은 하루에 약 600㎖의 담즙을 분비하여 십이지장으로 보내어 소화를 돕고 있으며, 담은 간에서 분비되는 담즙을 저장하고 수분을 흡수하여, 1/12까지 농축시키는 작용을 한다. 이 담즙 성분이 혈액 속으로 거꾸로 들어가게 되면 황달이 된다.

『영추』에 보면 간과 담은 안과 밖의 관계를 맺고 있으며, 간과 담이 조력하여서 용감해진다 하였고, 담화(膽火)가 왕성한 사람은 간양(肝陽)이 항진되고, 말과 행실이 급하고 화를 잘 내며, 담의 기운이 부족하면 간의 기운이 약하여져서 겁쟁이가 되고 말이 적어진다 하였다.

우리의 감정으로도 간과 담에 크게 영향을 주므로 우리는 항상 근심과 걱정을 버리고, 기쁨이 넘치는 생활을 하면, 간경화증 같은 병도 예방되리라고 본다.

만약 담도의 염증성으로 간경화가 올 경우는 신열이 오게 되고 담즙이 막혀서 못 나올 경우는 황달이 오게 된다.

담로성 간경화의 특징은 대개 황달이 잠재해 있으며 심하였다가 조금 호전되었다가 한다. 기타 증상은 혈로성 간경화증과 비슷하며, 혈로성 간경화증과 담로성 간경화증의 증상의 차이를 보면 혈로성 간경화증은 연령이 40~50세 남자에게 많으나, 담로성 간경화증은 나이와 관계없으며 여자에게 많고, 혈로성 간경화증은 음주나 영양 부족과 관계가 많으나 담로성 간경화증은 음주나 영양 부족과 관계가 없다.

혈로성 간경화증은 황달이 드물게 있거나 경미하고, 담로성 간경화증은 황달이 대부분 많이 온다. 혈로성 간경화증은 간이 작은 경우가 있으나 담로성 간경화증은 간이 대부분 커진다. 혈로성 간경화증은 비장이 가끔 커지나 담로성 간경화증은 비장이 가볍게 부으며, 혈로성 간경화증은 복수가 많이 차나 담로성 간경화증은 말기에 복수가 조금 있을 따름이다.

환자는 절대 안정이 필요하며, 짠 음식과 기름진 음식을 금하고, 물론 술·담배를 하지 말아야 하며, 단백질을 충분히 섭취하여야 한다. 만약 체력이 그렇게 많이 쇠약하지 않으면서 간경화로 배가 부었을 때는 분소탕을 이용함이 좋고, 담로성 간경화증으로 소화가 안 되고 열이 있으며 구토를 하고 황달기가 있으면 청비음(淸脾飮)을 쓰면 효과가 좋다.

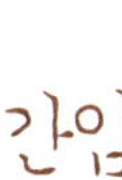

간암

간장의 악성 종양으로 간이 커진다

우선 일반적인 통계를 보면, 최근에 와서 암의 이환율(罹患率, 환자수의 특정한 인구수에 대한 비율)이 계속 증가하는 추세를 보이고 있다. 이것은 암에 대한 진단 방법이 진보했을 뿐만 아니라, 과학이 발달함에 따라 인간의 평균 수명이 연장되기 때문에 암이 많이 발생할 수 있는 연령층이 늘어나고, 또 현대 산업 문명이 낳은 여러 가지 공해는 인간 생활에 부적당한 환경을 만들어 이것이 또한 암의 이환율을 높이는 원인이 되고 있다.

최근 한국에서는 연간 약 5만 명이 암으로 세상을 뜨며 전세계의 암 사망자는 1년에 약 백만 명가량이다. 우리나라 남자에 있어서 가장 많은 암은 위암으로 남자 전체 사망자수의 20%를 차지하고 있으며, 그 다음은 간암으로 8%, 흡연과 밀접한 관계가 있다고 생각되는 폐암은 4%, 그리고 가장 적은 암은 갑상선암으로 1% 정도로 되어 있다.

한편 여자에 있어서는 자궁암이 가장 많아 전체의 30%를 차지하고 있으며, 남녀같이 볼 때 간암은 16%를 차지하고 있다. 간암은 간장의 악성 종양을 말하며, 양성 종양은 인체에 각종 호르몬선이 종대(腫大)되는 선종양(腺腫瘍)과 혈관 종양, 섬유종양이 있으나, 암같이 급격히 악화되지는 않는다. 그러나 간의 양성 종양은 대개 간경화나 간매독 등으로 생기므로, 다른 곳의 양성 종양보다는 위중하게 된다.

대개 간암의 경우는 암세포가 피를 통하여 전이되는데 대단히 빨리 진행되므로 6개월 이내에 생사가 결정되며, 간자체에서 생기는 원발성 간암은 2년 이상 지속된다.

간암은 간이 많이 커지므로 담의 통로인 담관을 압박하므로 황달이 생기고 간문맥을 압박하게 되면 울혈이 생긴다.

간암이 간 앞쪽 표면에 있으면 뭉친 덩어리가 만져지게 되며, 암의 중간이 무너져서 내려앉았으면 푹 파인 자국을 손끝으로 알 수 있다. 그리고 우측 젖가슴 갈비뼈 밑의 간이 있는 곳에 아픔과 동시에 간혹 복막염 노는 복수가 오기도 한다.

간장은 큰 예비력이 있기 때문에 일부가 침범되더라도 전체로서의 기능에 지장을 가져오지 않으므로, 증세가 나타나지 않는 일이 많아 대단히 위험하다.

간암의 특별한 처방은 없이도 간을 도와주며 암을 억제하는 한약을 쓰면서 정서적 생활을 하는 것이 치료에 절대적으로 필요하다.

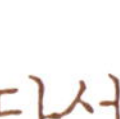

담석

쓸개관이나 쓸개주머니에 생기는 결석

요즈음은 왠지 피곤해서 계속 몸보신한다고 꼬리곰탕·설렁탕·보신탕 등 음식은 잘 먹지만, 몸의 피곤한 상태는 계속된다고 하는 환자들이 급증하고 있다. 이러한 만성피로와 육식을 오래 섭취하는 것과 담낭은 어떤 함수관계를 이루는지 알아보기로 한다.

담낭을 쓸개라고도 한다. 이 담낭은 간에 둘러싸여 있으며, 그리 대단치 않은 존재로 생각하여서 일반 대중에게 건강 예방대책으로 별로 연구가 되지 않고 있다. 미국과 같이 음식이 풍부하거나 육식을 많이 하는 곳에서 담낭의 담즙 분비는 절대적인 건강 척도의 길이다. 이 담낭은 담즙을 1일 500~1000cc를 쉴 새 없이 분비하는데 담낭에 저장되어 대기하는 사이에 수분이 흡수되고 점액이 가해져서 점점 진해진다.

우리가 밥을 먹으면 위장을 통해 음식물이 십이지장 쪽으로 보내진다. 이 십이지장 쪽이 담낭과 연결되어 있어서 지속적으로 담즙이 음식과 잘 섞여지도록 온종일 분비하여서 지방을 삭이는 작용을 하며, 특히 우리가 걱정하는 혈액 중의 콜레스테롤을 용해하는 작용을 한다. 이 담즙이 적게 생성되거나 담낭에 염증이 생기게 되면 담즙 성분 중의 하나인 콜레스테롤이 용해되지 않으며, 빌리루빈이란 것과 칼슘의 농도가 높아지면서 담결석의 핵을 형성하여서 급작스런 심한 동통이 오른쪽 옆구리부터 등 뒤 부분까지 미쳐서 당황하게 한다.

흥미로운 일은 동물실험에서 토끼의 담낭 안에 아주 가느다란 실을 주입한 후 고지방을 섭취하게 하면 2개월 내에 원형의 담석이 형성되는 것을 볼 수 있다. 물과 기름은 섞이지 않듯이 담즙이 감소하면 콜레스테롤이 물에 잘 녹지 않으므로 과잉 콜레스테롤 결석이 생기게 되는 것을 담석증이라 한다.

담석과 담낭염, 그리고 지방 분해 작용을 절대 분리해서 생각할 수가 없다. 담석에는 빌리루빈결석·콜레스테롤결석·혼합결석이 있으며, 그 크기도 참깨만한 것부터 계란만큼 큰 것까지 있다.

한방에서는 오랫동안 담도(간장에서 십이지장에 이르기까지의 담즙이 분비되는 길)가 깨끗하지 못하거나 지방이 그 주변에 축척되는 것을 막기 위해 수시로 인진·시호·금전초·울금 등을 이용했으며, 가미청담탕은 지방 과잉 섭취 및 육식으로 인한 만성 피로를 해결할 뿐 아니라 간과 담도를 깨끗하게 해주므로 일석이조의 역할을 하게 된다.

비장(췌장)의 기능

가끔 빼빼 마른 사람이 힘을 못 쓰고 전신이 허약하여 한의원을 찾는 것을 본다. 이런 사람은 대개 소화불량과 설사를 하고, 배가 끓고 배에 포만감을 가지며, 식욕이 없다. 이것은 비장(脾臟)의 운반 능력이 부족하여 정기가 순조롭게 수송되지 않기 때문에 오는 병이다.

한의학에서의 비장은 양의학적인 작용면에서 보면 췌장(이자)을 말하며 양의학이 말하는 비장(spleen)과는 다르다. 비장은 위의 뒤쪽에 자리잡은 길이 15㎝, 나비 5㎝, 무게 100g 정도의 가늘고 긴 장기이다.

비장에는 서로 다른 두 부분이 있다. 그 하나는 선세포(腺細胞)로 선강(腺腔)을 둘러싸고 있는 부분인데, 주로 소화액을 만든다. 또 하나는 전체에 분포해 섬처럼 보이는 랑게르한스섬인데, 당분의 대사조절에 중요한 역할을 하는 인슐린·글루카곤 등의 호르몬을 만든다.

비장은 음식물의 곡기를 변화시켜서 전신에 운반하는 기능이 있다. 『소문』에 보면, 음식이 위장에 들어가면 곡기를 분리해서 왼편 갈비뼈 밑에 있는 비장으로 운반시키게 되며, 비장의 기운은 그 정기를 분산시켜 폐의 기운으로 흡수시킨다고 하였다.

비장은 물과 수분을 바꾸어 변화시키는 작용도 한다.

만약 설사가 나고 소변이 시원하게 나오지 못하며 음식을 위장에서 흡수하지 못하면, 비장이 약하여 물과 수분을 흡수하지 못하기 때문이다. 또 몸이 붓고 무거우며 부종이 생기는 것은 비장이 허약하여 수습(水濕)이 살갗에 머물러 있기 때문이다.

췌장염

췌장의 염증, 갑자기 발병하여 심한 복통이 몸 전체로 확산함

췌장염은 소화 효소인 췌액을 분비하는 췌장에 생기는 염증을 말한다. 그 발병 원인을 보면 담도에 질병이 있든가 폭음·폭식이나 과다한 음주, 장기생충병·고콜레스테롤 및 십이지장병 등 다양하다. 또는 수술의 상처가 췌장에 파급되어 급성 염증을 일으키기도 한다. 찬 곳에서 냉한 기가 스며들거나 과도하게 피로하거나 정신적 문제도 췌장염의 발병 원인이 된다.

췌장은 위장 하부 상복부 뒤쪽에 있기 때문에 임상적으로 촉진하기가 상당히 힘들어서 만성 질병이 발생하면 그 병의 진도가 상당히 악화될 때까지 감별이 어렵다.

예를 들면 췌장암은 척추까지 파급되었을 때 비로소 담도 폐색, 위장 장애를 일으키므로 진단이 상당히 힘들다. 급성 췌장염은 화학물질을 취

급하는 사람들에게도 많이 있지만, 알코올 중독증과 합병된 예가 많이 있다.

임상적인 예로는 대부분의 환자들이 폭음 및 폭식 후에 갑자기 복통이 일어나서 내원하는 경우가 많이 있으며, 이 급성 췌장염시에는 복강내에 출혈이 있어서 통증만으로서 쇼크가 나서 사망하기도 하고, 열이 있고 맥이 없으며 저혈압을 일으킨다. 이 저혈압은 혈관 내에 혈관 확장 물질이 생기기 때문이며, 특히 환자의 배꼽 주위에 아주 흐린 청색이 있으면 결정적인 진단에 상당한 도움이 된다.

보통 췌장염은 급성을 몇 번 않다가도 씻은 듯이 증상이 없어지므로 만성으로 진행된다.

폭음·폭주는 아직도 인체의 작용을 지속적으로 파괴하는 원인이 된다. 우리들 주위에는 간혹 멍이 잘 들어 팔다리에 멍이 들어서 시퍼렇게 자국이 남는다고 한다. 이런 분들은 비장 혹은 췌장의 장애로 인함인지를 꼭 진단하여야 한다.

췌장에서 나오는 관은, 쓸개(담)에서 나오는 담관하고 같이 합해져서 십이지장으로 들어가게 되어 있다. 이 췌장관으로 췌장액이 조금씩 흘러들어가서 소화를 돕는다.

당뇨병의 원인이 되는 인슐린도 이 췌장에서 만들어진다. 그래서 췌장이 고장나면 당뇨병이 오게 된다.

급성 췌장염은 중년 이상의 비만 남자에게 걸리기 쉬운 병인데, 갑자기 격심한 복통을 일으키고, 얼굴이 창백하며, 식은땀을 흘리고 구토를 하게 된다. 췌장염이 심하면, 복막염으로 속발하든가, 심하여 췌장 괴사를 일으키면 중독 증상이 된다.

췌장염은 위궤양·담석증·충수염·신석 등과 비슷하게 아파서 혼동하기 쉽다.

췌장염의 통증은 상복부에서 약간 좌측 갈비 횡격막 밑에서 일어난다. 그리고 소화불량이 있고 수척하여지며 사지가 무력하여지고 영양실조가 오게 된다.

췌장염은 대개 췌장 궤양이나 췌장 천공이 되는데, 췌장의 타박이 있을 때, 만성 알코올중독이 있을 때, 동맥경화가 있을 때나, 매독·회충·담석증 등으로 인하여 온다고 본다. 만약 위장이나 십이지장이 뚫어져서 췌장염으로 옮아지면 복막염과 같은 병을 앓게 된다.

급성 췌장염의 경증은 일반적으로 양호하게 경과되지만, 급성 중증의 경우는 췌장에 출혈이 되든가 곪아서 췌장이 괴사하게 되면 구토와 허탈증과 통증이 심하여지고 동시에 위중하게 된다.

췌장의 괴사증은 드문 병이며 경미한 전구기를 거쳐 갑자기 극렬한 증상이 오게 된다. 췌장 부위인 명치끝에서 시작하여 방사상으로 아프며, 상복부가 팽만하고 구토증이 있으며 복벽이 긴장하여 열이 나고 상복부가 눌리는 것 같은 압통이 있다.

맥은 빠르고 가라앉은 맥이 나오고 아픈 증상이 특이하여 췌장성 동통이라 하며, 대변은 지방인 기름기가 많이 섞여 나온다.

만성 췌장염으로 지방이 많이 섞인 대변을 보게 된다. 만약 위나 십이지장의 천공으로 췌장염이 발병되었을 때는 췌장뿐 아니라 복막염을 병발하게 되는데, 이때 증상은 천공성 복막염의 급격한 통증이 오게 된다.

임상에서 나타나는 증상은 심할 때도 있고 가벼울 때도 있어 일정하지 않으나, 돌발적으로 상복부에 극렬한 동통이 지속적으로 나타난다. 또한 발작성 동통이 심해지면 열이 나고 속이 메슥메슥하며 구토를 하고 어떤 경우에는 황달이 나타나기도 한다.

더욱 심한 경우에는 의식을 잃고 혼수상태에 빠지거나 혹은 복막염 등의 증세를 보인다. 이때 복벽은 약간 긴장하나 판모양 강직해지지는 않는다. 상복부에 압통이나 동통이 나타나고 간에 병변이 오기는 하나 배끓는 소리는 줄어든다.

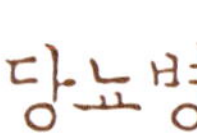

당뇨병

당뇨는 포도당이 많이 섞여서 나오는 병적인 오줌

더울 때에는 갈증을 해소하기 위한 소프트드링크, 즉 얼음을 넣은 콜라, 생수 등이 날개 돋친 듯이 팔리고 있는데, 이 소프트드링크들은 우리의 비장(췌장), 즉 중기(中氣)를 해칠 뿐 아니라 임시 해갈의 방편이며 신장을 직접적으로 해치는 것이다.

이러한 반면에 칡냉면이란 건강식품은 우리의 건강에 크게 이바지하므로 권장할 수 있는 건강식이다.

당뇨병을 일명 소갈병이라고도 한다. 내분비 대사병으로서 인슐린의 부족으로 인해 당·지방·단백질과 비타민·전해질 등 대사 문란을 일으키는 것을 말하며, 그 특징은 혈액 속에 당이 증가하고 소변에 당이 섞여 나오는 것이다.

임상 초기에는 별 증상이 없이 다뇨·다음·다식, 즉 많이 먹고 많이 마시고 그리고 소변을 많이 보게 되는 반면, 체중은 감소하므로 삼다일소라 한다. 심한 피로감이 따르고 체중 증가 혹은 체중 감소 등이 뒤따르면 곧 합병증으로 급성간염·동맥경화·신장장애, 특히 안망막증·신경장애 등이 생긴다.

양방에서는 당뇨병의 원인을 원발성·속발성으로 분류하고, 유년형과 성년형으로 구분하며, 인슐린의 상대적 부족과 절대적 부족, 즉 심한 베타 세포 파괴로 비정상적인 인슐린형의 두 가지가 있다.

당뇨병을 한방에서는 소갈병이라 했으며, 임상학적으로 상초·중초·하초의 3초에 기인하는 것으로 구분한다.

당뇨병이 상초에 기인하는 것은 폐의 열로 인해 우리 몸의 진액을 상하게 하므로 갈증을 호소하며, 피부가 가렵고 손끝·발끝이 저리고 물을 많이 마시며 입은 마르고 혀가 마르며 혀끝이 붉고 황태가 끼고 맥박은 물이 범람하는 것처럼 홍삭하게 된다.

이 당뇨병이 상초에 머물 때는 옥액탕을 써서 생진 작용을 하게 되는데, 갈증이 심하면 사삼·옥죽·갈근(칡뿌리)을 중용하면서 백합·오미자를 가하여 쓰면 잘 듣는다.

당뇨병이 중초에 기인한 것은 위열이 성한 것으로 음식을 많이 먹게 되며 늘 배고파하고 먹는 것에 비해 몸이 야위고 대변이 굳어지고 혀에는 황태가 끼고 맥은 미끄러운 형의 활실유력이다.

이때에는 건비실위하는 건비탕에 생석고 1냥 반, 지모 5돈을 가해서 쓰면 신효하다.

하초에 기인한 것은 신음이 결손한 것으로 인해 기름이나 고름 같은 혼탁한 많은 양의 소변을 보게 되며, 입술이 타고 혀는 붉고 맥은 빠르게 된다.

물론 당뇨병은 식이요법이 중요하겠지만 앞에서 말한 바 있는 칡뿌리를 가루로 내어 물에 담가 그 분을 채취해서 30g과 쌀 100g으로 흰죽을 쑤어 먹으면 지갈생진·승양지사, 즉 갈증을 없애고 몸의 진액을 만들며, 몸속의 양기를 돋우고 설사까지도 예방한다. 특히 심장 혈관을 확장하므로 관상동맥 협착 예방에도 큰 도움이 된다.

당뇨병은 보통 노년기에 대체로 비만한 사람에게 많이 발병하므로 가급적 일상생활에 적당한 운동과 균형 있는 식사와 신경을 과도하게 쓰지 않게 하여 비만증에 걸리지 않게 해야 한다.

당뇨병에 걸리게 되면 보통사람의 배 이상으로 소변을 하루에 3,000~4,000cc나 보게 되고 식사도 많이 하지만, 체중이나 체력은 조금도 증진되지 않는다.

또 나이 많은 환자는 식후 심한 피로감을 느끼게 되며, 다리가 아프기 때문에 조금만 걸어도 즉시 피로를 느끼게 된다. 당뇨병을 치료하지 않고 그대로 두면 당뇨병성 망막염·백내장·말초신경염·동맥경화증·폐결핵·피부감염 등의 합병증이 오게 된다.

인슐린은 섭취한 영양소 중 당질 성분이 신진대사 과정을 거쳐 포도당이 되어 기운이 나게 하는 데 필요한 호르몬이다. 그러나 췌장에서 인슐린 생산이 부족하거나 전혀 안 되면 포도당은 에너지로 이용되지 못하고 혈액 속에 고인 채 소변으로 넘쳐 나오는데, 이것을 소갈증 즉, 당뇨라 하고 이로 인한 증세를 당뇨병 증상이라고 한다.

당뇨병은 우리가 매일같이 먹고 있는 음식물에 의해서 병이 나왔으므로 음식물에 의해서 서서히 정복되어 가고 있다. 당뇨병의 치료에는 식생활과 식이요법의 실천이 가장 중요하다.

췌장이 고장나면 혈액 속에 포도당이 정상인보다 3배 이상이 되기도 하는데, 이것을 고혈당 상태라고 한다. 따라서 이러한 상태가 계속된다면 혈액은 끈적거려 혈액순환이 매우 어렵게 된다. 그렇게 되면 혈액 중에 있는 백혈구·적혈구도 활동의 제약을 받으며 약해져서 병균에 대하여 저항력이 약하여 감염이 쉽게 되며 잘 낫지 않는다.

또 혈액 속에 영양물을 공급받아 활동하는 심장·신장·뇌를 비롯한 인체의 중요한 장기나 기관이 고장나서 결국은 여러 가지 병을 같이 앓게 된다.

홍역이나 폐렴 같은 병의 경우는 한번 치료하면 다시는 재발되는 일이 별로 없지만 당뇨병은 나았다가도 다시 재발하는 성질을 가지고 있는 병이다. 그래서 어떤 이는 당뇨병을 불치병이나 종신병이라고 하나 그것은 잘못된 생각이며, 중요한 것은 치료하고자 하는 끈기 있는 결심이다. 그러므로 당뇨병의 증상이 좋아졌다고 해서 치료를 게을리 하거나 무절제한 식생활을 다시 계속한다면 그것은 불치병이 될 수도 있고 종신병이 될 수도 있으며, 나아가서는 소중한 생명을 단축시킬 수도 있는 결과를 가져올 수도 있다.

옛날에 의학의 성자라 불리는 '히포크라테스'의, "음식으로 못 고친 병은 약으로도 고치기 어렵다. 음식을 약으로 알고 약은 음식에서 구하라"고 하는 말은, 다시 말해서 음식을 무시한 치료법이란 있을 수 없다는 중요한 내용의 말씀이다.

당뇨병으로 물을 많이 마시고 소변이 조금씩 자주 나오며 끝이 시원치 않고 숨이 차든가 기침이 나며 얼굴이 붉고 입안이 헐고 인후가 붓고 아

우리 인체에는 수많은 병들이 있다. 그 병을 치료하는 방법도 여러 가지로서 한방약물요법 · 침구요법 · 식이요법 · 운동요법 · 신앙요법 · 자연요법 · 수술요법 · 약물요법 등 많은 치료 방법이 있다. 이러한 치료법들은 병에 따라, 또 환자의 체질과 상태에 따라 치료법을 적절하게 사용하게 된다.

여기서 중요한 것은 병에 가장 적당한 방법을 택함과 동시에 인내력을 가지고 꾸준히 병 관리를 하는 것이다. 특히 당뇨병은 식이요법과 정신요법, 운동과 한약을 그때그때 상황에 따리시 유효적절하게 병행하는 것이 가장 이상적인 치료 방법이다.

여기서 말한 식이요법 · 정신요법 · 운동요법은 비단 당뇨병을 가지고 있는 사람만 할 것이 아니라 누구나 건강한 몸을 가지려면 같이하여야 하므로 당뇨병 환자가 있는 가정은 온가족이 같이하면 치료도 되고 각자 건강도 지킬 수 있으므로 같이 하기를 권하고 싶다.

당뇨병으로 많이 먹어도 자주 배가 고파서 음식을 많이 먹게 되며 만약 음식을 많이 먹지 않으면 명치끝이 느글거리는 것이 회충이 오줌 쌌다 하는 기분이 든다. 음식을 먹으면 갈증이 감해지고 안 먹으면 더욱 심한 데는 개관지갈탕을 많이 이용한다. 처방은 현삼 · 백문동 · 숙지황 각 5돈, 석고 · 청호곽 1돈 2푼.

당뇨병을 치료하는 데 있어서 식이요법의 시행이 중요하나, 식이요법을 시작하고 실천한다는 것이 그렇게 쉬운 일은 아니다. 그래서 많은 사람들이 중도에서 포기하고 다시 내키는 대로 식생활을 하는 경우가 많은데, 이것은 지극히 위험한 일이므로 가족들의 따뜻한 이해와 협조가 있어야 한다.

그리하여 곧 훈련이 되고 익숙해져서 습관만 되면 식이요법의 실천이 그리 어려운 일이 아니란 사실과 식이요법이 당뇨병을 치료하는 데 있어 대단히 중요한 역할을 한다는 것을 알아야 한다.

당뇨병을 치료하는 식이요법에 있어서 유의할 사항을 보면 다음과 같다.

첫째, 식사는 규칙적이어야 하고, 그 간격은 다섯 시간이 좋다.

둘째, 1일 3식으로 아침 · 점심 · 저녁 식사를 하되, 식사량을 일정하게 하여야 한다.

셋째, 식사는 천천히 하고 과식은 피하여야 한다.

넷째, 식사량은 정하여진 하루 섭취량이 넘지 않도록 하여야 한다.

다섯째, 외식을 할 때는 기름이나 설탕을 많이 사용한 음식을 삼가야 한다.

여섯째, 술은 삼가는 것이 좋으나, 부득이 하여 마시게 되면 영양분이 없이 열량만 높은 식품이므로 칼로리 계산을 해야 한다.

일곱째, 식품의 중량을 눈대중으로 익혀 두어서 칼로리 계산을 해야 한다.

변비

장의 연동운동 감약에 의한 병

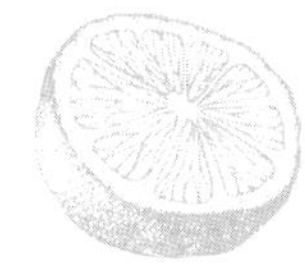

변비란 배변 간격이 너무 길고 배변량도 적으며 건조하고 단단하여 배변에 곤란을 겪는 증상을 말한다. 보통 건강한 사람은 변을 1일 1회 보는

것이 정상이다. 2일 이상 대변을 보지 못하는 것을 변비라고 할 수 있으나 각자의 체질과 음식물의 분량, 또는 종류에 따라서 대변의 횟수가 반드시 동일한 것은 아니다.

그러므로 매일 1회 대변을 보더라도 배변이 시원치 못하고 뒤(항문)가 묵직한 기가 있거나 배가 불편하고, 아랫배가 창만(脹滿)하면서 머리가 아프거나, 머리가 무겁고 꿈을 많이 꾸고, 잠이 오지 않을 때는 변비로 보고 치료해야 한다.

2~3일, 혹은 그 이상 배변이 없더라도 배가 창만하지 않고 아랫배가 무지근하지 않으며 뒤가 무거운 증상이 없고 몸에 변비의 잡증이 없이 몸 전체가 불편한 점이 조금도 없을 때는 변비가 아니고 생리적으로 볼 수 있으니 병이라고 걱정할 필요는 없다.

변비는 노인이 기운이 허약해서 또는 빈혈이나 대장에 진액이 고갈되어 오는 노인성 변비가 있고, 젖먹이 어린아이들은 어머니의 젖 부족으로 오는 경우와 인공영양일 때는 단백질 과잉, 설탕 첨가 부족으로도 온다. 또 장기능이 정상적이 아닐 때는 어린이가 신경질적이고 얼굴이 창백하고 마르게 되는 것을 유치원생이나 초등학생에게서 많이 볼 수 있다.

일반적으로 식사의 분량도 그 주요 원인이라고 할 수 있으며 농축된 식품, 또는 불충분한 음료수의 양도 변비의 원인이 되고 불규칙한 식사와 배변을 오래 참음·운동 부족·신경의 긴장·흥분·근심 등이 변비의 원인이 된다.

변비의 증상은 일반적으로 변이 단단하며 물기가 없고 잘 나오지 않으며, 속이 메슥거리기도 하고 식욕이 감퇴되기도 한다. 그리고 배가 포만하며 허리나 어깨가 아프고 귀가 울리며 잠이 오지 않으며 머리가 무겁다. 변비가 아주 심하면, 숙변으로 인하여 발열도 되며 떨리기도 하고 심장에 압박감, 또는 장이 당기고 아픈 증상이 오며 맥은 뛰게 된다.

이때는 빨리 응급치료를 해야 한다.

변비증은 이완성 변비와 경련성 변비로 나눌 수 있다. 이완성 변비는 장벽의 근육이 늘어져 대장의 활동이 약해져서 연동운동이 제대로 되지 않아 대변이 배출되지 못하고 대장에 모이는 것을 말한다. 이는 노인성 변비와 비만한 사람의 변비, 열성 환자나 임부에 많다.

식사는 적당한 양의 섬유소를 섭취하여야 하므로 과일·채소·현미 등이 좋다.

경련성 변비는 이완성 변비와 반대로 대장내 신경 자극이 심하여 장의 수축이 불규칙하게 되어 변비가 되는 것이다. 이때는 꼭 배가 아픈 증상이 있게 된다.

식사는 장의 점막을 자극하지 않는 계란·다진 고기·생선 따위의 저섬유소 음식을 섭취하여야 한다.

한약은 대표적으로 윤장환을 많이 쓰는데, 처방은 마자인 25냥, 도인 20냥, 육이인·대황·조각자·소존성당귀 각 10냥 6돈, 강활·방풍·지각·지실 각 8냥, 목향·진침향·빈랑·진피·청피·나복자·괴화초·삼능·봉출·감초 각 7냥을 곱게 빻아서 꿀로 환을 만든다. 그것은 오자대(벽오동씨 크기로 0.2g 정도)로 하여 성인은 한 번에 50~70환씩 1일 3회 복용한다.

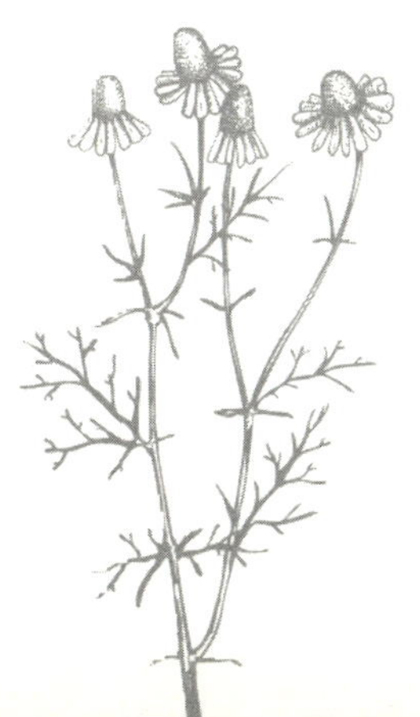

치질

항문의 안팎에 나는 병의 총칭

　고대 이집트나 중세기 유럽 등지에서는 성이 문란했고 치질도 상당히 문제가 되어서 전문의가 등장했으며, 수술까지도 시도했다. 그 당시 유럽에서는 주로 말을 타는 결과로 치질이 많이 생겼으며 성의 문란도 예외는 아니었다. 오늘날 현대에서도 성인의 1/3이상이 치질에 시달리며 여성보다는 남성 쪽의 발병률이 높다.

　치질은 항문에 생기는 질환으로, 항문 주위의 혈관이 커져서 통증과 가려움은 물론, 대변 후에 심한 출혈까지도 생겨 당황하게 되며 귀찮고 짜증스럽기 그지없다. 보통치질은 장기간 앉아서 근무하는 사람들에게 오는데, 사람이 앉아 있을 때는 항문 주위의 압력이 누워 있을 때보다 2배가 증가하며, 일단 혈관에 들어온 혈액이 순환하지 못하고 그대로 머물러 있게 된다. 그러면 혈관벽은 고무주머니처럼 옆으로 삐져나와서 혈액이 응고되고 치핵을 이루어서 혹 같은 형태를 만들게 된다.

　이 치핵은 작은 콩만한 크기에서 큰 골프공만한 것까지 있으며, 대변 시 약간만 힘을 줘도 출혈을 하게 된다. 치핵은 외치핵 · 내치핵으로 나누기도 하며, 수치질 · 암치질이라고 항간에서 부르기도 한다.

비방으로서는 가미개화환을 쓰며, 특히 치루의 경우는 세치법과 훈치법을 병행하는 것이 좋다. 사무실에서 장기간 집무할 때는 가끔 일어서서 허리 운동을 하면 직장에 있던 압력을 1/2로 줄일 수 있으며, 혈액순환뿐 아니라 치질도 예방할 수 있다. 병은 언제나 생기기 전에 오랜 잘못된 생활습관이 그 원인임을 잊지 말고, 1시간 이상 일을 할 때는 10분 간 휴식을 취하는 것이 좋은 건강의 첩경이다.

치질은 항문 주위에 안팎으로 포도송이와 같이 정맥류가 생긴 것이다. 이 포도송이와 같이 생긴 혹이 밖에 있으면 수치질, 항문 안에 달려 있으면 암치질이라고 한다. 이 포도송이와 같은 것을 치핵이라고 한다. 이 치핵이 염증을 일으켜 붓게 되면 몹시 아프고 고통을 받으며, 차차 염증이 가라앉으면 정맥의 혈액이 굳어져서 점차로 치질핵을 만들게 된다.

그 원인은 직장에 종양이 생기거나 자궁에 종양이 생기거나, 변비로 생기는 수가 많으며, 반대로 오랜 설사나 이질로도 잘 생긴다. 암치질일 때는 치핵의 점막이 대단히 얇고 부드러우므로 대변볼 때 피가 자주 나오며, 심하면 항문 밖으로 밀려나와서 항문이 무지근하게 된다.

대변에 피가 섞여 나오는 경우는 대장이 파열되거나 직장이 파열된 경우와 이질이나 직장암·장에 궤양이 있을 때, 장결핵이나 장매독이 있을 때이나 암치질에서 가장 많이 볼 수 있다

이 치질은 임신중이거나 항상 오래 앉아 일하거나, 오래 서서 일하는 직업에 종사하는 사람에게 일어나기 쉽다. 처음에는 항문 안이 팽만한 감이 있고 압박감과 작열감이 있다가, 차츰 심하여지면 항문 안이나 바깥 쪽 정맥에 덩어리가 생긴다. 이런 치질은 종종 직장 카타르나 치루 또는 항문이 찢어지는 열상이나, 항문이 빠지는 탈항증과 같이 오는 수도 있다.

치료는 술이나 육식과 자극성 음식, 상습적 변비나 설사를 피하고, 국소를 항상 깨끗하게 해수며, 한약으로는 을자탕을 장기간 복용하면 좋다.

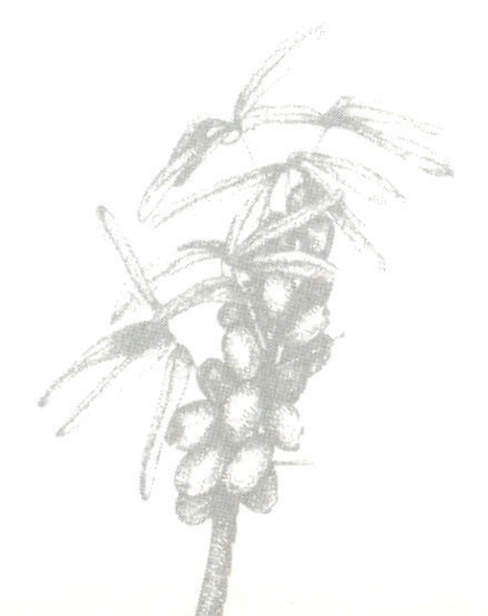

치루

항문 주위나 내부에 구멍이 생긴 병

항문 부근에 누공(瘻孔, 조직 내에 생긴 대롱 모양의 구멍)이라는 조그마한 관이 있어 분비물이 나오는 구멍에 딱지가 앉았다가 다시 종창되어 통증이 생기고, 나중에 자연히 곪아 터져서 다시 분비물이 나오기 시작하는 과정을 반복하는 것이 치루이다. 이 치루가 생기는 것은 우선 '항문 주위 농양'이라는 화농의 상태가 일어나고, 이것이 표면으로 자연히 파열되거나, 또는 절개수술을 받은 것이 고름이 덜 빠져서 누공이 관으로 되었기 때문이다.

'항문 주위 농양'이란 항문 주위에 생긴 염증으로, 붓고 아프며 춥고 신열이 나고 구갈증이 있다. 항문 주위 농양이 오면 소변을 못 보는 요폐(尿閉) 증상이 오기도 한다. 곪으면 침으로 찢어주기도 하고, 혹은 스스로 터져서 고름이 나오기도 하는데, 일단 고름이 나오면 몹시 아픈 증상은 없어진다. 고름이 나온 후 이 자리가 아물지 않고 관이 생기는 것을 치루라 하고, 이 관을 치루관이라 한다.

이 치루에 대해서 문제는 결핵성이냐, 아니냐에 있다. 즉, 항문 주위 농양이 급성으로 일어난 것은 비결핵성이고, 모르게 경과하는 중 항문 주위에 경결(硬結)이 생겨 어느 일정한 기간 후 급성 증상인 아픔과 국소가 붓고 벌겋게 부어오르며, 며칠 후 곪는 경과를 가져오는 것이 결핵성이다.

굳게 뭉친 덩어리는 결핵성의 병변(病變)이지만, 거기에 화농균으로 인한 혼합감염이 가해져서 급성의 증상을 일으킨다.

치루가 농양의 결과라고 했는데, 그 농양의 부위는 여러 가지로 어떤 부위라도 다 올 수 있으며, 반드시 항문 부근에만 오는 것은 아니다. 항문의 내측, 즉 항문을 조이는 항문 괄약근보다 상부에 직장 점막을 향한 부위에도 있다.

이것을 '직장 주위 농양'이라 한다. 이 항문 주위 농양을 적절히 치료하여 치루가 생기지 않게 하는 것이 상책이다.

항문 출혈

항문 출혈은 대량으로 출혈하기도 하나 보통 변 위에 떨어진다. 음주 후는 더욱 심할 수가 있다. 치핵의 출혈은 소량이기는 하나 반복함으로써 빈혈을 일으키기 쉬운데, 그것은 골수 내에서 조혈 기능이 피로해지기 때문이다.

항문에서 나오는 출혈은 위궤양이나 위암에서 나오는 원혈(遠血)이 있는데, 이때 대변색은 흑자색이며, 변은 콜타르성 변이다.

또 소장이나 대장에서 나오는 피는 대변과 혼합되어 나오고, 치질이나 항문 근처에서 나오는 피는 대변 부분에 묻어만 나오지 대변과 함께 혼합되어 있지는 않다. 또 이질에서 니오는 피는 코아 같은 고류과 같이 혼합되어서 나오는 것이 다르다.

치료법으로는 용변을 서서히 보는 방법을 강구하고, 변비증을 없애고, 국소 유혈을 피하고 용변을 순하게 하는 것이 좋다. 다량의 출혈로 말미암아 화장실 내에서 빈혈을 일으켜서 졸도하는 예도 없지 않다.

또 항문에서 피가 나오는 경우는 항문 주위가 찢어져서 생기는 항문 열상이 있으며 이를 열항(裂肛)이라 한다.

열항이란 항문의 피부점막 이행부에 생기는 궤양이다. 보통 항문 후부에 생기나 여자에게는 전방에도 생긴다. 이 부위는 탄력성이 적고 항문의 방향이 비뚤어져 있거나, 특히 작은 치핵이 있어서 거기에 대변이 자주 닿기 때문에 그 밑에 열상이 생기는 경우가 많다.

항문의 폐쇄를 담당한 항문의 괄약근이 배변시 동통으로 경련을 일으키고, 변을 배출하려고 복압을 가하게 되므로 창상이 생긴 협소한 항문을 변이 심한 마찰을 일으키며 통과하므로 통증은 더욱 증가한다. 이 동통과 경련의 양자가 서로 원인이 되어 악순환을 일으킨다. 이 열치도 굉장히 동통이 심한 질환이다.

이때 한약으로는 변비를 풀어주는 윤장탕과 지혈시키는 아교주 · 지유 같은 것을 가미하여 사용하면 잘 듣는다.

◈

탈항(脫肛)

직장의 밑 점막이 항문 밖으로 나온 상태

내치핵의 좀 큰 치핵이 외부로 나와서 일부가 도로 들어가지 않는 경우가 있는데, 이것은 탈항이 아니고 항문의 일부가 아닌 항문 전부가 나온 것을 탈항이라고 한다.

탈항이라도 어쩌다 나왔다가 손을 대지 않아도 도로 들어가는 경우는 조리만 잘하면 치료될 수도 있으나, 탈출이 반복되는 중 손으로 누르지 않으면 들어가지 않고 보행시에 자주 탈출하게 되면 항상 변의가 있고, 점막이 나와 있으므로 점액의 분비물로 인하여 속옷을 더럽히고 냉이나 음주로 탈출하여 흑자색으로 종대하면 악취가 나고 압박하여도 되들어가지 않아서 고통이 심하다.

　분만시 기함(氣陷, 기력이 쇠함)에 기인되는 탈항증도 있다. 탈항의 최초는 굳은 변을 볼 때만 오고, 배변이 끝나면 스스로 들어가는 것이지만, 오래도록 시일을 경과하여 심한 것은 되들어가는 것이 쉽지 않다. 탈출된 점막은 적색을 나타내고 동통이 없고 유연하며 형상은 대개 둥근 가락지 모양을 나타낸다.

　탈항은 어린이들에게 많이 오며, 변비 · 해수 · 설사 등은 이 병을 촉진시키는 작용을 하게 된다. 탈항이 장기간 지속되면 거기에 염증이 오면서 가끔 출혈을 하고 때로는 탈출부의 궤양(짓무름) 및 회저(壞疽, 썩어 기능을 잃음)를 초래한다.

　탈항이 되어 들어가지 않을 때는 감초전을 가지고 씻고 유지제를 도포하여 점차로 들어가게 하여야 한다. 치료는 중기 허약과 장무력으로 인한 탈항증에는 황기 · 인삼이 주가 되어 기운을 위로 올려주는 황기탕을 사용함이 좋다.

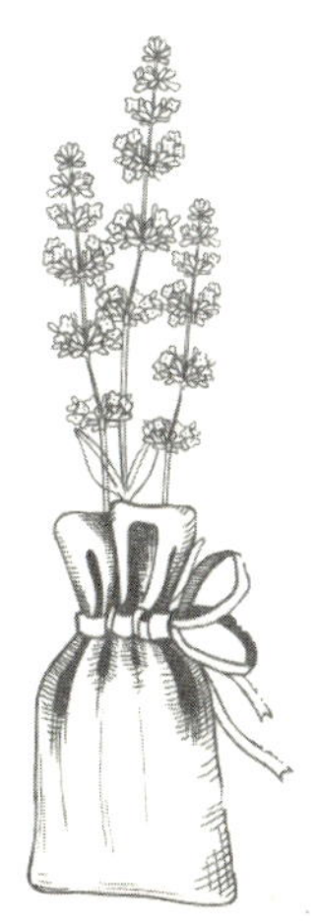

Frontal Sinus
Nasal Cavity
Oral Cavity
Sphenoid Sinus
Pharynx
Epiglottis
Larynx
Bronchus
Trachea
Heart
Superior Lobe
Middle Lobe
Alveoli
Bronchioles
Inferior Lobe
Diaphragm

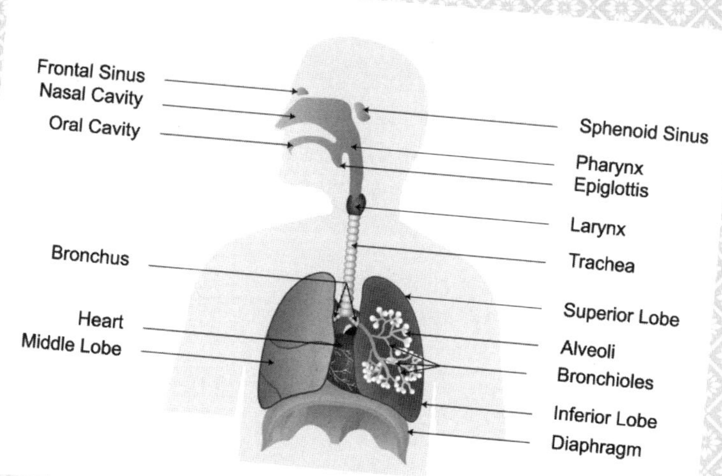

제3장

호흡기 질병

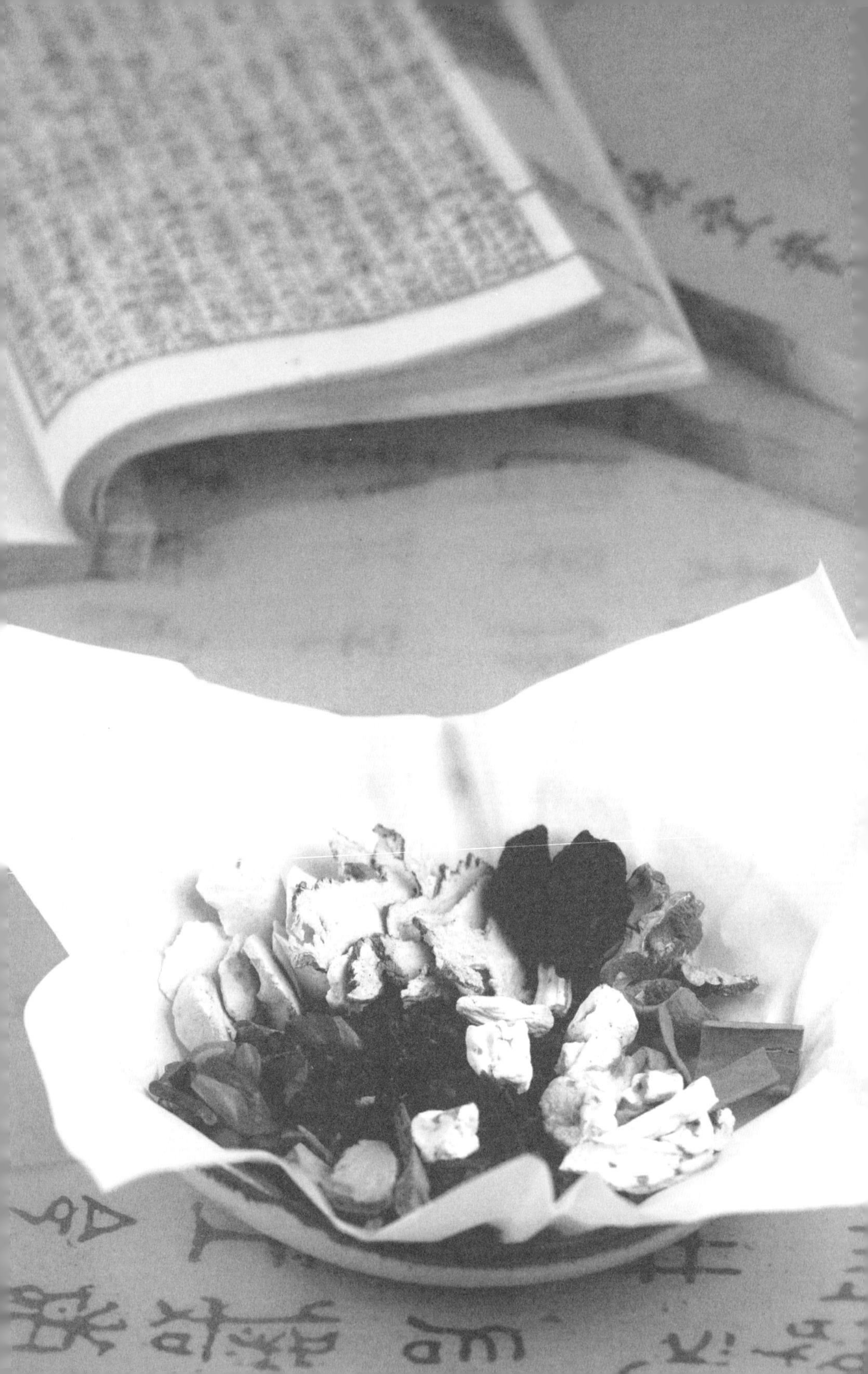

폐의 기능

혈액 중의 탄산가스와 흡기 중의 산소를 교환함

폐는 호흡 기능이 있어, 공기 중의 산소를 호흡하여 하늘의 기 중에서 얻는 기운과 음식물을 먹어서 얻는 곡기에서 오는 정기의 두 가지 기운을 다 관할한다.

폐는 기를 생하는 근본이라 했고, 폐에 병이 나면 기침이 나며 숨이 차고, 피로하고 땀이 흐르며, 호흡이 곤란하여 기운이 허해지는 증상들이 나타나게 된다.

폐로 인하여 생기는 병 중에는 폐결핵이 있는데, 이 폐결핵은 결핵균의 침입으로 오며, 몸이 야할 때 전염되기 때문에 평소에 몸관리를 잘하면 폐결핵은 염려하지 않아도 된다.

폐결핵의 증상은 기침이 나고 가래를 뱉으며 심해지면 객혈을 하고 가슴이 아프며 기운이 없고 수척해지며 잠잘 때 식은땀을 흘리게 된다.

또 감기로 많이 오는 기관지염과 폐렴을 들 수 있으며, 폐수종·기흉·늑막염도 폐의 병에서 오게 된다.

『영추』에 보면, 진기란 하늘로부터 받아 곡기와 함께 몸을 건강하게 한다고 한다. 폐가 심장을 도와서 혈액순환을 조절하고, 또 기혈을 화합 온순케 하여 오장육부를 서로 돕고 있다.

심장은 혈을 주관하고 폐는 기를 주관하지만, 이들은 서로 협동함으로써 각자의 기능을 발휘하게 된다. 만약 풍사가 폐에 침범하면 기침이 나고 가래가 끓고 목이 아프고 목이 쉰다. 인후는 폐가 있는 위 출입구이며 폐의 기운이 출입하는 통로이기 때문이다. 만약 폐가 허하면 양기도 허해져서 피부의 적응 기능이 불량하여 감기에 걸리기 쉬우며, 땀이 많이 나고 잘 때 식은땀이 나는 것은 폐와 피부는 밀접한 관계가 있기 때문이다.

◆

폐와 물의 조절

찌뿌듯하고 지루한 오후가 되어서 영 능률이 오르지 않을 때는 냉장고 속의 얼음 몇 조각을 물에 녹여서 시원한 물에 얼굴을 씻어보면 피로하던 눈은 밝아지고 피부는 새로워진다. 여기서 한방에서는 왜 물의 조절을 폐와 대장이 한다고 하고, 양방에서는 물의 조절을 신장에서 한다고 하는지에 대해서 알아보자.

물은 생명의 근원이다. 인체의 약 80%가 물로 구성되어 있으며, 태아의 경우는 97%가 물로 구성이 되었으므로 어린아이를 보면 물탱이라고 한다. 물은 또한 우리 몸의 가장 중요한 영양소의 하나에 들어간다. 사람들은 물을 H_2O라 해서 부르지만 그것은 하나의 분자식에 지나지 않으며,

생명이 없는 물을 의미한다.

생명력이 있는 물이란 그 물속에 많은 미네랄뿐 아니라 산소를 포함하고 있어야 한다. 인체에 가장 좋은 물이란 땅 속 깊은 곳에서 토양의 각종 영양분을 포함한 물이라야 좋으며 대다수의 약수가 거대한 산맥을 뚫고 나온 광천수이며 옛 어른들이 이르기를 '물은 무거워야 보약'이라 함은 이러한 뜻을 의미하는 것이다.

각종 미네랄이 많은 물은 성인병을 예방하므로 생수는 권장할 만하다. 세계에서 가장 좋은 광천수로는 프랑스의 PERIER Water이지만 탄산가스가 함유되어 있어서 톡 쏘고 트림이 생기므로 간혹 사람들이 싫어하는 경향이 있다. 그렇지만, 이유 없이 팔다리가 아프거나 특히 엄지발가락에 통풍(gout)이 있을 때 두 달 정도 마시면 증상이 많이 가라앉는 것을 임상에서 흔히 본다.

물을 끓이면 산소가 없어지고 이 미네랄이 화학적 반응을 일으켜서 영양분이 소실되어 결국 생명력이 없는 죽은 물을 마시게 된다.

성인은 하루에 물 8잔 정도를 마셔야 신체에 충분한 영양 공급뿐 아니라 스트레스로 인한 혈액 농축 현상도 막아 주므로 심장병의 예방에 간접 도움이 된다.

취침 전 한 잔의 물은 폐를 도와 감기를 예방하고, 기상 후의 한 잔 물은 위장의 기능을 도와 변비를 예방하며, 충분한 물의 섭취는 노화 방지의 지름길이 된다. 한방에서는 폐가 산소를 만나서 물과 탄산가스로 분리해주는 역할을 하며, 대장은 물의 재흡수를 도와주기 때문에 폐와 대장이 우리 몸의 수분을 조절한다고 한다. 그러나 양방에서는 신장이 물을 거르는 작용을 조절한다고 한다. 물론 소금의 재흡수로 인한 물의 흡수를 조절하지만 한방에서는 소금 흡수는 신장이 하므로 신장은 짠맛을 담당한다고 추상적으로 설명하는 차이가 있다.

생수 마시는 법은 한의원에서 오미자를 사서 깨끗이 씻은 다음, 더운 물에 30분 정도 담갔다가 우려내고 그 물은 버리고 광천수를 사서 4시간 정도 담가두면 연한 갈색의 부드러운 물이 된다. 이것을 냉장고에 보관하였다가 1일 3잔 정도 마시면 폐를 도와 오장을 튼튼하게 한다. 특히 여성의 주름살 방지에도 사용되며, 이 오미자의 엑기스는 주름살 펴는 약으로도 많이 사용된다.

감기

오슬오슬하면서 열이 나는 호흡기 계통의 병의 총칭

감기는 날씨가 추운 겨울철이면 반갑지 않게 우리 몸을 엄습하는 흔한 병이다. 이 감기를 예방하려면 평소에 섭생을 잘 하든가 한약을 먹어서 방어력을 길러 주어야 한다.

섭생은 규칙적인 운동을 하고 냉수마찰 같은 것을 하여 피부의 저항력을 기르는 한편, 폭음·폭식을 삼가고 과로를 피하도록 하여야 한다.

대개의 경우 감기에 걸리면 먼저 재채기가 나며 콧등이 시큰거리고 콧물이 나오게 된다. 그 후 목이 싸하게 아프기도 하고 미열이 있고 몸이 나른하여 전신 권태를 느끼게 된다. 때에 따라서는 기침과 가래가 심하게 나오며 뼈마디가 아프게 된다.

혹 어린이에게 많은 증상으로 감기가 소화 장애를 일으켜 설사나 구토를 일으키는 수도 있으며, 소화불량이나 변비증을 일으키는 수도 있다. 주의해야 할 점은 감기의 열이 떨어지지 않는 경우이다. 2~3일이 지나도 감기열이 떨어지지 않으면, 결핵·신장염·늑막염·기관지염 등 여러 가지 합병증을 생각해 보아야 하며, 이런 때는 꼭 한의원을 찾아가 적절한 치료를 하여야 한다.

일반 감기에는 구미강활탕이나 패독산을 많이 이용한다.

한의학으로 보면 중풍도 바람(風)이라 하고, 감기도 바람에 상하였다고 하여 상풍이라 하고, 밖에서 들어온 바람에 상하였다하여 외풍증이라고도 한다. 중풍은 몸 안의 부조리, 즉 고혈압 등으로 인하여 뇌일혈이 되었다고 하여 내풍증(內風證)이라 한다. 감기는 찬바람의 사기가 폐를 침범하면 몸에 열이 나고 추워서 벌벌 떨며 풍열(風熱)이 위로 올라와 머리를 침범하면 머리가 아프고, 인후를 침범하면 목이 아프다. 기운이 소모되고 몸의 진액을 상하면 입이 마르고 기운이 없어진다.

감기는 풍사(風邪), 즉 병원균에 의하여 발생하는 일종의 상기도(上氣道)의 감염증인 전염병이다. 갑자기 발병하고 증상의 경중은 일정하지 않으며 높은 열이 나고 기운이 빠지며 온몸이 쑤시고 아픈 것이 병의 주요한 특징이다. 체온이 39~40℃까지 오르고 머리가 아프며 코가 메고 재채기와 콧물이 나며 목이 아프면서 마른기침을 한다. 어떤 환자는 코피가 나거나 밥맛이 없고 속이 메슥거리고, 변비 또는 설사 등의 위장 장애가 오기도 한다.

삼기와 같이 기관지 폐렴이나 혹은 대엽성 폐렴이 병발하였을 경우에는 고열 이외에도 오싹오싹 추워지고 심한 기침을 하고 가래를 뱉으며 가슴이 아프다. 갑자기 증상이 악화하는 경우, 또는 병이 난 처음으로 몸에 열이 심하게 나서 내리지 않고 정신이 흐려지면서 헛소리를 하고 팔다리가 비틀어지는 등의 증상이 나타나다가 혈압이 내리면서 혼수상태에 빠지는 경우도 있으니 감기라고 쉽게 넘겨서는 안 된다.

한의학의 원리를 보면, '주리 경락', 즉 살갗과 힘줄 신경이 양(陽)의 사기(邪氣)의 침입으로 인하여 전신이 쑤시고 아프다고 하였다. 풍열(風熱)의 사기가 코 점막에 맺히면 코가 막히고 콧물과 재채기가 나오며 기침을 하고 코피를 흘린다. 폐장과 위장이 서로 안으로 응집하여 승강(昇降)의 기능, 즉 연동 작용의 기능을 잃고 소화 기능의 작용을 못하여 식욕이 줄고 속이 메슥거리며 구토를 한다.

폐장과 대장은 한의학상으로 서로 표리(表裏), 즉 밖과 안의 관계에 있어서 폐가 손상을 입으면 대장이 하여야 할 변 조절 기능을 잃어서 변비 혹은 설사가 나게 된다. 심장은 신명(神明)을 주장하여 풍(風)의 사기(邪氣)가 침범하면 심신이 몽롱하여지거나 심장을 둘러싼 심포(心包)에 열이 성하게 된다. 만약 음의 사기가 간장에 침범하면 간장의 열로 인하여 근육이 경련을 일으키고 간장풍이 안으로 움직여서 헛소리를 하고 경련을 일으킨다.

이와 같이 한의학은 감기라 할지라도 오장육부에 다 침범할 수 있으므로 평소에 몸 관리를 잘하여 감기에 걸리지 않도록 주의하여야 한다.

감기로 코가 막히고 콧물이 나며 눈이 따갑고 몸살같이 아프며 열이 나고 잠을 자지 못하는 증상을 양명경병(陽明經病)이라 한다. 이럴 때는 갈근해기탕(葛根解肌湯)을 많이 이용한다.

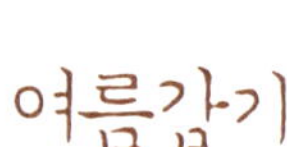

여름감기

여름감기는 땀을 갑자기 식힐 때 생긴다. 땀이란 모공을 열어서 몸에 있는 체열·체액을 발산시키는 인체의 자연 구조이다. 다시 말하면 땀을 흘린다는 것은 우리의 피부에 있는 모든 땀구멍을 열어 주며 그 땀이 식을 때쯤 해서 찬기가 열려진 모공을 통해 슬며시 몸속으로 침범하게 되면 처음에는 오슬오슬 춥기만 하던 것이 진해지면 감기 기침, 특히 컹컹하는 마치 기침이 개짓는 소리와 같이 깊은 곳에서 나와 좀처럼 사라지지 않아 본인은 물론 듣는 이가 거북스러워진다.

이까짓 여름감기쯤이야 하고 얕잡아보고 계속 찬물을 마시며, 냉방 시설을 한 곳에서 근무하다 보면 기침이 계속된다. 쉽게 나으려니 하는 생각으로 기침약을 사먹어도 그때 잠시 효과가 있을 뿐 진해제를 오래 복용하다가 보면 몸이 나른해지고 몸이 자꾸 조여드는 것 같은 증상이 있게 된다.

양방에서는 사철 감기 치료제가 진통제 · 해열제로 동일하지만, 한방에서는 봄 · 여름 · 가을 · 겨울 사계절의 감기가 뚜렷이 구분되어 있으며, 병의 진전 속도와 체질에 따라 처방도 각각 다르게 구분된다. 한방과 양방의 차이점이 여기에 있다.

가장 흔히 앓는 감기, 만병의 근원이 되는 감기란 우리 몸의 정기가 약할 때, 혹은 긴장을 풀고 맥을 놓고 있을 때 살며시 찾아오며, 여름철 감기는 시원하게 땀을 말릴 때 열려진 모공을 통해 들어오므로 조기 치료를 하지 않으면 만성 기침으로 상당히 고생하게 되는 것을 임상에서 많이 경험한다.

비방으로서는 여름철 감기에 가미향유산을 쓴다. 군약인 향유는 여름철 감기 질환을 다스리는 성약 중의 성약으로, 폐와 위장의 이상을 치료할 뿐 아니라 더위를 먹어 입맛을 잃고, 식은땀을 줄줄 흐를 때도 사용하며, 찬 음료수를 계속 마셔도 심한 갈증이 있을 때도 사용하고, 부패된 음식을 먹고 구토 · 설사할 때도 사용한다.

여름감기는 반드시 복통을 겸하게 되어 위장의 치료까지 겸해야 치료할 수 있다는 것을 미리 이해한 한의학에 감탄하지 않을 수 없다.

특히 이 향유산은 약의 성질이 따뜻해서 강한 발한 작용을 하지 않기 때문에 여름철 땀이 많이 나는 계절에 명약으로 쓰게 된다. 여름철 습한 곳에서 자고 몸이 무겁거나 몸이 으스스하고 두통이 있을 때는 이 향유를 달여서 그 달인 물을 입에 물고 있다가 조금씩 마시면 독특한 향기도 즐길 수 있을 뿐만 아니라 입안에 나는 악취도 제거할 수 있게 된다.

◇

폐렴

폐에 생기는 염증, 호흡 곤란에 빠지면 위험함

인체의 폐는 밤낮을 가리지 않고 공기와 혈액의 사이에서 산소와 탄산가스를 교환하는 중요한 일을 하고 있으며, 밖의 공기로부터 세균을 들이마심으로써 폐렴과 같은 무서운 병을 일으키기도 한다.

폐렴은 노인이나 소아에게 많은 병으로, 심하면 생명까지도 위협하기 때문에 주의하여야 한다. 폐는 인체 내외의 기체 교환의 장소로, 폐의 기능이 정상이면 호흡이 고르고 순조로우며, 폐에 병변이 있어 이런 기능이 장애를 받으면 해수 · 천식 · 호흡 촉박 등의 증상을 일으킨다.

폐는 호흡을 다스리며, 인체의 기운을 주관하지만, 폐의 기운은 반드시 신장의 정기와 서로 결합되어야만 진정한 기운을 생성한다. 노인의 폐렴도 어린이 폐렴과 본질적으로 다를 바 없으나, 노인에 있어서는 폐 조직 전체가 노쇠하여 있기 때문에 기관지 폐렴이 대부분이다. 어린이 폐렴과 노인성 폐렴의 다른 점은, 노인성 폐렴의 경우는 어린이 폐렴과 같이 심한 증상을 겉으로 나타내지 않는 수가 많고, 춥거나, 열이 나거나, 떨리거나, 숨이 차는 일이 없는 수가 있다.

폐렴의 증상을 보면 갑자기 발병하여 열이 많고, 기침이 심하며, 춥고 가슴이 심히 아프고, 녹슨 것 같은 짙은 색의 가래를 뱉게 된다. 또 머리가 아프고 숨쉬기가 어렵고 전신의 근육이 시고 아프며 극도로 피로하며 권태감이 온다.

이런 증상과 같이 몸의 열이 섭씨 39℃ 이상 올라가서 떨어지지 않고 며칠간 계속될 때는 먼저 폐렴을 생각하여야 한다. 또 식욕이 없고 얼굴과 입술이 자줏빛이 되고 갈증이 있으며 맥은 자주 뛰며 뜬 맥을 보인다. 숨은 간간이 고르지 못하게 쉬고, 숨쉴 때 신음소리를 낸다. 몸의 열은 7~9일이 되어야 식는다. 어린이들은 회복기에 들어서면 회복이 속히 되나 노인들은 열은 완전히 내렸는데도 불구하고 숨은 차고, 전신 쇠약은 빨리 회복되지 않는다.

폐렴이 심하여 늑막에 염증을 일으키는 수도 있고, 더 심하면 늑막에 고인 액체에 화농균이 번식하여 늑막에 고름이 차는 농흉이라는 병을 만들기도 한다.

노인성 폐렴은 심장 쇠약을 일으키는 것도 특징이다. 또 노인성 폐렴에서 기억해야 될 것은 전신 쇠약의 정도가 심히 빨라서 수일 내에 쇠약해지고, 특히 약물로 인하여 위장 장애를 일으키면 아무것도 먹지 못하게 된다.

이렇게 되면 정신 장애를 일으키게 되고 정신이 몽롱해지며, 식욕을 완전히 잃는다든가 심한 구토증을 일으켜 몸이 극도로 쇠약하여지므로 조심해야 한다.

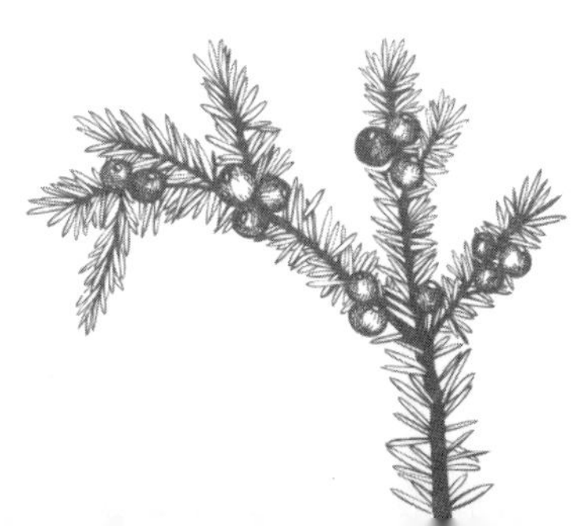

폐암

폐장에 생기는 암종

호흡은 생명을 의미하며, 생체는 하늘로부터 양기를 받아들이지 않으면 잠시도 살 수 없기에 호흡과 천기를 직결하여 놓은 조물주의 창조의 신비를 느끼게 한다.

폐는 호흡을 주관하며 피부를 조밀하게 해줌으로써 병사가 외부로부터 인체에 침범하는 것을 방어해 주는 작용을 하는 가장 중요한 장기이며, 우리의 기운을 운행 책임지는 곳이다. 이 폐에 암이 생겨서 고생하는 분이 많이 있으며 대기오염 및 불결한 공기는 우리의 인체를 혼란으로 몰고 가기도 한다. 폐암 중에서도 기관지 점막과 폐포에 원발된 원발성 기관지 폐암에 대해서 살펴보면 다음과 같다.

일상생활에서 암이란 진단을 받은 사람을 많이 보기도 하고, 또 실제로 암으로 고생하는 분이 많이 있으며, 그저 암이라면 죽음의 길, 마지막 길로 생각하는 분도 많다. 꼭 외과적인 치료나 방사선 치료, 혹은 화학요법만을 선호하게 되지만, 한방의 자연 약물 치료법은 수술 전후, 화학요법 중에도 두루 권할 만하다.

이미 외국인들도 황기·울금·당귀·인삼 등을 항암제 혹은 회복제로 두루 사용하고 잘 알려져 있어서 선호하고 있다. 폐암의 증상은 기침·흉통·객혈·발열·호흡 곤란을 동반한 혈담을 초기 증상으로 호소한다. 흉통은 은은히 아파서 불편한 정도이며, 통증이 심하면 흉막이나 흉벽으로 전이한 것을 의미한다.

가슴이 답답하고 압박감을 느끼게 되며, 발열·피로·권태·무력감·체중 감소·빈혈 등이 나타난다.

혹시 종양이 부근의 조직을 압박하면 음성에 지장을 초래하기도 한다.

그리고 머리와 얼굴, 특히 상지, 쇄골상의 림프절이 종대하며, 말기에 이르면 뇌·간 및 배에도 전이된다. 정확한 진단은 X-레이 및 정밀검사, 조직검사 등에서 판단되며, 주로 40세 이상의 남성들이 이유 없이 지속적인 기침을 하며 피가 섞인 가래가 나오면 한 번쯤은 의심을 하고 정밀검사를 받는 것이 좋다.

폐암을 한의학에서는 폐적이라 하여 정기가 허손하고 음양이 실조하여 사기가 허를 틈타고 들어와서 폐에 머물러 폐의 기능이 실조된 것을 말한다. 곧, 폐의 선강이 조성되지 않아 혈이 막혀 진액의 분포를 하지 못하기 때문에 담의 모양으로 뭉쳐진 것을 말한다.

파어산결탕을 조기 폐암 치료에 사용하여 신효를 보고 있다.

일단 외과적인 제거 수술에 임할 때는 삼삼연이탕으로 1개월 치료 후 수술에 임하면 신체의 기능과 폐의 기능뿐 아니라 확대되는 암의 조직을 억제할 수 있는 기능을 갖게 된다. 수술을 하고 화학요법 중에는 십전대보탕에 오미자·백출·황기·녹각교·연자육을 중용해서 쓰면 전이 작용을 막을 수 있을 뿐만 아니라 빠른 회복이 가능하다.

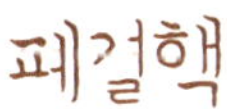

폐결핵

결핵균의 감염으로 일어나는 폐의 질환

폐결핵은 영양이 부족하거나 신체가 허약한 노인에게도 가끔 있는 병이나 주로 젊은이에게 많은 병이다. 이 폐결핵은 먼 옛날부터 연구되어 온 것으로, 자주 보는 만성 전염병이며, 일반적으로 '폐로'라고 불려 왔다.

폐결핵은 결핵균이 주로 숨쉴 때 목으로 침입하여 기관지로 해서 폐에 들어가게 된다. 결핵균이 몸에 들어간다 하더라도 몸의 저항력이 강하든가 결핵균의 숫자가 많지 않을 경우에는 인체의 방어 능력으로 소멸되기 때문에 폐결핵에 걸리지 않는다. 반대로 결핵균이 침입할 때에, 체질이 허약하고 저항력이 저하된 상태일 때는 폐결핵이 발생하게 된다. 그러므로 폐결핵에 걸리지 않으려면, 항상 평소에 건강을 가꾸고 다듬어서 몸의 저항력을 강하게 길러 주어야 한다. 이는 비단 폐결핵뿐 아니라, 어느 전염병이든지 마찬가지다.

그래서 한방에서는 어릴 때는 귀룡탕으로 감기·폐결핵·홍역·성홍열 같은 전염병을 예방해 주고, 십이삼 세의 싱장이 발달할 시기가 되면 육미지황탕을 써서 생식기의 불균형이나 성장을 도와주며, 일반 성인 여자는 피를 위주함으로써 보혈하는 사물탕에 많이 가감하여 중요한 여성 생식기의 성장을 도와 생식기 부전증을 미연에 방지하고, 남자는 기운을 위주함으로써 기운을 돕는 사군자탕에 많이 가감하여 이용하게 된다.

옛날에 전염병이 성행할 때, 한집에 환자와 같이 기거할지라도 저항력이 강한 사람은 걸리지 않으나, 저항력이 약한 사람은 한번 다녀만 가도 걸리는 까닭은 이 저항력의 차이 때문이다.

이 폐결핵은 1881년에 독일의 세균학자 코흐에 의하여 결핵간균이라는 것이 밝혀져서 결핵 퇴치에 많은 공헌을 하게 되었다. 그렇지만 우리나라를 비롯하여 선진국들은 정부 시책으로 결핵 예방에 많은 예산을 들여 힘쓰고 있으나, 실제 폐결핵 환자의 수는 줄어들지 않고 있어 사회적으로 크게 불안을 느끼지 않을 수 없다.

폐결핵 환자가 농촌에 비하여 도시에 많고 잘 사는 부촌에 비하여 못 사는 빈촌에 많은 것은, 도시는 결핵균으로 오염된 공기와 사회생활상으로 보아 생존경쟁이 심하여 정신적 타격과 긴 시간의 근무를 감당하지 못하기 때문이며, 빈촌은 영양 부족으로, 또는 몸이 허약함으로써 결핵균에 저항할 체력을 갖추지 못하기 때문으로 풀이되고 있다.

활동력이 가장 왕성한 20~30대 청년기에 많고, 그 중에서도 이상이 높고 사회생활에 민감하며 총명하고 지혜 있는 지식 청년 학생에게 많은 것은 모두 이런 까닭이다.

허약 체질에 폐결핵이 많이 오기 때문에 목이 길고 가슴둘레가 좁으며 깡마른 사람을 결핵성 체질이라 한다. 몸의 균형이 잡히지 않은 체질, 즉 내분비의 이상이 잘 생기는 선병질 체질에 많이 보게 된다.

만약 산모가 폐결핵을 앓고 있다면, 많지는 않지만 간혹 태반을 통하여 태아에게 전염되는 수도 있고, 산후에 모체의 유즙으로 감염되는 수도 있을 뿐만 아니라 결핵을 앓고 있다면 10개월 간 태아를 뱃속에서 건강하게 자라게 하기도 힘들기 때문에 폐결핵이 진행하고 있는 중에는 임신을 피하는 것이 가장 좋은 방법이라고 생각된다.

폐결핵으로 기침이 심하고 미열이 있으며 가래가 끓고 눈이 청냉한 색을 띠고 맥은 빠르고 가늘며 힘이 없든가, 거문고줄을 하는 현맥에다가 빠르고 허한 맥이 나오면 자음강화탕을 많이 이용한다.

폐결핵은 백일해 · 유행성 감기 · 만성 폐렴 · 만성 기관지염 · 기관지 확장증 · 폐기종 · 당뇨병 등에 의하여서 유발되는 수도 있고, 먼지나 금속, 암석 같은 물질이 폐조직을 상하게 하여 유발하는 경우도 있다.

사춘기에 주색을 과도하게 하여 정력을 손상케 되면 저항력의 감퇴로 결핵균에 대한 저항력이 없으므로 자연 발병의 원인이 된다. 색을 지나치게 즐기게 되면 음을 상하게 되고, 음이 허하면 더욱 흥분이 잘 되고 성욕이 강해서 더욱 과색하게 되어 젊은 청춘을 망치는 일을 자주 보게 된다.

이렇게 지나친 성욕으로 폐결핵이 발병하여 진행하는 상태를 음허화동(陰虛火動)이라 한다.

폐결핵 환자는 부부 관계가 지나쳐서는 안 되므로 젊어서라도 독방을 쓰게 하고 보음을 해가며 치료함이 마땅할 것이다.

폐결핵은 점진적으로 발병하는 것이 많다. 처음에는 원인 모르게 수척하며 식욕이 감퇴하고 피부와 얼굴색이 창백하고 전신에 권태감이 오고 미열이 있으며 때로는 잘 때 식은땀이 나고 기침을 하며 가슴이 아픈 증상이 있다.

가슴에서 스스로 느끼는 증상은 기침이 나고 가래를 뱉으며 가슴이 아프고 객혈이 있고 호흡 곤란증이 있다. 가슴은 대개 가볍게 아프나 기침은 사람에 따라 현저하게 차이가 난다. 때로는 내난히 많이 진행되었어도 기침을 하지 않는 수도 있다.

가래가 동공에서 나오는 것은 대개 적은 덩어리로 나오고 양이 많으며 아침에 기침할 때 많이 나온다. 폐결핵 초기의 객혈은 크게 걱정하지 않아도 괜찮은 수가 많이 있으나, 말기에 많은 양의 객혈이 있을 때는 주의하여야 한다.

전신적 증상으로는 열이 있고 깡마르며 어지럽고 얼굴색이 창백하고, 전신이 쇠약하며 밤에 잘 때 식은땀이 나게 된다. 미열이 오래 계속되는 경우가 많고 아침에는 낮고 저녁때는 높은 것이 보통이다.

이와 반대로 아침에 열이 높고 저녁에 열이 낮으면 이것을 전도열형이라 하여 예후가 좋지 않은 증상이다.

폐결핵이 급속히 진행할 때는 종종 특수한 고열이 날 때도 있고, 또 불규칙한 열을 낼 때도 있다. 보통 열이 날 때는 양볼이 붉을 때가 많이 있다.

인체의 모든 기관의 활동을 조절하는 데 두 가지 힘이 있다. 하나는 그 기능을 조장 · 촉진하는 힘으로 양이라 하고, 또 하나는 그 기능을 억제 ·

진정시키는 힘인데 음이라고 한다.

> 폐결핵은 이 음이 허한 증상으로, 처음에는 자음청화탕을 한 제 쓰고, 다음은 육미지황탕을 장복시키는 것이 좋다.
>
> 폐결핵으로 음이 허하고 미열이 있는 환자에게 기운이 없다고 몸을 보하기 위하여 인삼·육계·부자·건강 같은 온성의 약을 쓰면 병이 더욱 악화되기 때문에 한약은 꼭 한의사에게 물어보고 쓰는 것이 좋다.
>
> 자음청화탕의 처방은 백합·옥죽·사삼·산조인·모려분·백복령·백미·지골피·자완·신곡·시호·전호·길경·우방자로 조성되고,
>
> 육미지황탕의 처방은 숙지황·산수유·산약·목단피·백복령·택사로 조성되어 있다.

해수_(기관지염)

세균 감염 등 기관지에 생기는 염증

해수(기침)는 감기와 밀접한 관계를 갖고 있으며, 기계적 또는 화학적 자극에 의하여 발병되고 백일해나 세균성 폐렴과 같이 오는 경우가 많다. 먼지나 광물질의 흡입과 연기를 마셔도 기침이 난다.

해수가 심하면 가슴이 아프고 머리가 많이 아프며 가래의 양이 처음에는 적고 투명한 유리같이 맑은 색안에 녹색의 맑지 못한 고름 같은 덩어리가 섞여 나오게 된다. 때로는 가래에 피가 섞여 나오기도 한다.

호흡 곤란은 거의 없으나 오랫동안 치료하지 않으면 만성으로 되어 기관지의 탄력이 소실되므로 분비물이 축적되기 때문에 기관지는 확장되고

호흡 곤란이 오게 되며, 또 모세기관지에 염증이 옮겨지면 극심한 호흡 곤란이 일어난다.

해수가 심해지면 전신이 나른하고 힘이 없으며 가슴이 불쾌하고 식욕이 없고 머리가 아프며 열이 난다. 어린아이일수록 열이 많아 섭씨 39도 이상으로 발열하게 된다.

기관지가 확장되면 많은 양의 묽은 가래를 뱉어내는데, 특히 아침 일찍 침상에서 일어날 때 기침이 심하면서 가래가 입에 가득 차게 뱉어내게 된다. 기관지가 만약 주머니 모양으로 부분적 확장이 되면 가래는 끈적끈적하며 고름 같은 것이 섞여서 악취가 날 뿐만 아니라, 기관지가 부패하게 된다.

이때 폐도 같이 부패되는데, 폐조직이 상하게 된 것을 폐궤저라 하며, 이때는 피를 토하기도 한다. 폐궤저의 특이한 증상은 손가락 끝마디와 손톱이 커지는 것이다. 근육만 커지는 것이 아니라 뼈관절도 같이 커지게 된다.

해수의 치료는 우선 감기에서 왔는지, 내부 장기의 고장으로 왔는지 구별하여 치료하여야 한다. 찬바람이나 몸을 차게 하여 나는 해수는 갑자기 발생하고, 코가 막히며 콧물이 나고 재채기도 나며 인후가 간지럽고 머리가 터지는 것같이 아프며 전신이 시고 아프며 바람을 싫어하고 열이 나는 감기 증상과 같이 온다.

또 내부 장기의 고장으로 온 내상해수는 만성병으로 서서히 오게 되고, 해수병을 앓은 경력이 있으며, 피로하고 힘이 없으며 밥맛이 없고 대변은 무르고 가슴이 고민스럽고 옆구리가 아프다. 문제는 내상해수 환자는 장기가 약화되어 항상 주의를 해야지 조금만 부주의하면 감기가 겹쳐 해수가 더욱 심하여진다.

처방을 많이 이용하여 기관지와 몸의 원천 신음의 기운을 도와주어야 한다.

◇

천식(喘息)

기관지에 경련이 일어나는 병

천식을 효천(哮喘)·효후(哮吼)라 부른다. 천은 호흡이 촉박하고 급함을 말하고, 효는 호흡할 때 소리가 높고 호흡이 거칠어서 마치 톱질하는 듯한 것을 말한다.

천식은 기관지천식·천식성기관지염·폐기종·심인성천식에서 올 수 있다.

천식의 원인은 외인과 내인이 있으며, 주로 내인은 감정인 칠정의 손상과 상기의 급촉으로 인하여 발작한다고 하였다. 또 기관지에 염증이 생기면 염증의 열로 인하여 기관지나 폐포 내에 가래가 맺혀서 붙게 되어 천식이 발작한다.

또 천식은 유전·기관지 경련·내분비 장애·관상혈관 이상 등으로도 발작한다. 천식의 증상은 가을이나 겨울철에 많이 난다. 코가 가렵고 재채기를 하면서 콧물이 나고 기침을 한다. 천식의 빌직 전조 증상은 가끔 가슴이 답답하다가 저절로 낫는다. 갑자기 발작할 때는 기침이 나고 가래가 끓으면서 숨이 차고 이마에서 식은땀이 나고 똑바로 눕지를 못하며 앉아서 숨을 쉬고 목에 있는 정맥이 튀어나온다.

천식이 그치지 않고 계속되면 입을 벌리고 숨을 쉬며 산소 결핍을 일으켜 입술과 손톱이 창백해진다.

천식의 발작은 대개 밤이 깊어서 심히 가슴이 고통스러우면서 압박감과 숨이 차게 된다. 심할 때는 생명에 대한 불안감을 느끼게 된다. 천식의 실증은 오한 · 발열하고 땀이 나지 아니하며, 대소변이 잘 나오지 않고 혀에 백태가 끼고 맥은 빠르고 힘이 있다. 천식의 허증은 식은땀이 나고 손발이 차며 맥은 약하고 힘이 없다.

천식에 숨이 차는 것으로 병을 구분해 보면,

1. 숨을 들이쉴 때 편안하고 내쉴 때 고통스러우면 기관지 천식이다.
2. 밤에 한잠 자고 천식이 일어나 갑자기 숨이 차고 숨을 들이쉴 때나 내쉴 때 똑같이 고통스러우면 심장성 천식이다.
3. 기후에 민감하여 찬바람을 쐴 때 친식이 일어나면 동맥경화성 천식이다.
4. 숨이 차는 것과 동시에 구토가 있고, 천식이 여름 장마철이나 가을 · 겨울 추울 때 많이 오면 요독성 천식이다.
5. 천식의 치료도 그 원인에 따라 다르지만, 일반적 감기로 올 때는 정천탕 가감을 많이 이용한다.

기관지 천식

발작적으로 호흡 곤란을 일으키는 증상

기관지 천식이란 갑작스런 기관지의 수축으로 인해 심한 호흡 곤란과 함께 숨쉴 때 쌕쌕 하는 소리가 나며 심한 고통을 받게 되는 병을 말한다. 천식에는 외인성과 내인성, 그리고 두 가지가 혼합된 혼합형이 있다.

천식의 가장 흔한 형태로는 먼지·꽃가루 등 환경적 항원에서 유발되며, 알레르기성 비염을 동반하기도 하고, 사람의 몸이 공기 중의 항원을 받으면 제일 먼저 히스타민의 중재 물질의 작용을 받게 되어서 수축 발작한다. 그러므로 일반 병원에서는 알레르기천식 하면, 어떤 형태이든 항히스타민을 처방하게 된다.

한방적인 차원의 알레르기 및 기타 천식의 치료는 그 원인과 병의 진도성, 그리고 인체의 체질에 따라 처방이 각각 다르게 된다. 임상적으로 나타나는 증상들은 우리가 익히 알고 있듯이 발작이 여러 시간 계속되며 지속적인 기침, 많은 담을 배출하기도 하며, 호흡 곤란이 생겨서 심하면 얼굴이 청색으로 되며 특히 어린이의 경우에는 야간 발작이 심하여서 보는 이의 가슴을 졸이게 하고 발작할 때 전조증이 없이 갑자기 오므로 응급실을 찾게 되는 수가 많다.

주로 항히스타민 주사를 맞으면 임시방편은 되지만, 항원이 높아져서 체질이 약해져 고생을 하기도 한다. 어떤 형태의 천식이든 조기 치료에 임하는 것이 가장 좋으며, 특히 어린이들의 경우에는 잦은 감기 예방이 기관지 천식 예방치료의 지름길이다.

직업적 천식이란 것도 있어서 연기·화학성 먼지, 특히 봉제공장에서 일하는 분들, 화학성 물질을 쓰는 실험실의 사람들에게도 자주 발작하는 기관지 수축성 천식이 있다.

천식으로 고생하는 어린이들은 성장의 지연뿐만 아니라 늘 피로한 상태에 있고, 조금만 운동을 해도 피로하다고 앉아서 쉬기를 원하며, 정신 신경은 예민하다. 그리고 알레르기 증상은 많은 사람들이 갖고 있으나 별 것이 아니다 생각하는데, 가벼운 스프레이만을 사용하지 말고 꼭 전문 한 의사를 찾아서 상의하여 체질 개선 및 예방할 것을 권한다.

폐의 공기는 우리 몸의 구석구석 수억만 개의 세포에까지 작용을 미치며, 우리 뇌는 5분 동안만 공기를 전달받지 못하면 뇌세포가 파괴된다는 것을 잊지 말고, 알레르기 · 감기 · 천식 등은 조기 치료에 임해야 한다.

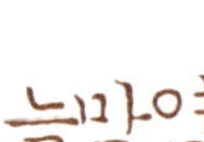

늑막염

결핵균이나 외상으로 늑막에 생기는 염증

늑막염을 흉막염이라고도 한다. 늑막이란 폐를 싸고 있는 두 겹의 장막으로, 폐 쪽으로 안쪽 막을 장측 흉막이라 하고. 바깥쪽 흉막을 벽측 흉막이라 하며, 이 막과 막 사이의 좁은 공간을 흉막강이라 한다. 이 막의 사이에는 소량의 액체가 표면을 부드럽게 하므로, 폐운동 시의 마찰을 방지하고 있다.

늑막염이란 이 흉막강에 염증이 생기는 것을 말한다.

늑막염의 증상을 보면, 갑자기 호흡할 때에 찌르는 듯한 흉통을 느끼며, 섭씨 38~39도의 열이 있다. 2~3일이 되면 옆구리가 무겁고 숨이 차며 기침이 난다. 가래가 끓고 전신에 권태감이 있고 피부는 창백하고 소변량은 감소하며, 맥은 빠르고 단단하게 뛰는 소위 부긴맥이 나온다.

이 늑막염은 건성 늑막염과 물이 차는 습성 늑막염, 화농하는 화농성 늑막염의 세 가지로 구분할 수 있다.

건성 늑막염은 대개 폐질환에서 많이 오며 결핵성 늑막염을 말한다.

가슴이 습성 늑막염보다 심하게 아프며 운동이나 기침할 때, 숨쉴 때, 크게 웃을 때나 재채기할 때 특별히 가슴이 쑤시고 아픔을 느낀다.

손가락 끝으로 등을 두드려 보면 북소리가 난다. 청진기로 호흡음을 들어 보면 호흡음이 미약하게 들리고 숨을 들이쉴 때 특이한 마찰음을 들을 수 있는데, 이 마찰음은 건성 늑막염을 진찰하는 데 중요한 증상이다.

습성 늑막염은 등을 손가락 끝으로 두드려 보면, 항아리에 물을 가득 채우고 두드릴 때와 같은 탁음을 들을 수 있으며, 청진기로는 물이 많이 차 있기 때문에 호흡음을 들을 수 없고, 건성 늑막염에서 나던 마찰음도 들을 수 없다.

물이 많이 차면 찰수록 숨은 더 가빠지고, 심하면 물을 빼야 하며 물이 찬 쪽으로 누어야 조금 편안한 감을 느낀다.

화농성 늑막염은 늑막강에 차 있는 삼출액이 화농하는 것을 말한다. 처음에는 건성 늑막염과 비슷하나 날이 갈수록 삼출액이 화농하여 혼탁한 정도에 따라서 증상은 악화된다. 열은 처음보다 점점 심하여 높아지며, 일정하지 않고 올랐다 내렸다 하고, 춥고 머리가 아프며, 입이 마르고, 전신이 노곤하고 가슴이 아프며 부정맥이 나온다. 점차 병이 진행함과 동시에 모든 증상이 악화되는 것이 화농성 늑막염의 특징이며, 건성 늑막염보다 위중하다. 특히 신열이 심하게 올랐다 내렸다 하며 화농에 의하여 폐가 파괴되는 경우에는 많은 양의 고름이 섞인 가래를 뱉게 된다.

치료하면 보통 습성 늑막염의 열은 3주일 내에 내리고 삼출액도 차차 없어지며, 1~2개월 이내에 완전히 없어신다. 민약 치료 불충분으로 삼출액의 흡수가 늦어지면 흉막이 두터워져서 폐기능에 장애를 주게 된다.

치료는 절대 안정하여야 하며, 삼출성 늑막염과 화농성 늑막염은 한약으로 인동꽃을 위주로 한 처방을 많이 이용하며, 화농이 되었으면 민들레를 가미하여 쓰면 잘 듣는다.

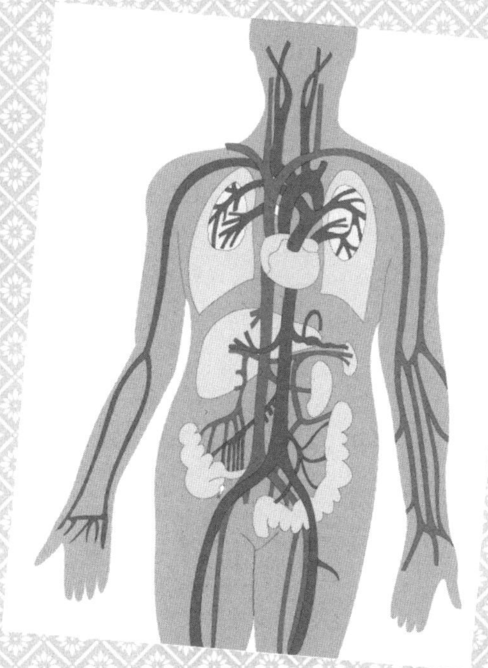

제4장

순환기 질병

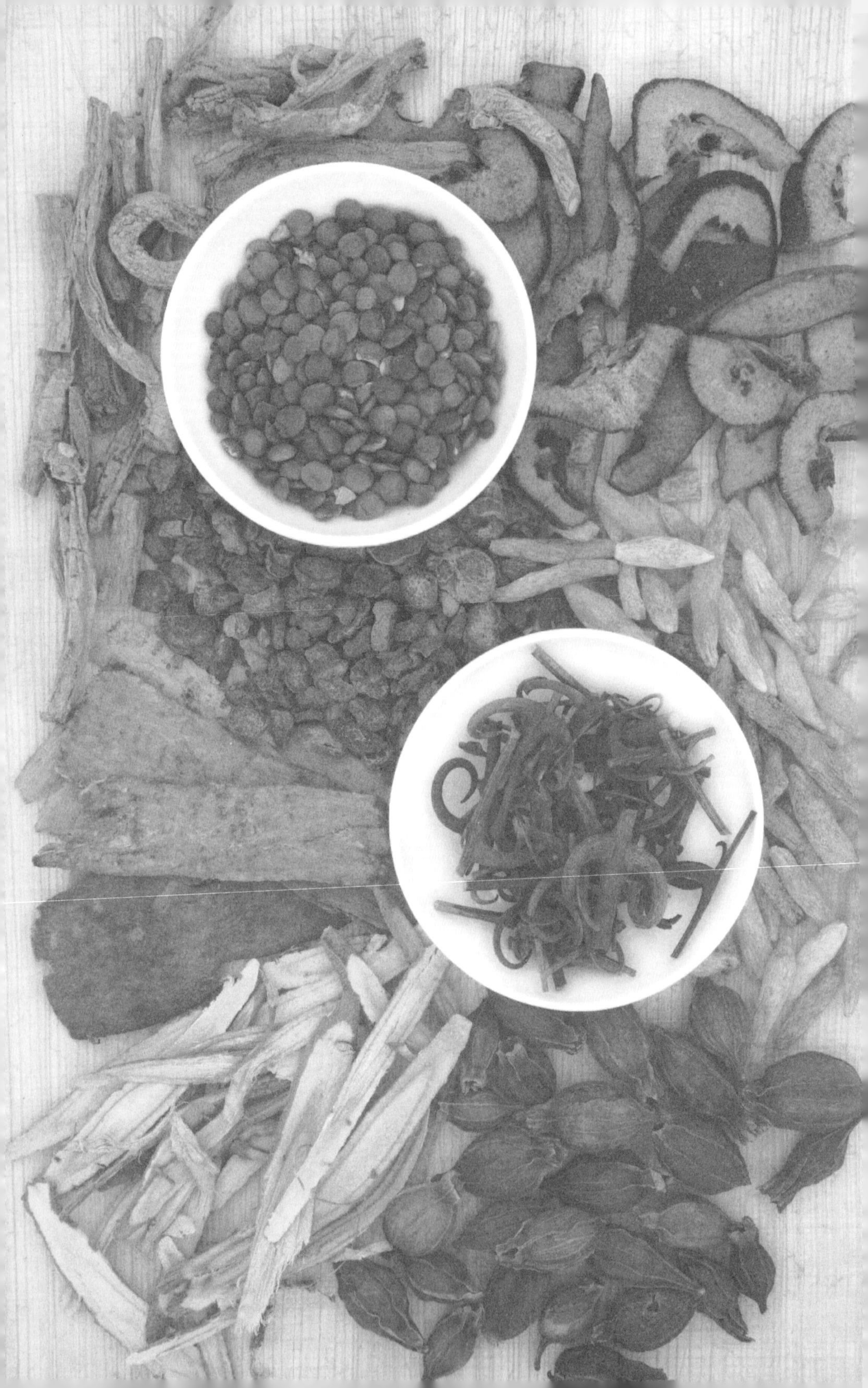

심장병

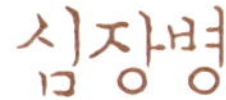

혈액 순환의 원동력이 되는 심장에 생기는 병

심장은 흉강에 위치하며 외부에 심장을 싸고 있는 심포가 있다. 심장은 혈관을 주관하고 정신을 담고 있다. 심장 경맥이 소장으로 내려가서 이어지고 소장과 안과 밖[表裏]의 관계를 이루고 있다.

심장은 인체 생명 활동의 주재자로서, 오장육부 중에서도 가장 중요한 역할을 하고 있다. 정신 의식과 생각 추리가 모두 심장의 기능에 속하기 때문에 심장은 '군주의 관직', 즉 임금님의 장기라 하였다.

또 『영추』에 보면, '심장은 오장 중의 대주인이며 정신이 들어 있는 곳'이라 하였다. 이는 심장이 정신의 작용을 통하여 오장육부의 활동을 지도하고 있기 때문에 생명 활동의 수재자가 된다'는 말이다.

임상적으로 보아서 심장에 병변이 생기면, 왕왕 가슴이 뛰고 공포증이 있으며 잠을 자지 못하게 된다. 또 가슴이 아프며, 헛소리도 하고 의식이 혼미해지기도 하며, 슬퍼하기도 하고 계속 웃기도 하는 증상을 나타내게 된다.

심장병은 내적으로 심장 자체가 건전하지 못하거나, 또는 과도한 희락과 심한 근심·걱정·공포·사려(思慮)로 오게 되고, 외적으로는 열사가 심포로 들어가면 심장병을 일으키게 된다.

이때에는 심장의 통솔 기능을 잃기 때문이다. 만약 심장에 병변이 생기면, 다른 장부도 활동이 문란하여져서 수시로 질병을 일으키게 된다. 『소문』에 보면, '심주가 맑고 밝으면 대개 장기가 건강하고, 심주가 맑고 밝지 못하면 12장부가 약하다'고 하였다. 이때는 심장을 맑게 하는 '인숙보심탕'을 많이 이용한다.

한의학에서 심장의 주요 기능은 혈액순환을 하게하고 추리적인 정신 활동을 유지시키는 일이다.

임상상 심장과 혈관의 병이나, 정신 신경병과 혀의 어떤 병(구열이나 혀가 헐든가 아픈 병)은 전부 신장으로부터 나온 병으로 치료해야 한다.

심장은 또 혈액순환을 시키는 것이 근본이 되며 혈액을 전신에 끊임없이 돌아가게 하는 작용이 있으므로, 혈액은 심장기능과 깊은 관계를 가지고 있다.

한의학에서의 심장은 생명의 근원이며, 그 정상 생활 현상은 안면에 나타내고, 그 충실함은 혈맥에 있다고 하였다. 그래서 심장이 허약하면 혈액순환이 나빠지므로, 안색이 창백해지고 광택이 없어진다. 심장의 기운이 쇠하여지면, 혈액의 운행이 잘 안 되고 막히며, 얼굴색은 본색의 붉은 광택을 잃고 암색 혹은 청자색을 나타내게 된다. 또 심장의 생리·병리적 변화가 혓바닥에 나오므로 진단하는 데 많이 이용된다.

혀가 붉은색을 띠면 일반적으로 심장의 혈이 충분한 것인데, 심장의 기운이 좋은 징후이다. 심신이 쇠약하여지면 입맛을 잃게 되고, 심하면 혀의 맛을 잃게 된다.

열이 많은 온열병에 걸려서 의식이 혼미하고 이빨을 악물고 헛소리를 하는 증상은, 나쁜 사기(邪氣 병나게 하는 여러 요인)가 심장에 들어갔으므

협심증

심장벽의 혈관에 일어나는 동통 발작의 증세

심장근육에 영양을 공급하는 혈관인 관상동맥에 기질적인 병을 일으키거나 혹은 경련을 일으켜 그 혈관 안이 좁아져서 심장으로 가는 혈액이 충분히 통과되지 못하면 심장근육의 영양 및 산소의 공급이 부족해진다. 이것이 협심증을 일으키는 주요한 원인이다.

관상동맥의 병은 동맥경화증에 의하여 일어나는 일이 가장 많고, 매독에 의하여 생기는 일도 많다. 이러한 병에 의하여 일어나는 것을 진성 협심증이라고 하며, 이에 대하여 혈관에 단순히 경련을 일으켜 이 증세를 가져오는 것을 신경성 협심증이라고 한다. 그러나 이 양자의 구별은 실제에 있어서 극히 곤란하며, 또 가끔 이 양자가 합병하여 발작되는 수도 있다.

이 협심증이 발작하기 전에 수 분, 혹은 수십 분간 전구 증세가 나타나는 일이 있다. 즉 심장부에 압박감이 일어난다든지, 왼쪽어깨·왼쪽팔에 이상감이 오고 가벼운 불안감이나 전신 탈력감이 생기는 수도 있는데, 어떤 때에는 전연 전구 증세가 없이 갑자기 발작이 일어나는 수도 있다. 갑자기 심장부 혹은 명치끝에 몹시 아픔이 온다. 이것은 주로 가슴을 잡아매고 힘 있게 조르는 듯, 혹은 가슴이 깨지는 듯, 예리한 칼로 가슴을 후벼내는 듯, 금방 생명이 끊어지는 듯한 공포감에 사로잡히게 되는 격심한 동통이다.

이 동통은 심장부뿐만 아니라 왼쪽어깨, 왼쪽팔꿈치 및 왼쪽손까지 파급되는 일이 있다. 이 격심한 동통 발작과 동시에 안면은 창백해지고 식은땀이 흐르고 하품이 나며 구역과 구토가 일어나는 일이 있다. 맥은 약하고 불규칙해지는 일이 있으나 호흡 곤란은 오지 않는 것이 보통이다. 발작은 보통 수 분 내지 수 시간 계속되는 일이 있다.

치료는 발작을 예방하고 또는 그 빈도를 낮게 하여야 한다. 또 소화기 기능 장애나 담관 질환을 조절하고, 혹은 정신적 과로나 육체적 과로 등을 피해야 한다.

발작시에는 우선 안정이 필요하다. 즉 보행시에 발작이 오면 보행을 중지하고, 장소 여하를 막론하고 바로 앉게 하여야 한다. 혹은 조용히 누워서 심장을 온수로 습포하거나 또는 온수로 마찰하여 한다.

지방심

심장에 지방이 침착한 병

비만한 사람에게 일어나는 심장 장애를 임상상으로 지방심이라고 한다. 비만한 사람에게 일어나는 병은 비단 지방심뿐만 아니라 지방간도 있으며, 간 기능의 저하도 잘 온다. 또 요추나 슬관절(무릎마디)이 나빠지며 고혈압이나 당뇨병도 오는 수가 많다.

심장이 지방에 뒤덮이든지, 지방 침윤을 일으키든지, 복강 내에 지방 부착이 심하여 횡격막을 밀어 올려 심장을 압박하는 것이 원인이 된다. 그런데 비만한 사람은 이러한 심한 변화가 없어도 심장 장애를 일으키기 쉬운데, 이것은 체중과 심장 발육과의 불균형이 원인이다.

심장근육의 발육은 전신 발육 정도와 병행되는 것이 원칙이나 비만한 사람은 체중에 비하여 수의근의 발육이 불량하고 동시에 심장근육 발육도 불량하여 심장근육은 과로하기 쉽다.

증세는 운동할 때나 혹은 배가 부를 때에 호흡 곤란이 심하고, 상반신을 구부릴 때에 숨이 가빠서 호흡이 끊어지는 것 같다. 병세가 심해지면 가만히 있어도 가슴이 두근거리고, 숨쉬기가 곤란하며, 점차로 악화되어 기운이 갑자기 없든가 몸을 움직이면 숨이 차고 호흡이 곤란해지며, 아랫도리가 붓고 목에 핏줄이 튀어나오며 식욕이 없고 속이 메스꺼우며 토하고 소변량이 적어지는 심부전 증세를 일으킨다.

치료로는 적당히 지방을 빼는 치료법과 운동이나 체조 등에 의한 심장근육의 발달을 도모하여야 한다. 몸무게가 느는 것을 방지하고, 또 몸무게를 점진적으로 감소시키는 것이 필요하다. 1주일간에 1~2kg의 체중 감소를 한도로 하고 너무 급속한 체중 감소를 피하며, 심장 기능을 주시하면서 이행하여야 한다.

한약으로는 가미제습탕을 쓰면 좋다.

◇

심근경색증

심근층에 경색이 생기는 질환

심장을 둘러찬 동맥인 관상동맥 중 어느 혈관의 일부가 폐색되면, 이 혈관에 의하여 영양을 공급받던 심장의 근육이 괴사(壞死)를 일으키게 된다. 이러한 현상을 심근경색이라 하며, 핏줄이 막히는 것은 혈관벽의 매독성 변화나 동맥경화증 변화에 의하여 생기는 일이 많다.

남자의 발생률은 여자보다 4~5배 많으며, 연령은 60세에서 가장 많이 일어난다.

심장 쇠약이 있던 환자가 돌연 협심증을 일으키고 점점 심장이 약해지는 경우는 대개 이 심근경색증을 생각하게 된다. 혹은 특별한 징후가 없이 급한 심장쇠약이 오는 일도 있다.

협심증의 아픔이 장시간 계속되며 중하다고 생각될 때에는 우선 심근경색이라고 생각해도 무방하다. 즉 심장부의 동통 발작과 이 동통은 왼쪽 어깨나 왼쪽팔로 방사상으로 퍼지고, 혈압이 내려가고, 미열이나 심하지 않은 발열과 숨쉬기가 어려우며 부정맥과 심한 전신적 쇠약감이 있고 쇼크 등의 증세가 있다.

심근경색 중에서도 아주 전형적인 것은 가슴 전체가 아프고 흉골의 뒤쪽 부근에 눌리는 듯한 통증이 일어나는 증상이다.

"이 세상을 완전히 하직하는 줄 알았다"라고 말하는 환자가 있을 정도로 심한 호흡 곤란으로 식은땀을 흘리게 되는 경우도 있고, 정신 이상에 걸린 듯이 이상한 언동을 하는 사람도 있다. 또한 일어나자마자 인사불성이 될 정도로 급한 증례를 제외하면, 심근경색이나 협심증의 아픔은 배꼽 아래에서부터 목줄기까지 이르는 부위에서 일어난다.

심근경색은 예방이 최대의 치료라는 말이 있다. 치료의 원칙은 손상을 받은 심근이 회복될 때까지 심장의 노역(勞役)을 완화시켜 안정시키는 것과, 동통 기타의 불안을 감소시키는 것이다.

만일 쇼크나 심장쇠약이 있을 때에는 이에 대한 적절한 대책 또는 위험한 부정맥이나 합병증 등이 생기면 이에 대한 치료를 하여야 한다. 비교적 장기간(4~6주간) 절대 안정이 필요하며, 심신의 과로를 피하면서 한약을 써야 한다.

심부전증

심장의 펌프 작용, 혈액의 순환 장애

심부전은 심장에서 피를 전신으로 밀어 내보내는 심장의 기능이 쇠약해졌기 때문에 신체에 소요되는 양의 혈액 공급이 부족하여 생기는 병증상이다. 심장판막증·관상동맥경화증·고혈압·내분비질환·세금감염·급성 폐경색증·폐기종 혹은 기타 만성폐질환 등에서 심부전의 증상이 나타난다. 임신이나 과로의 누적으로도 심장에 부담을 더하기 때문에 심부전을 유발시킬 수 있다.

심부전은 좌심부전과 우심부전으로 나눈다.

좌심부전에서 나타나는 중요한 증상들은 기운이 없는 권태감과 호흡곤란이다.

처음에는 몸을 움직이면 숨이 차고 호흡이 곤란한 노력성 호흡 곤란에서 점차 변하여 휴식시에도 호흡에 곤란을 일으켜, 앉아서 숨을 쉬어야 하는 단좌호흡을 하게 되기도 한다.

갑자기 발작하는 호흡 곤란은 주로 좌심부전의 증상으로, 잠을 자다가 갑자기 가슴이 답답하고, 호흡 곤란이 오며, 기침과 가래 끓는 소리가 난다. 몹시 심한 경우에는 급성 폐수종으로 바뀌면서 극심한 기침을 하고, 반듯이 누워 있지를 못하고 쭈그리고 앉아서 호흡을 하게 된다. 이것이 더욱 심해지면 거품 같은 가래에 피가 섞여 나오고 핑크 빛깔이 되는 등 폐부 울혈 증상이 나타난다.

우심부전에서 나타나는 중요한 증상들은 아랫도리가 붓는 하지 수종과 목에 핏줄이 튀어나오고, 식욕이 없으며, 속이 메슥거리고 토하며, 소변량이 적어지고 물을 많이 마시게 된다.

일반적으로 심부전을 치료하는 방법은 근본적인 심장병을 한약으로 치료하는 방법과 병의 원인을 제거하며 예방에 힘쓰는 두 가지 방법을 동시에 하여야 한다. 심부전 치료에서 무엇보다 중요한 것은 작업의 제한이나 안정을 통해서 심장의 부담을 덜어주고, 심장에 들어가는 피를 증가시키는 것이다. 또한 체내에 물이 고이는 것을 막아야 한다.

심장은 혈맥의 기능을 주관하며, 이 심장이 기능을 실조하면, 가슴이 두근거리며 뛰고, 양허로 수음이 불화하면 수음이 심장을 침범하고 폐를 공격하여 갑자기 기침이 나고 피를 토하는 증상이 나타나게 된다. 이러한 경우 생맥산을 쓰면 잘 듣는다.

부정맥

심장의 맥박이 고르지 않은 상태

보통 심장이 박동하는 데는 거의 규칙적인 리듬이 있어서 맥이 규칙적으로 뛰는 것이 보통인데, 그렇지 못할 경우 부정맥이라고 한다.

한의사들은 보통 손목의 안쪽을 손가락으로 짚고 맥을 보는데, 이때 맥이 가끔 건너뛰거나, 일정한 리듬이 없이 멋대로 뛰거나, 빨라졌다 늦어졌다 하거나 하면 이것을 부정맥이라 한다. 즉, 불규칙하게 맥이 뛰는 것이다. 매우 심한 부정맥인데도 대단한 병이 아닐 때도 있고, 또 반대로 맥박은 정상적이거나 혹은 스스로는 느끼지 못할 정도의 경미한 부정맥인데 뜻밖에 중증의 심장병인 경우도 있다.

심장은 규칙적으로 박동을 해서 온몸에 혈액을 보내주고 있다. 심장에는 심방이라는 방과 심실이라는 방이 있으며, 오른쪽 심방의 위쪽에 동결절이라는 것이 있다. 이것이 규칙적인 리듬을 지배하고 있다. 그리고 이 동결절에서 내린 명령이 방실결절과 히스속을 거쳐 심실로 전해지고, 심실이 수축해서 혈액이 나가는 것이다. 이런 일이 끊임없이 되풀이되고 있는 것이다. 이 작용이 말초혈관으로 전해지기 때문에 손목 안쪽과 관자놀이에서 맥을 짚을 수가 있는 것이다.

그런데 동결절의 명령을 전달하는 경로인 방실결절 이하 부분에도 실은 잠재적으로 박동을 계속할 능력을 가진 세포가 있는데, 이것이 어쩌다가 동결절의 명령을 따르지 않고 스스로 박동을 개시할 때가 있는 것이다. 그것이 우선 맥박이 불규칙하게 되는 하나의 원인이 된다.

또 하나는 동결절로부터 명령이 전달되어 갈 때 마치 전선의 중간이 끊어지듯이 이 명령이 단절되는 일이 있는데, 그 때문에 다른 유형의 불규칙한 맥박이 나타나는 수도 있다.

맥박이 빨리 뛰는 삭맥일 때는 1분간에 100~140번 뛰며, 늦은 지맥일 때는 1분간에 40번까지 줄어들기도 한다. 이와 같이 늦게 될 때는 심한 피로를 느끼며 현기증이 나고 가슴이 두근거리고 호흡이 곤란하고 가슴이 답답하며 저혈압이 온다. 또 빨리 뛰어도 가슴이 두근거리고 가슴이 아프거나 압박감을 느낀다.

부정맥 중에서 가장 많은 것은 맥박이 건너뛰는 것으로 기외수축(期外收縮)이다. 이것은 종종 환자가 스스로 맥을 짚어 보고 느끼기도 한다. 심장의 박동을 심전도로 보면, 맥이 규칙적으로 뛰고 있는 정상적인 심장에서는 일정한 모양을 한 파동이 연속적으로, 그리고 규칙적으로 나타난다. 그런데 맥박이 건너뛰는 경우에는 원래 고동을 쳐야 할 시간 이전에 미리 쳐버리는 것이다. 따라서 맥박이 건너뛰는 것을 가리켜 미리 수축한다는 뜻으로 조기 수축이라고도 한다.

그러면 어찌하여 이때 맥박이 한번 거르고 건너뛰는 것처럼 느껴질까?

앞에서도 설명한 것처럼 심실은 수축해서 혈액을 내보내는 수축기와 혈액을 받아들여 크게 부푸는 확장기가 되풀이되고 있는데, 이 수축이 정상적인 경우보다 조금 일찍 일어나면 맥박이 건너뛰게 된다. 그래서 그 바로 앞의 확장기가 매우 짧아 심실에는 아직 충분한 양의 혈액이 들어 있지 않게 된다. 따라서 맥박이 건너뛰게 될 때도 심장은 수축을 하기는 하나 이때 내보내는 혈액의 양이 평소보다 적기 때문에 맥박으로는 느껴지지 않는 경우가 생긴다. 즉, 한 박자 건너뛰었다는 느낌이 드는 것이다. 이때 환자는 가슴이 덜컹하거나 심장이 어디에 걸린 것 같은 느낌이 들게 된다. 그래서 가슴에 이상한 감을 느끼는 것이다.

맥박이 건너뛰는 맥은 부정맥 중에서도 가장 흔한 것으로서, 대개의 경우 이렇다 할 병도 없는 건강한 사람에게서도 볼 수 있다. 그 유인으로서는 수면 부족·과로·스트레스, 커피와 술의 과음, 지나친 흡연 등이 있다.

이 맥박이 건너뛰는 것을 걱정한 나머지 지나친 걱정이 스트레스가 되어 부정맥이 일어나는 경우도 있다. 그런 사람들은 먼저 건너뛰는 맥이란 그리 걱정할 것이 아니라는 사실을 이해하는 것이 중요하다. 그리고 유인이 될 만한 것을 피하고 섭생에 신경을 좀 쓰면 대개 자연히 고쳐진다.

그러나 건너뛰는 맥이 관상동맥경화증의 첫 증상으로 나타나는 경우도 있다. 특히 40세 이상된 사람으로서 건너뛰는 맥이 있음을 알았을 때에는 전문의의 진찰을 받아 보는 것이 좋다.

부정맥 중에도 빠르거나, 늦거나, 강하거나, 약한 정상적인 흐름이 아닌 부정맥에 대하여 살펴보면 다음과 같다.

맥박의 리듬 자체가 가지런하지 않고, 하나하나의 맥박의 강도도 제각각이다. 이러한 부정맥을 우리는 심방세동(心房細動)이라고 한다. 심전도로 보면 심장이 수축할 때 파동의 간격이 일정하지 않다는 것을 금방 알 수 있다. 불규칙하게 흐트러진 같은 맥이라도 1분 간에 심장이 수축하는 횟수가 비교적 많은 경우와 적은 경우가 있다.

흐트러진 맥에는 발작적으로 갑자기 일어나는 것과 만성적으로 항상 있는 경우가 있는데, 어느 경우이건 심장 박동수가 적은 때는 자각 증상이 전혀 나타나지 않는 수가 있다. 심장 박동수가 많은 경우에는 가끔 울렁거리거나 숨이 찬 느낌, 혹은 때때로 가슴이 아프거나 옥죄이는 것 같은 느낌이 생긴다.

흐트러진 맥을 일으키기 쉬운 병으로서는 고혈압증·관상동맥증·심장판막증이 있다. 판막증 가운데서도 특히 승모판 협착증이라고 불리는 것이 가장 관계가 깊은 병이다. 또 갑상선 기능 항진증에 걸렸을 경우에도 흐트러진 맥을 일으키기 쉽다.

그리고 이 흐트러진 맥을 방치해 두면 심부전을 일으키거나, 때로는 심장 내부에 혈전이라는 피의 덩어리를 만드는데, 그것이 뇌 같은 신체의 다른 부분에 가서 막히면 색전증이라는 병을 일으키기도 한다. 그러므로 반드시 한의사를 찾아서 올바른 진단과 치료를 받을 필요가 있다.

이 흐트러진 맥 중 빠른 맥을 삭맥이라 하는데, 열이 있을 때 주로 나고, 늦은 맥을 지맥이라 하는데 냉이 많을 때 나며, 불규칙하게 나오는 맥을 촉맥이라 하는데 어혈과 기운이 체하면 많이 나온다.

맥박이 빨라졌다 느려졌다 하는 유형의 치명적인 부정맥도 있다. 예를 들면 운동회 때 100m달리기 출발 직전이라든지, 남의 앞에서 이야기를 해야 할 때는 누구나 가슴이 두근거리고 맥박이 빨라진다. 이런 현상은 모두 생리적인 것으로서, 긴장이 풀리면 다시 정상으로 돌아오기 때문에 걱정할 것이 없다. 그러나 심장의 박동이 갑자기 1분 간에 160~180으로 빨라지고, 그것이 몇 초 동안, 몇 분 동안, 때로는 며칠 동안 계속되다가 갑자기 원상으로 되돌아오는 일이 있다. 이것은 비교적 젊은 학생 등에게 많은데, 그리 무서운 부정맥은 아니다. 그러나 너무 자주 일어나거나 너무 오래 계속되는 경우에는 치료가 필요하므로 역시 한의사와 한번 의논하는 것이 좋다.

이와는 반대로 맥박이 느려지는 경우가 있는데, 1분 간에 30~40번으로 느려지더라도 일단 안정되어 있으면, 별다른 증상이 없는 법이다. 그러나 맥박이 느리면서도 그 정도의 변화가 심하고, 갑자기 심장이 수 초 동안 멈추어 버리는 경우가 있다. 이것은 무서운 발작이다.

심장이 멈추는 시간이 6, 7초 이상이 되면 혈액을 뇌로 보낼 수 없게 되므로 실신하거나, 극단적인 경우에는 경련이 따른다. 심장이 멎는 시간이 4, 5초 이내라면 실신까지는 가지 않고 아찔하고 정신이 아물거리는 듯한 증상이 나타난다.

환자는 이때 현기증이 난다고 호소한다. 방안이 빙글빙글 도는 것 같은 현기증이 아니라 흔히 말하는 뇌빈혈이 일어나는 듯한 느낌이다. 그러나 이 병을 방치해 두었다가는 자칫하면 목숨까지 잃게 되는 무서운 병이다. 때때로 실신한다든지, 현기증이 나는 경우에는 심장병이 있는 것이 아닐까 하고 일단 의심해 보도록 한다.

이 증후군은 비교적 고령인 사람에게 많다. 극히 일부의 부정맥은 치명적인 사태를 초래하는 수도 있다.

이상의 유형 이외에도 여러 가지 부정맥이 있다. 예를 들면 심실 세동이라 해서 심장의 근육이 갑자기 반란을 일으켜 제멋대로 움직이는 바람에 심장이 제대로 수축할 수 없게 되는 일이 있는데, 이렇게 되면 치명적이다. 이때는 꼭 전문 한의사를 찾아서 시기를 놓치지 말고 치료해야지 시기를 놓치면 귀중한 목숨까지 잃어버리는 수가 있다.

백혈병

혈액 속의 백혈구가 정상보다 많아지는 병

백혈구의 수명은 1주일인데 비해서 적혈구의 수명은 약 120일이며, 그래서 1/120의 적혈구는 매일 파괴되고 같은 양이 생산된다. 적혈구의 파괴는 간과 비장 및 골수에서 이루어지며, 파괴 산물은 대개 새로운 적혈구 생산에 쓰인다.

백혈구는 적혈구보다 크며 핵이 있다. 백혈구는 대체로 다음과 같은 공통적인 성질을 가지고 있다.

1. 세포질의 일부가 튀어나온 위족에 의한 아메바 같은 운동으로 조직 사이를 마음대로 돌아다닌다.
2. 백혈구는 상처나 염증이 있는 곳으로 신속히 이동하여 균이 있으면 잡아먹는다.
3. 백혈구는 죽은 세균이나 죽은 세포의 조각을 소화시킨다.
4. 백혈구는 모세관벽의 틈 사이를 지나 염증이 있는 곳으로 갈 수 있어서 방어 작용을 한다.

적혈구는 각종 영양분과 산소를 각 조직으로 운반하고 탄산가스와 쓸데없는 노폐물을 배출하는 역할을 하며, 백혈구는 몸 안에서 방어 작용을 한다.

백혈병은 백혈구가 몹시 증가하는 병을 말하며, 골수 안에서 생산된 백혈구가 증가되는 골수성 백혈병과 임파선 또는 임파 조직 내에서 생산된 백혈구가 증가되는 임파선 백혈병의 두 가지로 구별할 수 있다.

백혈병을 그 경과에 따라 급성과 만성의 두 가지로 구별할 수 있으며,

급성은 주로 어린아이들에게 많이 일어나는 것이나 최근에는 성인에게서도 점차 많이 볼 수 있게 되었다.

급성일 때는 체온이 오르고 증상이 갑자기 심해진다. 처음에는 전신이 나른하고 식욕이 없어지고 체중이 줄어드는 일반 증세가 나타나고, 점점 빈혈이 심해지고 비장과 때로는 간 및 임파선이 커지며, 그 밖에 잇몸이나 망막 또는 코에서 출혈이 일어나는 수가 있다. 혈액에서는 백혈구의 수가 수만 내지 수십만으로 증가한다.

급성일 때는 2~4개월밖에 안될 정도로 급속히 악화되는 반면, 만성에 있어서는 병세가 일진일퇴하며 점차 악화된다.

백혈병을 혈암이라고도 부르며, 그 중에 백혈구 감소증은 혈액 중에 백혈구 수가 1㎣마다 4,000이하로 떨어지는 것을 말한다.

정상적인 백혈구 수는 1㎣마다 4,000~10,000개가 들어 있으며, 그 중에 중성 호성 백혈구가 60~70%를 차지하고 있다.

백혈구 감소증이란 백혈구 중에 호중구 · 호상구 · 호염기구 등 골수과립구가 소실 혹은 감소되고, 혈액 중의 백혈구가 감소 내지 거의 없어지는 결과로 림프구만 남게 되는 것을 말한다.

백혈구 감소증의 발생 원인은 주로 방사선 물질 · 항암제 약물 · 해열제 · 항갑상선제 등에 의해서 혈액과 조직 내의 과립구가 많이 파괴되거나 이상 등의 원인이 생기기 때문이다.

임상적인 증상으로는 머리가 어지럽고, 무력하고, 체력 감퇴 혹은 급성 편도선과 같은 증상의 발열과 인두에 통증이 오기도 한다.

이 병의 가장 중요한 진단은 백혈구 감소 · 과립구 결핍 증상이다.

백혈병은 한의학에서 '허로(虛勞), 기혈(氣血) 허' 등에 속하며, 사가 깃들어서 기와 혈의 허가 생기는 것으로서 신장 · 간 · 비장 · 심장 등의 4장기가 관여되었으며, 그 중의 비장과 신장과의 밀접한 관계로 인함이라 본다.

백혈구 감소증에는 비장과 신장의 허약을 치료하여 익기 생혈을 해줌으로써 백혈구의 생성을 도와주는 작용을 한다. 처방으로는 가미승백환을 많이 이용한다. 특히 군약인 보골지라는 한약은 골수를 생성하며 근육과 골을 튼튼하게 할 뿐만 아니라, 백혈구 증가 작용이 있음을 임상과 실습을 통해서 입증한 바 있다.

갑상선 기능 항진증(바세도씨병)

갑상선은 후두의 내분비선

갑상선 기능 항진증은 갑상선 질환 중에서 가장 많은 병이며, 우리나라에서도 총 갑산선병의 60~70%가 바세도씨병인 이 병에 속한다. 남자보다 여자에게 훨씬 더 많으며, 대개 20~30세 때에 많이 발생한다.

갑상선 기능 항진증의 원인은 아직 밝혀지지 않고 있으며, 발병은 급성간염이나 창상, 장기간의 정신적 상처나 자극, 고민이나 걱정, 놀란 일이나 두려움 또는 긴장 등과 관계가 있고, 기타 유전성도 인정되고 있다. 이 병에서는 갑상선 호르몬이 병적으로 많이 생산·분비되어, 이것으로 인하여 여러 가지 병증세가 초래되는 것이다.

갑상선 기능 항진증의 증세는 서서히 시작되는 것이 보통이며, 식욕은 항진되어 음식을 많이 먹는데도 불구하고 몸이 점점 쇠약하여, 체중이 심하게 줄어든다. 동시에 신경질을 잘 내고 잘 놀라며, 손발이 떨리고 불면증이 생기며, 더위를 많이 타고 땀이 많이 나며 추운 것을 모르게 된다. 심장이 심하게 뛰며 설사를 하는 일도 많다. 여자들에게는 월경 이상, 남자들에게는 성기능 부전도 합병하는 일이 많다.

특수한 증세로는 안구가 돌출되어 놀란 사람과 같은 표정이 되며, 심할 때는 눈이 감기지 않을 정도로 눈이 튀어나오게 된다. 갑상선이 비대되어 외면으로 보아서 커진 것을 알 수가 있다. 이 비대는 갑상선 전체가 커지는 것이 보통이나 그 일부만 커지는 수도 있다. 이런 증세는 일진일퇴로 장기간 계속되며, 말기에는 심장이 심히 약해지거나 영양이 극도로 악화되어 다른 병에도 잘 걸리게 된다.

이 병은 단시일 내에 치료하지 않으면 여러 가지 합병증이 생길 수 있으며, 순환 장애를 맞게 되면 생명이 위태로워진다. 치료는 심신의 안정이 필요하며, 과로를 피하고 한약의 평영복방을 사용하면 잘 낫는다.

갑상선 기능 저하증(점액수종)

이 병은 어떤 원인으로서 갑상선 호르몬의 분비가 전혀 없다든지 아주 미량이어서 생체 요구량에 심한 부족이 생겨 나타나는 질환이다.

제일 많은 원인은 어떤 병으로 갑상선을 전부 적출(摘出)하였을 경우이며, 이때는 갑상선이 없어 호르몬의 분비도 물론 없어질 것이다. 그 밖에 뇌하수체 전엽의 질환으로서 전엽에서 분비되는 잠상선 자극 호르몬이 결핍될 때도 볼 수 있고, 옥도 섭취가 전연 없는 지방 사람들에게서도 볼 수 있다. 때로는 전혀 원인 불명인 예도 있다.

갑상선 기능 저하증을 크레틴병이라고도 하는데, 이러한 갑상선 호르몬의 결핍이 생후 곧 생겼다든지, 혹은 태아 때부터 생기면 아이는 발육이 되지 않는다.

이것은 음료수나 식물에 옥도가 부족한 지방에서 모체의 옥도 부족으로 인하여 어린아이의 갑상선 호르몬 분비에 필요한 옥도를 충분히 주지 못하여 생기는 일이 많다. 우리나라에서 해산 후 미역국을 많이 먹는다는 것은 충분한 옥도를 취하게 하는 의미에서 대단히 좋은 일이며, 옛 조상들의 지혜라 하겠다.

증상으로는 바세도씨병과 정반대의 증세가 나타난다. 즉 갑상선 호르몬의 부족으로 오는 여러 증세가 생긴다.

즉, 환자의 지능이 저하되고 감정이 둔하게 되며, 동작이나 표정도 둔해지고 게을러지며, 성격도 편벽해지고 고집만 부리게 된다. 얼굴을 비롯하여 전신에 약간의 부종이 생기며, 피부는 거칠어지고 건조하며, 땀이 나지 않고 모발도 거칠어지며 잘 빠지고 사람이 바보같이 된다. 맥박은 아주 느리고, 체온도 정상 이하가 되며, 추위를 싫어하고 위장 운동도 완만하여 심한 변비증이 생긴다. 여자는 월경이 없어지든지 혹은 하혈이 심하여지며, 남자는 성기능이 쇠퇴해진다.

갑상선 자체는 종대되어 있는 수도 있고 종대가 나타나지 않는 수도 있다. 크레틴병의 환자에서는 상술한 여러 증세 이외에 몸의 성장이 되지 않아 성인이 되어도 신장이 2~4척밖에 안 되고 수족은 짧고 얼굴은 주름이 많이 생겨서 노인과 같은 모습을 나타내며, 지능은 심히 저하되어 바보 상태가 된다.

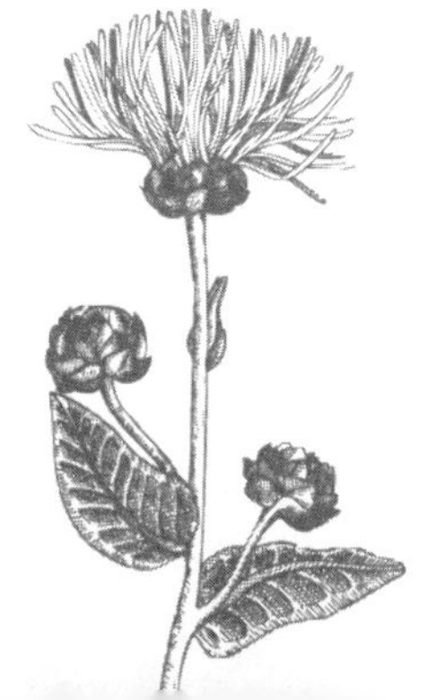

결절성 갑상선 비대증

지방병으로 오는 것은 그 지방의 음료수나 식물에 옥도(沃度, 요오드)가 결여되어 인체에서 갑상선 호르몬을 생산하는 옥도가 체내에 적게 섭취되므로 인체는 최대한의 노력을 하여 최소의 재료, 즉 옥도로써 최대의 호르몬을 생산하려 하게 된다. 따라서 갑상선은 상대적으로 비대하게 된다.

산발성으로 나타나는 환자에 있어서는 그 원인에 대한 학설은 구구하나, 여하간 섭취되는 옥도의 양은 충분한데도 흡수가 잘 안 된다든지, 혹은 옥도를 재료로 하여 갑상선 호르몬을 생산하는 과정에 어떤 지장이 있어서 호르몬을 충분히 생산하지 못할 경우에 갑상선 호르몬의 부족이 일어나 이것으로 인하여 뇌하수체 전엽에서 분비되는 갑상선 자극 호르몬의 분비가 증가되어, 이 자극 호르몬의 영향으로 갑상선이 비대해진다는 설이 가장 유력하다.

이런 단순성 갑상선 비대가 장기간 계속될 때는 갑상선은 점점 커져서 혹이 되는 동시에 표면에 요철이 생기며 결절이 많이 생겨 만져지는 수가 있다. 이 시기에 도달한 것을 결절성 갑상선 비대증이라고 한다.

증상 중에 제일 특징적인 것은 갑상선이 종대하는 것이다. 갑상선 전체가 커져서 비교적 부드럽게 촉지되며, 단단하게 되지는 않는다. 결절성 갑상선 비대증의 시기가 되면 물론 갑상선이 더 심하게 종대되어 표면에 요철이 생기며 여기저기 결절이 나타난다.

전신 증상으로서는 갑상선 호르몬의 부족 증세가 나타난다. 이것은 갑상선 기능 저하증의 증세와 같다.

이러한 갑상선 호르몬 부족 증세는 각각 그 지방 풍토병으로 올 때는 비교적 현저하게 나타나나, 우리나라에서 보는 소위 산발형에서는 비교적 현저하지 않은 것이 보통이다. 보통 전신 증세는 아무 것도 없고 갑상선만 종대되어 있는 수가 많다. 때로는 가벼운 갑상선 호르몬 과다, 즉 바세도씨 병에서 보는 것과 유사한 증세가 오는 수도 있다. 결절성 갑상선 비대는 장기간 경과 후 암종으로 이행하는 경향이 있다.

◇

갑상선 종양

갑상선은 목 앞, 후두 아래 부위에 위치하고 있는 나비 모양의 내분비선이다. 갑상선의 무게는 약 20g의 비교적 큰 내분비선으로, 갑상선의 역할은 조직 세포의 신진대사를 적당한 수준에서 유지하며 조절하는 기관이다. 갑상선 호르몬은 거의 모든 기관의 산소 소모율을 증가시키고 신진대사율을 촉진시키며 신체를 성장·발육하게 하는 작용을 한다.

갑상선병은 옛날부터 있어서 한약으로 해조(바닷말)나 곤포(다시마) 같은 것을 써서 치료되는 것이 잘 알려져 왔으며, 옛날에는 영병·영기·영류 영낭이라 하였고, 모양이 방패같이 생겼다고 하여 갑상선(甲狀腺)이라고 이름을 지었다.

갑상선 종양은 우리나라에서도 비교적 많이 보는 병이며, 악성 암은 생명을 위험하게 한다.

원인 및 증세는, 먼저 양성 종양은 양성의 혹 종류로서 갑상선 일부에 결절이 생기고, 이것이 차차 커지거나 또는 별로 커지지는 않고 그대로 수 년 혹은 수십 년을 경과하거나 하며, 다른 전신 건강에는 하등의 증세가 없는 때가 많다. 종양의 크기와 모양은 각 종류에 따라서 다르다. 중요한 것은 이러한 양성의 혹이라도 그대로 오래 두면 악성의 암으로 변화하는 일이 허다하기 때문에 그때그때 치료를 서둘러야 한다.

또한 악성 암의 원인 및 증세로는 양성 종양과 같은 경과로 시작하나, 그 혹의 성장이 빨라서 기관·식도를 압박하는 수가 많으며, 오래 계속되면 암세포가 전신으로 퍼져서 환자는 사망하게 되기도 한다.

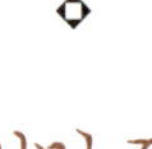

비만증
지방질이 니무 많아 장애를 일으키는 병

요즈음같이 풍요로운 물질문명 속에서 사는 사람들은 건강에 대한 관심도 크지만, 여성들에게는 몸맵시에 대한 관심, 특히 비만증에 대한 관심은 한층 더 높다.

우선 비만증을 알려면 어느 정도가 정상이고, 비만증의 기준은 어떤지 알아야 한다.

표준체중은 연령과 체질, 남녀 또 특수한 병에 따라 다를 수 있으나, 여기서는 통계적인 보편성으로 설명하기로 한다.

자기 키를 cm로 재어서 그 수치에서 100을 빼고, 나머지 수에다 0.9를 곱한 숫자가 표준체중이다. 만약 키가 165이면 165에서 100을 뺀 숫자 65곱하기 0.9하면 58.5가 나오므로, 165cm의 키의 사람은 58.5kg이 표준체중이다.

여기서 알아 두어야 할 것은 10% 내외가 표준체중이므로 이 숫자와 꼭 맞지 많더라도 걱정할 필요는 없다.

대개 젊을 때는 낮은 수치에 가깝고 40~50대가 되면 조금 높은 수치에 가깝게 된다. 표준체중보다 10~20% 무거우면 '살이 졌다'고 하고, 20%가 넘으면 '뚱뚱하다'고 한다. 또 표준체중보다 10~20% 가벼우면 '말랐다'고 하고, 20% 넘게 모자라면 '심하게 말랐다'고 한다. 그래서 20%가 많거나 적으면 치료를 하여야 한다.

비만증이라는 것은 인체에 과다한 지방이 쌓인 것으로 소모량을 초과한 많은 열량을 섭취하여 생긴 지방이나 또는 다른 많은 음식에서 변화된 지방이 이용·소비되지 않고, 신체의 각 조직 및 피하에 침체되어 쌓여서 모임으로써 체중이 증가한 것을 말한다.

비만증의 일반적인 증상으로는 몸이 뚱뚱하여 건강미가 없고 불품이 없으며 행동이 느리다. 또 체력이 떨어져 조금만 움직여도 온몸에 땀이 흐르고 씩씩거리며 숨이 찬다. 또 쉽게 피로를 느끼며 졸기를 잘하며 기억력이 감퇴되는 증상을 나타낸다.

비만증은 내적으로 오는 원인과 외적으로 오는 원인이 있다.

1. 외적으로 오는 원인은 부유층에서 많이 보게 되는 것으로 평안하고 너무 좋은 음식을 많이 먹어서 영양 과다로 인하여 지방이 체세포에 침체되는 것이다.
2. 내적으로 오는 원인은 인체의 지방 분해 기능의 감퇴로 인한 것으로, 비습증을 말한다. 이 비습증의 비만증은 물만 마셔도 살이 찐다고 하는 체질이다. 이 비습증의 비만증이 된 원인을 오장육부에서 찾아보면,
 - 간의 양기가 위로 상승하여 된 간양 상승이 있고,
 - 폐와 비장의 기운이 허약하여 폐비 기허가 있고,
 - 위장의 열이나 대장의 건조함으로 인하여 위열, 조대장이 있고,
 - 위장과 비장의 기운이 허약하여 비위 기허로 인하여 비만증이 된다.

비만증의 초기에는 신체가 비대하고 근육도 잘 발달하고 신체의 저항력도 역시 감퇴하지 않고, 대단히 강한 외모를 나타내어 보이기 때문에 보는 사람마다 부러워하는 형으로 된다. 그렇지만 병이 더 진행되면 저항력이 감퇴되면서 지방이 피하에 축적되어 비만증의 증상인 식은땀을 흘리고 숨이 차며 피로감을 자주 느끼게 된다.

그러므로 피부의 배설 기능이 완전하지 못하므로 체내에 습열이 생기며, 더위를 참기가 어렵고 피로하며, 운동이 부자유스럽게 된다. 몸에 음양의 조절이 되지 않아 지방 분해 기능이 감퇴하고, 음식을 많이 먹어 과다로 체내에 지방이 차츰 침체될 때는 비만증이 온다.

비만증은 인체에 지방조직이 증가되므로 기름기가 심장 실질 조직에 차서 지방심장이 되고, 혈액 속에 지방질이 낳으면 혈액순환이 잘 안 되며 혈관은 좁아져서 혈압이 높아지고 심장이 두근거리는 심계항진 증상을 보이며, 맥박은 불규칙하게 뛴다.

또 비만으로 숨이 찬 이유는 폐와 기관지를 받치고 있는 횡격막과 가슴 주위의 지방조직이 증식되므로 폐와 기관지가 압박을 받기 때문에 숨이 가쁘다.

비만증은 대개 식욕이 증진되므로 과음·과식을 하게 된다. 그러므로 위장과 소·대장병을 잘 일으키며, 비만증은 간장에 지방조직이 증식되어서 간장 울혈증이 되거나 담석증이 나타난다. 또 비만증은 신장에 지방질이 쌓이게 하여 신장 울혈증을 만들어 소변보기가 힘들며, 혈압을 높여준다.

비만증이 있으면 남자는 성욕이 감퇴되고 탈장이 오며, 여자는 생리량이 감소하든가 없어진다.

비만증은 땀이 많이 나고 피부에 지방 분해가 많아 피부가 서로 닿는 부위에 습진이 생기기 쉽다. 또 하지에 정맥류라고 하는 푸른 정맥이 부풀어 올라서 지렁이가 감긴 것같이 보기에 흉하게 된다. 비만증은 무릎과 발꿈치 관절이 붓기도 한다.

그 밖의 증상으로는 권태감과 무관심, 무기력증이 있고, 정적으로나 지적으로 둔감해진다. 비만증이 심해서 종말에는 심장 쇠약으로 사망하게 된다. 이 비만증의 진행 도중에 대개 동맥경화증이나 당뇨병 또는 통풍이나 위축신 등이 발병하여 건강을 망치게 된다.

비만증의 치료에는 식이요법이 중요하다. 다시 말하지만 비만증은 문화병이라는 고혈압·당뇨병·동맥경화증·심장병·관절염 외에도 폐장·위장·간장·담·신장병 등을 만드는 요인이 되며, 부절제한 식사는 비만증을 만드는 요인이 되니 우리들의 식생활이 얼마나 중요한지 다시 한 번 생각해 보아야 할 것이다

3천 년 전 중국의 『주례』에 보면, 외과 의사를 종기 양[瘍] 자를 써서 양의(瘍醫)라 하고, 내과의사를 치료하는 의사라 하여 요의(療醫)라 하고, 식사를 담당하는 의사를 밥 식[食] 자를 써서 식의(食醫)라 하였는데, 당시 제1급 의사를 식의라 기록하였으며, 또 약과 식사가 같은 근원이라 하여 약식(藥食)동원이라 하였다.

또 기원전 460년경 그리스의 유명한 성의 히포크라테스는 '음식물로 고치지 못하는 병은 의사도 고치지 못한다'고 하였다. 이는 식생활이 우리 건강에 얼마나 중요한 것인지를 말해 주는 것이다.

비만한 사람은 습과 담이 많고 기운이 허약하다 하였다.

비만의 기능 장애로 습이 쌓인 성인의 비만증에는 비장을 건강하게 하고 습을 제해주는 창출·백출·백복령 같은 건비 제습하는 약을 쓴다.

비만증의 치료는 장기간 끈기와 인내가 필요하고, 비장한 결심이 필요하다. 왜냐하면 식욕·성욕·명예욕은 인간의 3대 욕망인데, 그 중 식욕을 억제하고 조절해야 하기 때문이다.

한약으로는 널리 알려진 삽주뿌리와 율무씨와 영사를 많이 이용한다. 이 3가지를 부드럽게 가루 내어 적당히 배합하여 쓰인다. 삽주뿌리는 비장의 습을 제하고, 율무씨 역시 습열을 제거하며, 영사는 혈맥을 통하고 담을 없애는 약이므로 비만인에게 잘 듣는다. 몸의 지방질을 조절하는 비장의 기능이 실증으로 되어서 식욕은 증가하고 지방질은 무한정 축적하려 하기 때문에 창출(삽주뿌리)을 이진탕에 넣어서 오래 복용하면 좋다.

비만증으로 가슴이 꽉 찬 것같이 답답하고 명치끝이 단단하게 느껴지며, 어깨가 아프고 어지러운 증상에는 대시호탕을 많이 이용한다. 또 비만증으로 가슴이 꽉 막혀 답답한 것보다는 아랫배가 부르고 답답하며 변비가 있으면 방풍통성산을 이용하면 좋다.

식생활은 비만증에 주요한 역할을 한다. 건강할 때 표준 건강 체중을 지킬 수 있도록 음식과 운동과 스트레스를 조절하여야 한다. 그래서 음식은 적당히 자기 몸에 알맞게 먹어야 하며, 건강에 좋은 음식을 고루 잘 먹어 두는 것이 비만증의 예방과 치료가 된다.

과식은 절대로 금물이다. 과식한 양만큼의 자기 무덤을 판다고 하였다. 또 과한 것보다는 모자라는 것이 낫다고 하여 '태과유여불급'이라 하였다.

여기서 비만증에 너무 많이 먹어서 안 될 음식은 기름기 많은 육류와 해물·기름에 볶은 음식·단것·너무 짠 것·너무 매운 것·버터·치즈·초콜릿·술·땅콩·호도·게·가재 등이며, 고기는 살코기만 삶아 먹고 구워 먹을 땐 태워서 먹지 말아야 하며, 양을 하루 10~20g 정도로 제한하여야 한다.

비만증에 조 · 보리 · 밀 · 콩 · 팥 · 현미 등의 잡곡밥과 각종 채소 즉, 배추 · 무 · 독일무 · 빨간무 · 상추 · 샐러드 · 콩나물 · 두부 · 미나리 그리고 각종 과일이 좋다.

이러한 좋은 음식도 너무 많이 먹으면 안 된다. 우리들 생활은 습관이 중요하다. 처음에는 식생활을 바꾸기 어려우나 습관을 들이면 할 수 있다.

빈혈

혈액 속에 적혈구나 혈색소(헤모글로빈)의 양이 적어질 때 일어나는 현상

우리나라에서 20~30년 전만 해도 빈혈증이 많았다. 안색이 희거나 혹은 창백하면 우선 빈혈이 아닌가 생각하게 된다. 사실 빈혈일 때는 얼굴이나 그 밖의 피부가 창백해진다. 그렇다고 안색이 창백한 것이 반드시 빈혈이라고 할 수는 없다.

피부색은 색소나 혈관의 분포 상태, 혈액순환의 상태, 이 밖에 부종 등 여러 가지 요소로 이루어지므로, 피부의 색으로 빈혈의 유무를 정확하게 알기란 대단히 힘든 일이다. 그래서 빈혈의 여부를 정확히 알기 위해서는 점막을 살펴보는 것이 좋다. 점막에서는 피부와 같이 복잡한 요소가 거의 없기 때문이다. 가장 손쉽게 볼 수 있는 점막은 눈의 결막이다. 아래 눈꺼풀의 끝을 손가락으로 누르고 위쪽을 보게 하면 점막을 통과하는 혈관을 잘 볼 수 있다.

상당히 심한 빈혈이 있을 때는 혈관의 붉은 기운이 엷고, 몹시 심한 빈혈일 때는 전체가 거의 붉은 기운이 없으며 황백색으로 보인다. 빈혈은 적혈구의 수 및 혈색소의 양이 정상보다 아주 적은 경우를 말한다.

적혈구의 수는 남성과 여성에 따라 차이가 있다. 건강한 남자 성인의 정상치는 혈액 1㎣에 500만 개, 여성은 450만 개인데, 이것이 70% 이하로 줄어들면 빈혈이라고 한다. 또한 혈색소의 양은 혈액 100g 중 남성은 16g, 여성은 15g이 되는데, 남성 11g, 여성 10g 이하가 되면 빈혈증에 속한다고 본다.

한의학에서 신장은 뼈를 주관하며 뼛속에 있는 골수를 생성한다. 골수는 혈액 속에 있는 적혈구와 백혈구를 만드는 조혈작용이 있다. 그래서 빈혈에는 심장과 비장, 신장이 중요한 역할을 한다.

흔히 빈혈이란 말을 혈액 부족 상태라고 생각하고 있는 듯하나, 이것은 사실과 대단히 다른 말로써, 결코 혈액 전체의 분량이 부족한 것은 아니다. 빈혈이란 전체적으로 혈액이 부족한 것이 아니라, 혈액의 일정량 속에 들어 있는 적혈구와 혈색소가 정상 상태 이하로 적어진 상태를 말한다.

혈액 속에 있는 적혈구와 혈색소가 적어지는 원인은 혈색소의 원료인 철·단백질의 섭취 부족(음식물에서), 또 골수에서 적혈구를 만드는 작용의 불량으로 오기도 하고 비장이 골수에서 적혈구를 만드는 작용을 억제하는 일이 너무 커졌을 때와 출혈로 혈액을 잃었을 때와, 적혈구가 과도하게 파괴되었을 때이다.

빈혈증에서 나타나는 증상으로는, 전신 권태를 느끼고 정신적인 피로가 온다, 머리가 어지럽고 눈에서 불꽃같은 것이 보일 때가 있다, 안색에 핏기가 없고 좋지 않다, 귀에서 이상한 소리가 들리며 가슴이 울렁거리고 잠들기가 힘들어진다, 팔다리에 마비감이나 저린 것을 느낄 때도 있다, 여성은 생리불순이나 폐경이 되기도 하며, 심한 경우에는 어지러워서 쓰러지기도 한다.

비장은 혈을 통괄하고 운화(運化)를 주관하므로 피를 만드는 원천이 되며, 만일 비장이 약하여 영양분 섭취가 잘 이루어지지 않으면 혈액을 잃게 되어 빈혈의 원인이 된다.

신장이 허하면 비장의 운화 기능을 도울 수 없으며, 골수가 약하면 조혈 기능이 장애를 받아 빈혈이 나타난다.

빈혈은 증세이며 병명은 아니다. 왜냐하면 빈혈은 어떤 병이 복잡한 진행 과정에 있어서 일어나는 증상이다. 따라서 빈혈만으로는 진단이 되지 않는다.

빈혈기가 있을 경우는 더욱 그 원인이 되는 병을 추궁하여야 된다. 마치 몸에 열이 나는 증세와 같이 여러 가지 병들 중에 열이 나는 증상이 있는 병이 수없이 많이 있는 것과 같다.

적혈구가 붉어 보이는 것은 헤모글로빈이라는 혈색소에 의한 것이며, 이 색소가 산소를 운반하는 중요한 역할을 하고 있다.

적혈구의 부족은 혈색소의 부족을 의미하는 것으로, 빈혈은 일정 분량의 혈액 중에 포함되는 적혈구와 혈색소의 수량이 정상보다 적다는 것을 의미한다.

이 빈혈 중에서 혈액 속의 적혈구를 만드는 뼛속에 있는 골수의 기능이 저하되거나 혹은 장애를 받아 나타나는 빈혈을 재생불량성 빈혈이라고 한다. 적혈구는 태아 때에는 간장·비장·골수에서 만들어지지만 출생 후에는 주로 골수에서 만들어진다.

발병이 급하고 완만한 것과, 병증상의 경중에 따라 급성과 만성의 두 가지로 분류한다. 급성의 특징은 처음에는 일반 빈혈로 시작하여 출혈·감염과 고열 등을 주증상으로, 병의 증상이 급속도로 진전하여 매우 심한 빈혈을 일으킨다.

심한 출혈이 피부·점막·눈밑 등에 광범위하게 나타나며, 내장 출혈까지 오게 된다. 흔히 구강과 인후·피부 및 항문 주위 등에 감염되며, 병증상이 경과함에 따라 매우 위험한 단계에 이르며 단시일 내에 감염 및 내장 출혈로 사망하게 된다.

만성은 완만한 발병과 동시에 만성으로 빈혈이 나타나는 외에 피부와 점막에 출혈이 오고, 심해지면 발열과 감염을 수반한다.

약물의 중독이나 X선 조사 등 방사선 물질이 재생불량성 빈혈의 발생 원인이 된다. 그러므로 한약으로 청열 해독하는 약을 보혈약에 같이 쓰면 잘 듣는다.

철분이 모자라는 빈혈의 증상을 보면 머리가 어지러운 두훈, 눈에 불꽃이 튀는 안화, 전신 권태, 귀가 우는 이명 등 일반 빈혈 증상 외에 손톱에 광택이 사라지고 부러지기를 잘하며, 등(배면)이 뒤로 굽은 반전 등 영양장애가 나타난다. 또한 피부가 건조하고 탄력성이 없어지고 주름이 생긴다. 모발도 건조해지고 탈락한다.

유아에게는 간장과 비장, 림프 결절의 종대와 사지 부종이 생기며, 부녀자에게는 생리 부조가 나타난다.

위장의 증상으로는 식욕 감퇴와 속이 메스껍고 트림이 나며 헛배가 부르고 설사 등이 나타난다. 심한 경우에는 음식물을 삼키는 데 곤란을 느끼거나 혀끝과 입술이 갈라진다.

빈혈 중에는 철결핍성 빈혈이 가장 많으며, 특히 여성에서는 정도의 차이는 있으나 빈혈 중에서 약 80%가 철결핍성 빈혈이다.

정상인으로 생체 내 철의 함유량은 여자의 경우 체중 1kg당 35mg, 남자는 50mg이다. 그리고 철의 손실량은 남자의 경우 1일 1mg인데 비하여 여자는 2mg이다. 특히 철손실의 가장 큰 원인은 생리이다.

철결핍성 빈혈을 일으키는 원인은 치질 출혈·생리 과다·소화기계 출혈·회충병 등 만성 출혈과, 어린이들의 성장 발육, 혹은 부녀자의 임신기 칠분 소모량 증가와 일상 음식 중 칠분의 부족 및 조산아의 선천성 철분 부족 등이다.

치료는 혈허증으로 하여 기운을 돋우면서 피를 보하는 약을 써야 한다.

용혈성 빈혈은 적혈구의 생산보다 파괴되는 양이 더 많을 때 생긴다. 다시 말해서 만들어지는 피의 양보다 파괴되는 피의 양이 더 많은 것이다. 즉 혈액 중의 적혈구는 하루에 전량의 1/120이 만들어지는 반면, 1/120이 파괴되어 평형을 이루고 있다.

어떤 원인에 의해서 적혈구가 파괴되는 양이 증가하게 되면 파괴되는 양만큼 적혈구의 생산량도 증가하여 보완되어야 하는데, 골수에서 적혈구의 생산 능력이 정상의 5배 정도가 한도의 능력이기 때문에, 만일 파괴가 정상의 5배 이상이 되면 생산 능력이 미치지 못하게 되어 빈혈을 일으키는 상태가 되는 것을 용혈성 빈혈이라고 한다.

증상은 용혈 과정의 급·만성에 따라 다르게 나타난다.

급성은 갑자기 발병하여 오한과 신열이 나고 무기력과 속이 메스껍고 구토와 복통이 있고 허리와 팔다리가 시리고 아프다. 중증인 경우에는 정신을 잃고 쇼크 현상이나 심·신 기능 부전 등의 증상이 생긴다. 심하면 빈혈과 황달이 동시에 오기도 한다.

만성은 서서히 발병하여 피로감이 오면서 어지럽고, 활동을 하고 나면 가슴이 뛰고 숨이 차는 등의 일반 빈혈 증상이 나타난다.

제2기인 중(中)·경도(輕度) 빈혈 및 황달에서는 간장과 비장이 붓고, 오랜 만성 용혈성 빈혈에서는 담결석 및 간기능이 손상된다.

원인은 적혈구 자체에 의한 것과, 적혈구 이외의 원인에 의한 두 가지로 본다. 전자의 경우는 선천성 용혈성 빈혈과 같은 것으로 유전과 관계가 있는 것으로 보고, 후자는 면역성과 관계된 것으로 세균성 감염, 기생충병 및 아연 중독 등에서 나타나는 것으로 본다.

이 병은 황달은 있으나 간장은 나쁘지 않으며, 골수에서는 미성숙된 적혈구인 적아구의 생산이 활발하다.

빈혈은 여러 가지 원인으로 오게 된다. 적혈구가 성장하기 전의 세포, 즉 적혈구의 어렸을 때 세포를 적아구성 세포라 하는데, 이 적아구성 세포가 분열 증식하는 과정에서 고장이 일어나서 생긴 빈혈을 적아구성 빈혈이라고 한다. 이것은 그리 흔한 빈혈은 아니지만, 신경 장애가 뒤따르는 등 고약한 병이다.

적아구성 빈혈은 비타민 B_{12}, 혹은 엽산의 흡수 장해로 생기는 빈혈이다. 악성으로 빈혈이 심하고 적혈구는 커져서 거대 적혈구가 나타나며, 골수에는 거대 적혈구가 많이 생긴다.

그 증상을 보면 빈혈과 소화기계 증상을 위주로 몸이 극도로 쇠약해지면서 심장이 빨리 뛰고 피부와 점막이 창백해진다. 혀에 염증이 생기는 것이 특징으로, 염증이 생기면서 혀가 선홍색이 되고 동통을 느끼거나 혹은 혀가 거울과 같이 번쩍번쩍 비치는 경면설(鏡面舌)이 되어 광택이 나기도 한다. 식욕부진과 소화불량이 따르면서 토하거나 설사를 하기도 한다.

환자는 수족의 마목(痲木)이나 감각에 이상을 느끼며, 다리가 뻣뻣해지거나 보행 곤란 및 감각이 둔해지는 신경계통의 장애가 나타난다. 그리고 서서히 잠을 많이 자거나 정신 이상이 오든지 담담한 표정을 짓는 등의 정신 증상이 발생한다. 병이 악화되면 척수과로의 증세가 나타나서 잘 걸어다니지 못하게 된다.

위액 중에 내인자가 결핍되어 항빈혈 인자의 생성이 방해되기 때문에 나타난 것이다.

한의학에서 신장은 혈액 생성과 매우 밀접한 관계가 있는 것으로, 즉 '신'은 '정'을 간직하고 '골수'를 주관하여 뇌와 통하므로 선천의 근이 되기 때문에, 치료는 신장을 보하는 약을 써서 골수에서 건전한 적아구 세포를 생성하게 하여야 한다.

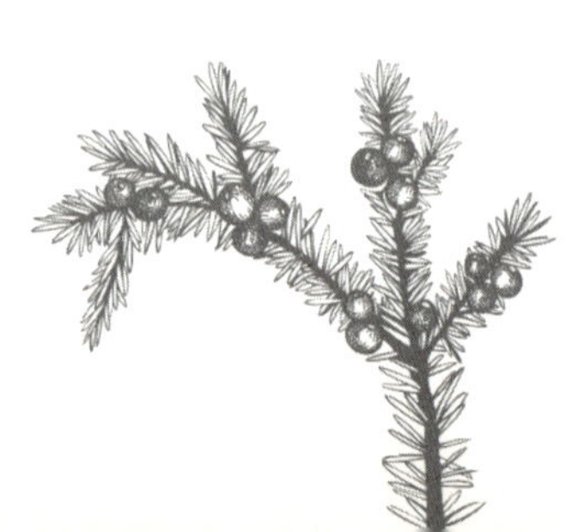

Nerve III
Nerve VII
Nerve IX
Nerve X
(Vagus)
Pelvic splanchnic nerves
Constricts pupils
Stimulates flow
of saliva
Constricts bronchi
Slows heartbeat
Stimulates peristalsis
and secretion
Stimulates bile
release
Contracts bladder

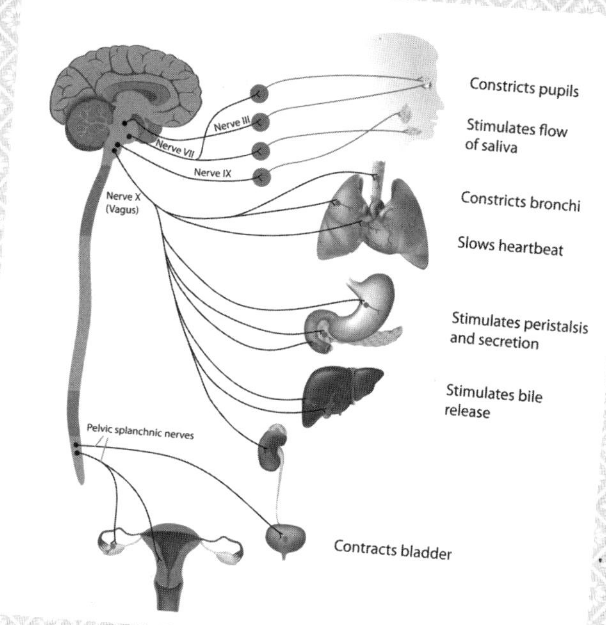

제5장

정신·신경계 질병

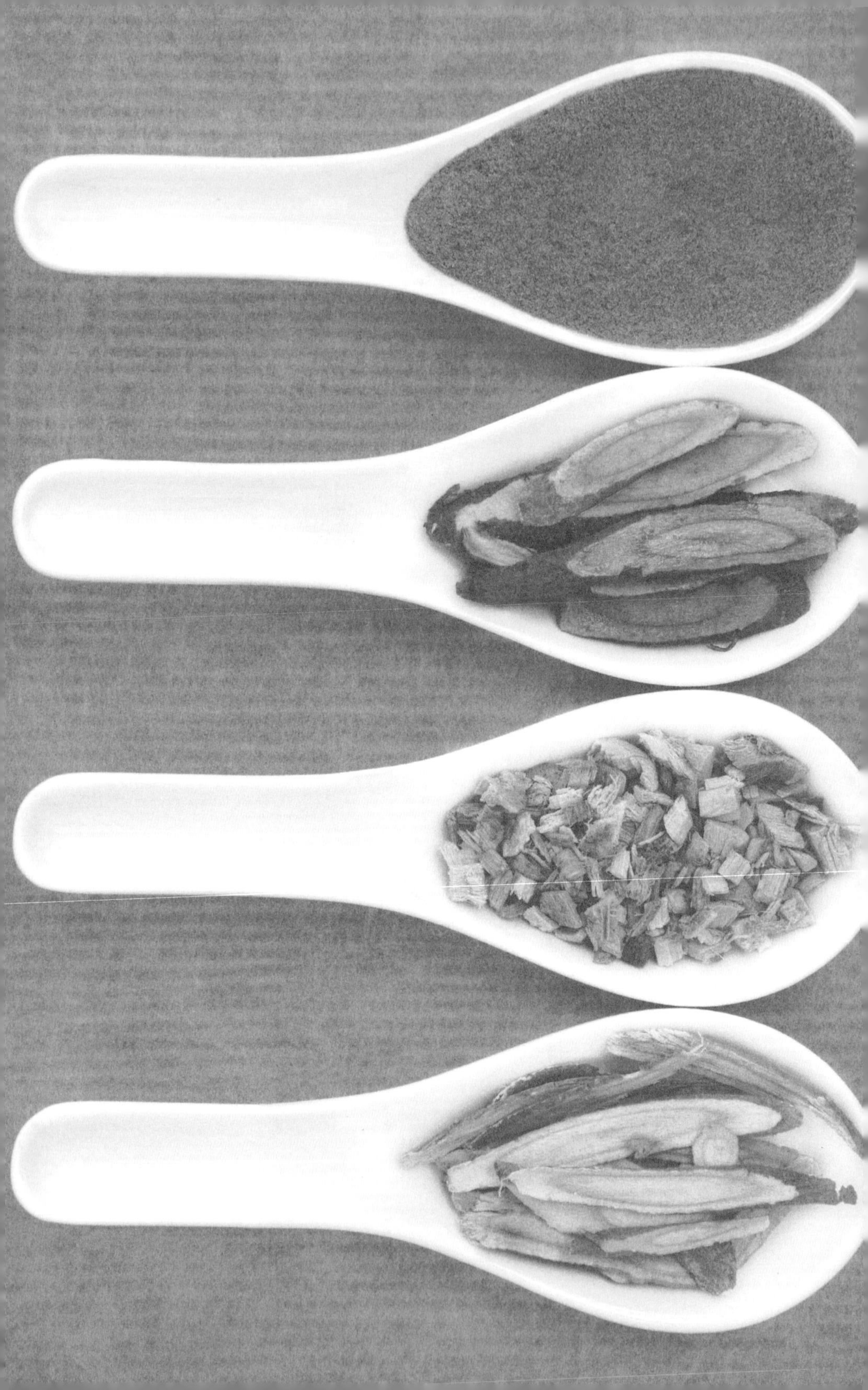

뇌출혈(뇌일혈)
뇌동맥이 터져 출혈하는 병

중풍은 크게 중장부와 중경락으로 나눌 수 있다.

중장부는 그 증상이 중하고 급하며, 사지 마비 및 혼수상태까지 일으키게 되고, 중경락은 정신은 깨끗하나 수족의 마비, 구안와사 등으로 증상이 가볍게 나타난다.

뇌에 있는 세동맥은 직경이 0.03㎜정도의 머리카락보다도 가는 혈관이기 때문에 혈관벽에 지방이 조금만 쌓여도 혈류가 막히게 되며, 혈관벽이 두꺼워지면 수축·확장을 다하지 못하게 된다.

이러한 상태에서 갑자기 스트레스를 받거나 운동을 하면 심장이 단시간 내에 많은 혈액을 내보내 대량으로 흐르게 되넌, 경회된 혈관이 확장되지 못하므로 터지는 것을 뇌졸중, 혹은 뇌출혈이라고 한다.

일찍이 중국인 왕청인이란 의사가 뇌출혈·뇌졸중으로 인해 오랫동안 거의 죽은 사람처럼 취급받던 환자를 보양하며 핏덩이를 삭여줌으로써 회생했다 하여 보양환오탕이라 하였다.

이 방제의 구성은 황기가 군약으로서 도인과 홍화가 어혈, 즉 막혀 있는 혈관을 뚫어주고 핏덩이를 삭여주게 하였으며 지렁이(지룡)를 가함으로써 경락을 동시에 풀어 주었다. 또한 이 지렁이는 경락을 부드럽게 해주는 역할을 동시에 담당하고 있다.

졸중풍일 때 그 원인 파악을 정확히 하고 적당한 약을 쓰면 시체같이 던져진 사람도 마치 마술같이 회생하는 경우가 빈번하기 때문에 한약이 과학적 뒷받침은 확실하지 않지만 널리 사용되고 있다.

진단은 역시 양방 쪽에 의존하면서 한방 치료를 동시에 하면 좋은 결과를 얻을 수 있으며, 한의원에서는 가미서경활혈탕으로 뇌출혈을 치료한다. 중풍 급증에는 절대 안정을 취하고 머리 부위를 높여주어야 출혈을 막을 수 있다.

손발의 저림과 뇌졸중

뇌의 혈액순환 장애

보통사람들이 수족이 저리다고 호소하면 주위 사람들 뿐만 아니라 전문인들도 과로에서 오는 것이려니 생각을 하고 무심코 지나치게 되어서 위험에 이르는 수가 있다. 수족이 저리거나 일시적으로 말이 둔하거나 혀가 굳은 증상은 뇌경색의 위험 신호에 속하며, 뇌졸중의 증상이기도 하다.

뇌졸중이란 뇌 속의 혈관이 파열되거나 폐색됨으로써 일부 기능이 상실되는 병 중의 하나이며, 특히 고령자에게 많은 혈관 장애나 뇌출혈·뇌경색도 일종의 뇌졸중에 속한다. 대다수가 당뇨병·고혈압에서 기인하기도 한다.

뇌출혈이나 혈관이 막히지 않아도 혈압으로 인해 갑자기 의식이 몽롱하거나 신체의 어딘가에 운동 장애나 지각 장애가 있을 때가 있으면 재빨리 손을 써야 한다.

뇌졸중의 전조증은 대개 수족이 저리고 어지럽고 귀가 울고 두통 같은 것을 호소하게 된다. 이러한 증상이 수초, 1시간 혹은 I~2일 후에 사라지기도 하기 때문에 방심하게 되며 치료를 게을리 하게 된다. 이 간헐적 증상은 뇌로 가는 혈관이 어딘가 일시적으로 막혀서 혈류가 현저히 증가하는 순간에만 나타나기 때문이다.

이러한 단계에서는 C-T 스캐닝을 하여도 이상을 발견할 수 없다.

손발이 저리고 어지럽고 혈압이 높은 분, 혹은 혈압이 정상이라도 손발이 저리신 분은 계지탕을 한 제 정도 복용하면 혈류도 개선될 뿐만 아니라 뇌졸중도 함께 예방할 수 있다. 그리고 일반적으로 뇌졸중의 증상이 하나나 둘 이상 있는 분은 염분의 섭취를 균형 있게 해야하며 영양에 늘 신경을 써야 하고, 절대로 화를 내지 말아야 하며, 혈류를 개선하는 약을 지속적으로 복용하는 것이 좋다.

동맥경화증

동맥의 벽이 탄력을 잃은 상태

동맥경화증이란 동맥을 너무 오래 사용하여 맑아져서 오는 동맥병으로, 노인에게서 많이 볼 수 있다. 다시 말하면 동맥의 벽이 두껍게 굳어져서 안의 면적, 즉 내강이 좁아지는 현상을 말한다.

사람에 따라 다소 차이는 있으나 연령이 많아짐에 따라 동맥이 굳어지는데, 비교적 젊은 때에 동맥경화가 나타나는 사람도 있고, 또 고령이 되어도 동맥경화가 오지 않는 사람도 많이 있다. 이것은 유전적인 인자가 상당히 관계되고 있다고 본다.

동맥경화증의 원인을 보면, 지방질이 많은 음식을 주로 먹거나 뚱뚱한 사람, 당뇨가 있는 사람은 혈액 중에 콜레스테롤이 많으며, 동맥경화가 많이 온다. 정신적인 긴장이 연속되거나, 술을 과음하거나, 담배를 많이 피우는 50세 이상의 사람들에게도 많이 온다. 내분비 장애나 유전일 때는 젊은 사람에게도 간간이 나타난다.

고혈압증이 오래 계속되면 동맥은 점점 굳어지고, 동맥이 굳으면 거기에 대하여 밀려나가는 혈액의 압력이 높아진다. 그러므로 고혈압증과 동맥경화증과는 같은 병을 다른 면에서 본 것에 불과하다고도 볼 수 있으나, 실제로는 반드시 병행하는 것은 아니다.

혈압은 아주 높더라도 동맥경화는 그리 심하지 않을 때도 있고, 반대로 혈압은 그리 높지 않은데 동맥경화가 매우 심할 때가 있다.

동맥경화증이 대동맥에서 온 것과 세동맥에서 온 것이 다르고, 부위마다 증상이 다르다.

동맥경화가 오면 혈관이 좁아지기 때문에 혈압이 높아지고 팔다리에 탄력이 없어지며 전신의 동맥이 굳어진 것이 맥에서 감촉되고, 맥은 뜨고 크며 힘이 있는 부대 유력맥이 나타난다. 주로 동맥의 경화증이 발생하는 장소에 따라서 그 증상도 각각 다르다.

세동맥 경화증이 올 때는 고혈압증이 나오고, 뇌동맥 경화증이 올 때는 정신장애 · 시력장애 · 청력장애 지각운동 장애가 오기 때문에 머리가 아프고 어지러우며 뇌출혈하는 경우도 있으므로 주의하여야 한다. 또 심할 때는 뇌결락 증세가 오는 수도 있다.

관상동맥 경화증은 협심증 · 심경색증 · 심장성 천식을 일으킨다. 신동맥 경화증은 위축 신을 일으키며, 복부 내장이나 하체의 동맥경화증은 간헐성 파행증을 일으켜서 다리에 힘이 없다. 보행하면 한쪽 혹은 양쪽 다리가 아프고 근육에 경련을 일으켜 보행이 불가능하게 된다. 그러나 잠깐 동안 쉬면 아픔이 멈춘다.

만약에 위장과 대·소장 사이에 동맥이 경화되면 가슴이 꽉 찬 것 같고 소화가 안 되며 변비가 오고 간간이 배가 아프다.

동맥경화증에는 반드시 심장의 고장이 같이 나게 되는데, 좌측 심실이 커지게 된다. 자각 증상은 수족이 차고 잠을 잘 수 없으며, 가슴의 심장부가 아프고 기억력이 감퇴된다.

만약 동맥경화증으로 신경쇠약증이 있고 가슴이 뛰고 어지러우며 잠을 못 자고 머리가 아프며 어깨가 아프고 명치끝이 가득한 것 같고 대변이 굳으면 시호가 용골모려탕을 많이 사용한다. 또 몸이 노곤하고 피로를 심하게 느끼며 허리가 아프고 다리에 힘이 없고 간간이 다리를 절며 걷는 데는 팔미탕을 많이 이용한다.

중풍

뇌일혈 이후에 마비되는 증세

중풍은 주로 노년기에 많이 오는 병으로 대단히 위험한 병이다. 그래서 중풍을 백병의 장이라 하였다.

무슨 병이든지 그렇지만 중풍은 특히 병이 나기 전에 예방하는 것이 중요하다. 병이 나는 시간은 불과 몇 초지만 일단 걸리면 치료는 오래 걸린다. 일상생활을 규칙적으로 하고 건강을 항상 가꾸어 나가야 하며, 그렇게 생활하다가도 만약 중풍이 오는 전조 증상이 있으면 더욱 조심하여야 한다.

중풍의 전조 증상은 엄지손가락이나 둘째손가락에 개미가 기어가는 것 같은 감이나 무력감이 있던가, 마비되는 감각이나 근육에 경련감이 오면 수개월 내지 3년 내에 중풍이 발병한다고 하였다. 또 전조로서 나타나는 증세로, 어지럽고 머리가 아프고 눈에 불꽃이 튀며 귀가 울리고 잠이 안 오며 지각 및 운동신경에 이상이 오기도 한다.

중풍은 뇌동맥경화로 뇌일혈이나 뇌혈전과 뇌전색증으로 많이 온다. 혹 뇌진탕으로 오기도 하며, 주로 몸이 비대하고 목은 짧고 얼굴이 붉으며 다혈성 체질에 유전적으로 많이 온다.

증상은 뇌혈관의 파열로 올 때는 갑자기 쓰러져서 정신을 잃어버린다. 목에서는 가래 소리가 나고 깊은 숨을 쉬며 얼굴색은 붉고 말을 못하고 이를 꼭 깨물기도 하고 입을 못 다물고 침을 흘리기도 한다. 눈동자는 커져서 아무 반응이 없고 팔다리와 한쪽 반신에 마비가 온다. 마비된 손발은 차고, 혹 토하기도 하고 대소변을 싸기도 한다. 뇌 안의 핏줄이 막혀서 오는 경우도 파열로 오는 경우와 비슷하다.

다만 얼굴색은 창백해지고 마비는 점차적으로 서서히 오게 된다. 뇌 안의 피가 막히는 뇌혈전이나 뇌색전증은 파열되는 뇌일혈보다 예후가 양호하지만, 발작 후에 마비가 3~4주내에 회복되지 못하면 역시 후유증이 남게 된다.

한의학에서 심·폐·간·비·신을 5장이라 하고, 위·소장·대장·담낭·방광·명문을 6부라 한다. 풍이 장기에 맞으면 중장증이라 하는데, 이는 중풍 중 증상이 가장 심한 증상의 이름이다.

대개 뇌일혈로 오는 중풍 증상이 여기에 속한다고 본다. 그 다음 풍이 장부에 맞으면 중부증이라 하는데, 병은 표에 머물게 된다.

이때 증상은 사지에 운동신경마비 또는 지각신경마비가 오므로 한쪽 수족을 쓸 수가 없으며, 오한증이나 오풍증이 있고 맥은 양맥인 뜬맥을 나타낸다. 중장증보다 증상이 약하게 오게 되며 대개 뇌혈전증이나 뇌전색으로 된 중풍으로 본다.

또 풍이 피부 살갗에 맞는 것을 중혈맥이라 하며, 입과 눈이 돌아가서 얼굴이 비뚤어지는 보기 흉한 안면신경마비를 말한다.

치료는 대개 침을 많이 이용하며, 침혈은 백회 · 인중 · 승장 · 사관 · 상하삼리 · 곡지 · 외관 · 수족 십정혈을 이용하며, 우선 축비산으로 생사를 구분하여 치료함이 마땅하다.

고혈압

심장 수축기의 혈압이 높은 증세

세계보건기구에서 정해진 혈압의 기준에 따르면 정상 혈압은 최대 혈압 139mmHg 이하, 최소 혈압 89mmHg 이하를 가리킨다. 최대 혈압 160mmHg 이상과 죄소 혈압 95mmHg 이상일 때 고혈압이라 한다. 노년기가 되면 심장혈관의 생리 기능이 저하되어 심장 박출량이 감소하고 콜레스테롤 같은 피의 찌꺼기가 혈관벽에 부착되어 동맥벽의 탄력이 적어지므로 고혈압이 발생한다.

고혈압은 지나친 긴장이나 신경을 많이 쓰면 잘 걸리고 기름진 음식이나 단 음식을 많이 먹든가 술을 많이 마셔서 간장과 신장의 음양의 조화를 잃으면 고혈압이 된다.

고혈압은 간신음허(肝腎陰虛)·음허양항(陰虛陽亢)·음양양허(陰陽兩虛)·간화항성(肝火亢盛)·담습옹성(痰濕饔盛)일 때 많이 생긴다. 대개 중풍 체질이라 하여 목이 짧고 몸이 뚱뚱한 체질에 많이 오게 된다. 그러나 의외로 젊고 마른 사람이 고혈압으로 쓰러지는가 하면 뚱뚱한 사람이 저혈압으로 한의원을 찾아와 놀라게 하는 일도 자주 볼 수 있다.

고혈압은 같은 나라, 같은 민족에 있어서도 추운 지방에 사는 사람에게 더 많고, 농어촌에 사는 사람보다 도시에 사는 사람에게 더 많이 온다. 기후와 환경에 따라 고혈압 발생 빈도가 다르다. 고도로 발달된 문화생활을 하는 사람은 정신적 자극과 심리적 불안이 고혈압을 일으킬 수 있다. 그래서 우리나라 성의 이재마 선생은 '교만하고 사치를 심하게 하든가, 너무 나태한 생활을 하든가, 성질이 너무 편파적으로 급하든가, 욕심이 부당하게 많으면 수명을 감소시킨다'고 하였다.

또 고혈압을 간단하게 본태성·신장성·심장성·혈관성·신경성으로 분류하기도 한다. 고혈압은 대개 서서히 발병하기 때문에 발병 초기에는 증상이 없이 경과하는 예가 많다. 그래서 병이 진행함을 모르고 있다가 갑자기 쓰러진 후에 한의원에 와서 고혈압으로 진단받는 예가 많다.

고혈압이 장기적으로 지속될 때는 그 증상이 다음과 같이 나타난다.

1. 우울하고 건망증이 심하다.
2. 피로를 잘 느낀다.
3. 불안하며 잠이 잘 안 온다.
4. 귀에서 소리가 난다.
5. 두통이 있거나 편두통이 온다.
6. 현기증으로 어지럽다.
7. 주위가 산만해지며 정신이 혼미하다.
8. 가슴이 두근거리고 초조함을 느낀다.

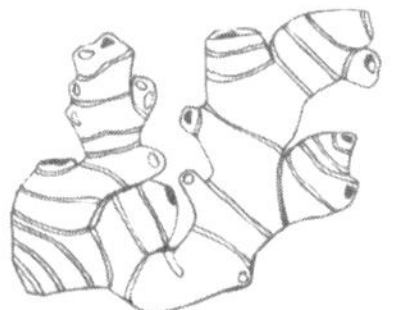

9. 좌측 가슴 심장부가 압박하고 가슴이 답답하다.

10. 숨이 가쁘다.

11. 손발이 저리든가 마비증이 온다.

12. 심하면 반신불수나 구안와사증이 온다.

이 밖에도 변비가 오든가, 코피가 자주 나는 수도 있고 하지가 붓기도 하며 말을 잘 못하기도 한다. 특히 고혈압으로 인해서 뇌일혈이나 뇌전색증으로 사망하는 일이 많다.

고혈압에는 술·담배·짠 것·육식을 하지 말아야 하고, 너무 심한 과로는 피해야 한다.

이중 간신 음허와 간양 상항으로 인한 고혈압으로 오는 증상과 치료를 보면, 머리가 아프고 어지럼증이 있고 무릎에 힘이 없고 허리가 시큰거리며, 귀에 소리가 나고 심장과 손·발바닥에 번열이 있고, 가슴이 두근거리고 잠을 못잘 때는 석결명자·모려분·상기생 각 2돈 반, 조구등 1돈 반, 구기자·생지황·구판·하고초·맥문동·산수유·산약·두충 각 1돈 반, 국화·목단피 각 7푼을 2첩 다려서 1일 3회 복용하면 좋다.

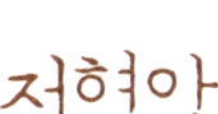

저혈압

정상인 혈압의 최저 혈압보다 낮은 혈압

저혈압이란 성인으로 최고 혈압 90mmHg 이하, 최저 혈압 60mmHg 이하를 말한다. 여기서 말하는 최고 혈압이란 심장이 수축하여 혈액을 내보낼 때 혈관에 가해지는 압력으로서, 최대 혈압 또는 수축기 혈압이라고도 한다. 보통 혈압이 얼마라고 말할 때는 이 최고 혈압을 가리킬 때가 많다.

최저 혈압이란 심장이 혈액을 담고 있을 때의 혈압으로서, 최저 혈압 또는 확장기 혈압이라고도 한다. 흔히 진찰하다 보면 늘 저혈압으로 알고 있던 분이 갑자기 고혈압으로 진찰받아서 당황하는 분을 가끔씩 보게 된다. 고혈압도 혈압병이고 저혈압도 혈압병인데 보통 저혈압이던 사람이 40~50대가 되면 갑자기 고혈압으로 변하게 되니 항상 유의하여야 한다.

저혈압은 원인이 확실한 저혈압과 원인을 모르는 불확실한 저혈압이 있다. 또 저혈압도 고혈압과 같이 유전적 소질로 많이 온다고 보며, 20대에는 거의 없고 40대가 넘은 여성들에게 많다.

대개 심신이 같이 피로를 느끼고 머리가 아프며 어지럽고 손발에 찬 기운을 느낀다.

몸의 자세를 바꿀 때나 일어설 때 현기증을 나타내며 심하면 정신을 잃는 기립성 저혈압도 있다. 대개 최고 혈압이 80㎜Hg이하일 때 많이 오는 증상이다.

본태성 저혈압의 증상은 피로감과 권태감이 있고 어지러우며 몸이 약하다고 느끼며, 손발이 차고 늘 머리가 조금씩 아프고 어깨가 무거운 증세를 보인다. 또 가슴이 울렁거리고 소화가 잘 안 되고 대변이 불규칙하며 가슴이 답답함을 느낀다. 가끔 잠이 안 오고 차멀미를 하고 식욕은 없고 심하면 실신할 때도 있고 마음이 불안하고 초조함을 자주 느낀다.

이런 증상으로 인하여 저혈압을 신경쇠약증으로 오진하기도 쉬우며, 또 저혈압의 어지러운 증상을 빈혈로 알고 수혈을 하는 사람이 있으나 피가 모자라는 것이 아니다.

저혈압은 일반적으로 고혈압 환자와는 반대로 몸이 홀쭉한 사람에게 많고 체온은 낮은 편이고 맥은 느려서 1분간에 50~60번 정도밖에 뛰지 않는다.

저혈압 환자의 혈압은 장기간 관찰하여도 혈압에 변동이 아주 적으며 정신적 흥분 상태에서도 혈압이 상승치 않는다. 저혈압은 맥박이 느리게 뛰므로 심장에 장애를 주지 않고 동맥경화증도 잘 일어나지 않기 때문에 장수한다는 통계가 있으나 반대로 심장의 기능 저하가 올 수 있고 위궤양이나 소모성 질환이나 영양실조의 병이 많으므로 주의가 필요하다.

저혈압도 물론 원인에 따라 치료해야 하지만 일반적으로 어지럽고 수족이 차며 피로가 자주 오는 사람은 진무탕 같은 처방으로 기운을 보해 주어야 한다. 진무탕의 처방은 백복령·백작약·백출·부자·생강 등이다.

신경쇠약

신경계의 피로에 의한 자극성의 질환

신경쇠약은 대개 근심·걱정·슬픔·한탄·깊은 생각 등의 심리적 영향으로 오기 때문에 심기증이라고 부르기도 하고, 심화병이라고 하기도 한다.

15세에서부터 30세까지 많이 발생하며, 20~25세까지가 증상이 가장 심해진다. 40~50대의 갱년기에도 많이 오며, 특히 여자에게 많은 병이다.

신경쇠약의 원인을 총괄적으로 말하면, 정신적인 과로인데, 흥분·고민·실망·욕구 불만·불평·불안·우울·가정불화·증오심·적개심·갈등·감정 문제 등에서 오며, 또 직장의 스트레스, 두부 외상이나 유전 혹은 매독 등으로 오기도 한다.

현대 문명은 날로 발달하여 복잡한 두뇌를 더욱 복잡하게 한다. 특히 근래에 와서는 복잡다단한 컴퓨터가 생활필수품으로 등장하면서 우리 두뇌는 더욱 복잡하게 써야 하며, 사회적 생활구조 역시 복잡한 사회에 남들과 같이 혹은 좀 더 낫게 유지하며, 살려면 신경을 안 쓰면 안 되게 되어 있기 때문에, 신경쇠약에 많이 걸리는 것을 보게 된다.

신경쇠약은 한의학에서는 기부족증(氣不足症), 불매(잠 못 자는 증상)에 속한다고 한다. 신경쇠약은 심비 부족, 즉 심장과 비장이 약한 것과, 음허화왕(陰虛火旺) 즉, 신장에 음수가 허약하고 심장에 화가 왕성한 것과, 심허담겁(心虛膽怯) 즉, 심장이 허약하고 담이 놀라서 겁을 먹고, 위중불화(胃中不和), 즉 위장의 조절이 안 되어 소화불량 등으로 병의 원인이 많이 된다.

신경쇠약은 잘 흥분하고 쉽게 피로하거나 혹은 쇠진하는 것으로, 두통과 수면 장애 등을 수반하는 것을 특징으로 하고 있다. 쉽게 격동하든가 사소한 일로 비통해하며 눈물을 흘린다. 고민에 빠지기 쉽고 정서면에서 긴장하고 흥분하며 과거에 여러 한스러웠던 일들을 연상하거나 회상하고 억제하기 힘들어 한다. 잠들기 어렵고 깊이 잠들지 못하며 꿈에 시달리다가 놀라서 깨거나 곧 잠에서 깨어나는 등 수면 곤란을 호소한다. 흔히 머리 부위 근육에 수축감이나 혹은 혈관에 긴축감이 있다. 전신근육이 산통하고 사지에 마비가 온다. 밖에서 오는 강한 소리나 빛과 같은 자극에 대하여 극히 민감하고 빛과 큰소리, 냉과 열을 두려워한다.

병이 오래 감에 따라 체력이 달리고 무력해진다. 정신적으로 사기가 떨어지고 종종 피곤해서 졸기를 잘하며, 깊이 잠들지 못하고 깨어난 후에도 개운치가 않고 피로가 남아 있다. 주의력을 집중시키지 못하고 기억력이 감퇴하여 조금 전의 일들도 기억하지 못하고 잊어버린다.

또 어떤 분은 소화기계통 기능이 실조되어 식욕이 부진하고 소화가 안 되며 변비·설사 혹은 헛배가 부르다. 또 어떤 분은 남성의 발기가 잘 안 되고 유정이 되며 조루증이 있고 여자는 생리불순이 온다.

신경쇠약은 한번 걸리면 오래 가며 참을성이 없어서 약을 오래 먹지 못하고 중도에서 그만두는 예가 많다. 의심이 많아서 무슨 일을 하든지 결정을 하였다가 취소를 많이 하게 된다. 항상 지성과 인내심으로 참는 것을 배워야 한다.

사춘기의 원대한 이상이 현실에 조화되지 못하여 갖가지 고민으로 나타나는 것이 이 신경쇠약이다. 특히 중고등학교 학생들이 공부에 너무 열중하거나, 어떤 직장 일에 과도하게 신경을 쓰거나, 사춘기에 과도한 성생활이나 수음을 하면, 생식기성 신경쇠약증이 되는 수도 많다.

신경쇠약에 걸리면 초조하고, 불안하고 두려운 것이 많다. 가슴이 뛰고 맥박이 빠르면 심장병을 의심하고 위장 기능을 잃으면 위암에 걸린 것으로 생각하기도 한다. 신경쇠약은 신경계통의 과도한 긴장이 주요 원인으로 정신적 노동자에게 발생률이 가장 높다.

치료는 종합 요법으로 심리치료와 동시에 한약 치료를 하여야 하며, 한약으로 인숙보심탕 같은 것으로 잠을 잘 오게 하고 마음을 편안하게 해 주어야 한다.

신경쇠약증과 또 성생식기 신경쇠약증은 천태만상인 감이 있다. 그 증상을 보면 머리가 아프고, 무겁기도 하고, 어지러우며 귀에서 소리가 나고 잠이 안 오는 사람이 있는가 하면, 잠이 많아서 힘든 사람도 있다. 또 꿈이 많으며 뒷머리가 띵하니 아프고, 목이 뻣뻣하며 어깨가 아프기도 하고, 옆구리가 결리기도 하며, 척추가 조이는 감이 있는 분도 있고 가슴이 뛰고 열이 위로 올라가며 무엇을 잘 잊어버리며 식욕이 없어지고 소화가 안 되기도 하고 소변의 횟수가 많아지거나 잘 안 나오기도 하고 꿈에 정액을 싸기도 하고 생식기에 힘이 없어 발기가 안 된다. 그리고 또 빨리 사정이 되기도 하고 사지에는 힘이 없으며, 피로감을 잘 느끼고 정신이 울적하고 호흡이 끊어지는 기분과 자다가 가위 눌리는 증상과 빈혈도 오고 무릎과 손발이 차고, 인내력이 부족하며 무엇을 하든지 오래 참지 못하고 곧 싫증을 내며 생각만 하고 실천하지를 못한다.

그래서 이 병이 걸리면 학생은 공부를 잘할 수 없게 되고, 사업가는 사업을 잘하지 못한다. 공연히 신경질을 잘 내고 가끔 두렵고 침울하여 죽고 싶은 마음이 자주 드는 여러 가지 증상이 나타난다.

우선 생활환경을 바꾸어 주는 것이 중요하며, 또 잠을 충분히 잘 수 있게 해주어야 한다. 한약으로의 치료는 옛날부터 약 성질이 따뜻한 약으로 비장을 보해 주고, 기운과 피를 보해 주는 동시에 답답한 심정을 풀어주고 녹이며 화해하는 약을 많이 썼다.

만약 답답한 기분이 맺혀서 소화가 안 되고 위장에 가스가 많이 차며 신진대사가 잘 안 될 때는 기운을 돌려주며 풀어주는 향부자·목향·초과·사인·곽향·후박·생강·박하 같은 약을 쓰고, 또 답답한 심정을 풀어주려면 복령·택사·저령·목통·질경이 씨·치자 같은 약을 써야 한다.

민관요법으로 말린 질경이 약 10g을 600cc의 물에 넣어, 그 물이 절반이 될 때까지 달여서 1일 3회에 나누어 마셔도 좋다.

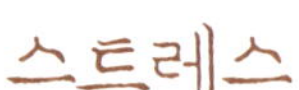

스트레스

몸 안에서 일어나는 비특이적인 방어 반응

화를 내거나 강한 스트레스를 받으면 뇌에 어떤 작용이 미치며, 인체에 어떠한 반응이 나타나서 우리를 병들게 할까?

인간이 화를 내면 뇌에서 노르아드레날린이란 강력한 혈압 상승제 역할을 하는 신경 전달 물질이 분비된다. 이 물질은 강한 독성을 가지고 있어서 자연계에 있는 독사의 독성 다음으로 강한 독성을 지니고 있다.

뇌에서 분비하는 호르몬은 극히 소량이지만 독성이 심해서 화를 내거나 스트레스를 받으면 노화가 촉진될 뿐만 아니라 질병에 걸리는 가장 큰 원인 중의 하나에 들어간다. 또한 뇌에 있는 베타 엔돌핀은 앞서 말한 노르아드레날린과 서로 상관관계의 작용을 갖고 있어서 기분이 좋으면 베타 엔돌핀이 분비되어 긍정적인 삶을 살아갈 수 있으며, 젊음과 건강으로 질병 없이 편안히 살아갈 수 있다.

한방에서는 스트레스나 화를 내면 간화상염, 혹은 간화폭염이라 해서 급작스럽게 혈압이 오르고 눈이 충혈되고, 어지럽고, 심하면 뇌경색 및 혼수상태에도 이르게 한다고 한다. 이는 양방에서 말하는 스트레스로 인한 아드레날린 계열의 독성 호르몬의 분비를 잘 설명하고 있다.

이 호르몬이 과잉 분비되면 혈관이 수축되어 혈압이 오르고 혈액의 흐름에 장애가 일어나며, 뇌에 있는 굵은 혈관이 막히면 뇌경색이 일어나서 뇌의 동맥이나 정맥의 폐색으로 인해 허혈성 괴사가 일어나는 것을 의미한다. 그리고 작은 혈관이 막히면 기억 상실 및 치매 현상을 일으키기도 한다. 또한 화를 내거나 스트레스를 받으면 악성 산소를 만들어 우리 인체를 해지며 노회 현상을 일으키게도 한다.

한방에서는 일찍부터 화를 내거나 스트레스를 받은 사람들에게 간화폭염에는 가미천용탕을 처방한다. 그리고 스트레스와 분노를 해소할 수 있는 방법은 적당한 운동과 휴식, 긍정적인 사고방식, 명랑한 생활로 대뇌 속에 있는 베타 엔돌핀이라는 좋은 호르몬이 생성되게 하는 것이다.

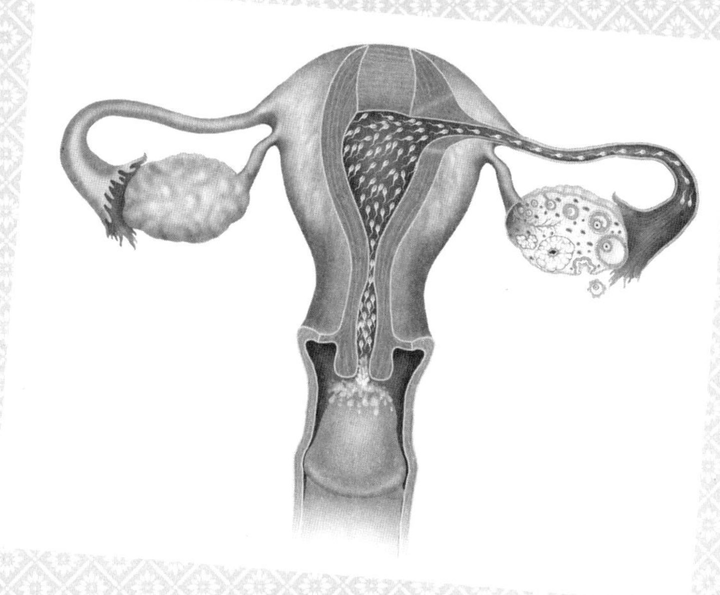

제6장

부인과 질병

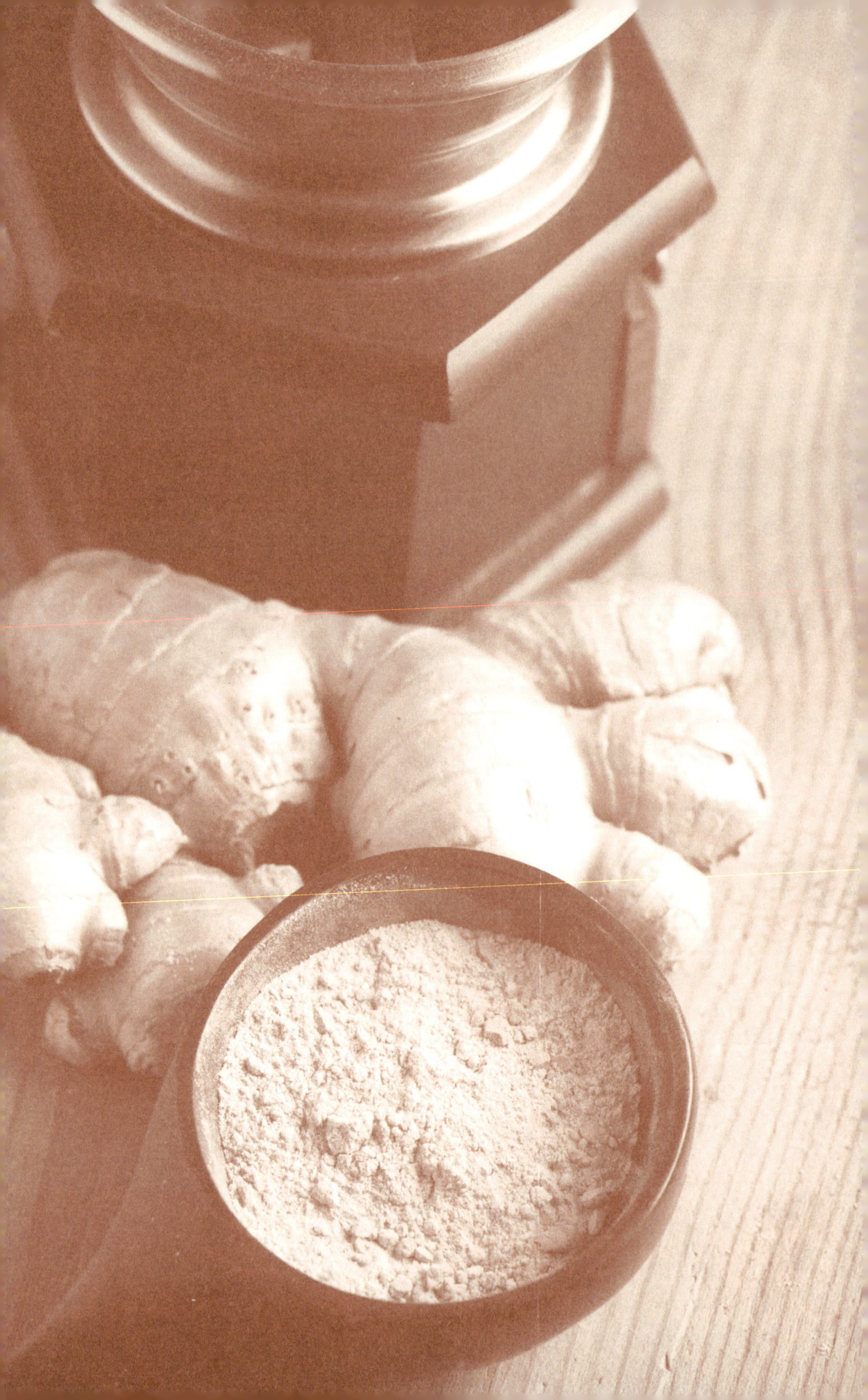

부인과 질병의 과학적 발전

여성의 생리적인 질병의 연구 분야

일반적으로 부인과 질병의 진단 및 치료의 기본은 남자와 다른 것이 없으나, 여성은 월경·임신·산육(産育) 등 특수한 생리적 기능을 갖추고 있어, 이에 따른 여성 특유의 질병이 발생하는 것이다.

이러한 질병은 병리적인 특성을 가질 뿐만 아니라, 진단과 예방 및 치료에 있어서도 나름대로의 특성이 있다. 한의학의 부인과학에서 연구하는 내용은 매우 광범위하며, 양의학의 산부인과에서 연구하는 각 방면의 내용을 포함한다.

역대 문헌의 기록에 의하면, 부인과학은 생리를 고르게 하는 것, 자손을 잇게 하는 것, 하혈·대하·임신·임산(臨産)·산후·잡병 등 여러 항목으로 구분할 수 있다. 그러나 이 모두를 요약하면 경도·대하·임신·출산·잡병의 다섯 방면으로 분류할 수 있다.

부인과학은 인류가 오랜 기간 질병과 맞서 싸우는 가운데 점차 발전한 실천의학으로서 부인과학 또한 한의학의 발전에 따라 날로 발전해 왔다.

부인과는 비록 여성 특유의 질병을 다루는 전문과이지만, 다른 임상학과 특히 '내과'와는 밀접한 관계가 있다. 전염병 등은 부인과의 질병을 초래할 수 있으며, 이와 반대로 월경·임신·산후 등에 따르는 부인과 질병이 부인과의 범위에 속하지 않는 다른 질병을 발생하게 하기도 한다. 따라서 부인과학을 연구하려면 부인과학의 전문 지식을 갖추어야 할 뿐만 아니라, 한의학의 기초 이론 지식과 다른 각 과의 노련한 임상지식은 물론 특별히 내과 지식을 필요로 한다.

부인과 질병의 원인

근심이 지나치면 기가 막혀 불통된다

한의학의 특색은 전체적으로 인간의 생명력을 배양하고 조장하며, 종합적으로 생리적으로 오는 변화의 병을 치료해 주므로, 모든 병이 저절로 낫게 하는 데 있다.

부인병에 한의학 치료가 우수한 것은 이러한 데 있다. 부인과 질병의 발생 원인도 남성 질병의 발생 원인과 마찬가지로, 6음이라 하여 바람, 찬 기운, 뜨거운 기운, 습기, 건조한 것 등 화의 6가지와, 7가지의 감정적인 것, 즉 갑작스러운 기쁨, 지나친 분노, 너무 많은 생각, 지나친 근심·걱정, 지나친 슬픔, 심한 공포, 크게 놀라는 것 등 7가지와 무절제한 음식에 상하거나, 과로하거나, 부부생활의 무절제로 인하여 생긴다.

그러나 여성은 남성과 차이가 있으므로 지금 말한 것 중에서도 심하고 약한 데 차이가 있다. 곧 부인병의 원인 중 특히 많이 날 수 있는 것은 찬 기운, 뜨거운 기운, 습기의 3가지 원인과, 지나친 감정, 부부 관계의 무절제에 의하여 발생하는 경우가 대부분이다.

여기서 우선 뜨거운 기운부터 예를 들어 보면, 여자의 생리, 임신하는 것, 뱃속에서 10개월간 기르는 것 등은 모두 피의 작용에 의한 것으로, 피가 따뜻하면 몸의 모든 기능이 순조롭게 이루어지지만, 만일 밖으로부터 뜨거운 열의 침습을 받아 혈액순환이 문란해지면, 생리가 정한 날짜보다 빨라지고, 많아지며, 또 많은 이상출혈이 생기고, 생리 시 코피가 나거나 생리 전 대변에 피가 나오든가 또는 희고 붉은 냉이 흐르고, 임신중 출혈이 되기도 하고, 심하면 자연유산이 된다.

이때의 일반 증상으로는 주로 가슴이 답답하고 소변은 적고 대변은 변비가 된다.

치료는 뜨거운 열로 인한 것이기 때문에 찬 약을 쓰게 되며, 한방 처방으로서는 양격산에 석고 · 지모 · 황백 같은 약제를 가감하여 쓰면 많은 효과를 보게 된다.

부인들에게는 특히 혈액순환이 순조롭게 잘 되어야 하는데, 반대로 찬 기운이 스며들면 피의 순환이 엉켜서 막히게 된다. 만일 여자가 찬 곳에서 오래 머물거나 잠을 자게 되면 한사가 침입하여 기와 혈이 응고되어 막혀서 월경이 지연되고 월경량이 적어지고 월경할 때 배나 허리가 아프며 월경이 안 나오기도 한다. 또 자궁에 혹도 생기며 산후 배가 아프기도 하고, 산후에 오로(해산 후 계속해서 흘러나오는 불그스레한 물)가 그치지 않기도 하며 불임증 등의 병이 발생하게 된다.

일반 증상으로는 찬 기운이 들어 오슬오슬 춥고 뼈마디가 쑤시고 등이 아프며, 머리가 아픈 증상이 있다. 이때 한약은 찬 기운을 풀어주는 온경탕을 위주로 써서 몸을 덥게 해주어야 한다.

습기는 그 성격이 끈끈하게 달라붙는 성질이 본성이다. 여성이 비를 맞거나 물을 건너거나 또는 습한 땅에 오래 앉아 있거나 누우면 습기의 침입을 받게 되어 백색, 혹은 황색의 비린내 나는 대하증을 일으키고 불임증을 일으킨다. 만일 습기와 열기가 병이 되거나 습기가 쌓여서 열로 변화하면 습열성 병을 만드는데, 그 증상은 월경이 빨라지고 냉이 있고 음부가 가렵게 된다.

일반 증상으로는 보통 지속성의 발열이 있고, 식욕이 없으며, 속이 메스껍고, 구토를 하며, 배가 팽만하게 되고 입안이 끈적끈적 하다. 입은 쓰고 갈증이 있으나 물을 마시지는 않는다. 소변량은 적고 탁하며 대변은 설사 혹은 변비가 되고 혀는 붉고 황태가 끼게 된다.

습사와 열사 중 어느 쪽이 강한가에 따라서 증후가 다르고 치료법도 다르게 된다. 또 습기의 병사와 찬 한기의 병사가 결합하면 한습성 병이 되어, 월경 때 배와 허리가 아프고 월경이 잘 나오지 않으며 아기를 낳지 못하는 불임증이 된다.

한의원에서의 치료법은 조경종옥탕에 부자와 오수유·소회향과 같이 아랫배를 덥히는 약을 많이 넣어서 쓴다.

부인과 질병을 잘 만드는 7가지 감정의 자극은 언제나 기혈의 운행 장애를 주므로, 오장육부에 병적인 영향을 미친다. 그러기 때문에 여자들에게 생리불순을 가져오며, 임신중에는 자연유산도 되고, 태아에게 영향을 주어 배 안에서 태아 발육도 시원치 않게 하며, 조산이나 난산을 유발하기도 한다.

『황제내경·영추편』에, '근심이 지나치면 기가 막혀 불통하게 된다'고

하였고, 또『소문편』에 보면, '분노하면 상기되고, 슬퍼하면 기가 소모되고, 공포증을 느끼면 기운이 내려가고, 놀라면 기운이 어지러워지며, 생각이 깊으면 기운이 맺힌다'고 한 것은 감정의 자극은 기운의 조절을 잃어버리게 된다는 말이다.

부인병은 혈액순환의 이상으로 인한 것이 많지만 기운은 피를 통솔하는 것이므로 기운의 조절을 잃어버리면 혈액순환도 순조롭지 못하게 된다. 또 기혈이 조화를 이루지 못하면 많은 부인병을 일으키게 된다. 즉 기혈이 굳어서 막히면 생리가 지연되고 생리량도 적어지며, 생리통이 생기고, 생리가 막혀서 나오지 않기도 하고, 자궁 종양이나 근종을 유발하기도 하고 불임증을 일으킨다.

또 기혈이 거꾸로 혼란을 일으키면, 생리가 먼저 나왔다가 뒤에 나왔다가 종잡을 수 없는 생리불순을 일으키며, 생리 때 코피를 흘리는 병도 오게 된다.

7가지 감정의 치료는 귀비탕에 한약인 치자와 시호·향부자를 가미하여 사용하면 많은 효과를 보게 된다. 그리고 7가지 감정의 자극은 다만, 기운을 손상시켜 병을 만들 뿐만 아니라, 장부를 손상시키고 장부 기능의 이상을 일으켜, 많은 부인과 병을 발생케 한다. 만약 오래도록 근심과 걱정을 하면, 심장과 비장이 손상을 입는다.

심장은 피를 주관하고, 비장은 소화된 영양분의 운반을 담당하는 기관이므로, 심장과 비장이 손상되면 영양분을 섭취해서 기운을 만드는 원천이 없어지므로, 생리량이 적어지고, 생리가 늦게 나오든가, 생리가 안 나오든가, 임신이 안 되거나 유산이 되는 경우가 있다.

또 만약 분노가 심하게 맺혀서 풀리지 않으면 간장의 기운이 손상되어 생리불순이 오게 되고 심하면 생리가 없어지며, 만약 간장에 피를 저장하지 못하면, 간의 본능인 수축작용이 약해져서 자궁 출혈을 하게 된다.

이와 같이 7가지 감정은 오장육부에 관계하고, 기와 혈에 영향을 미쳐 부인병을 발생케 하는 중요한 원인이 되는 것을 알 수 있다. 이 감정으로 여러 가지 부인병이 왔을 때, 한방 처방에서는 인숙보심탕 가감을 많이 사용하여 큰 효과를 보고 있다.

여성의 지위가 매우 낮아 갖은 압박을 감수해야만 하였던 옛날 봉건 시대보다 여성의 지위는 좀 나아졌다 하나 물질문명의 발달로 오는 사회적 · 구조적 스트레스가 심하여, 여성의 생리 · 임신 · 출산 과정에서 혈분이 손상되고 기분이 편성되는 일이 자주 일어나서 이에 따르는 정서의 변동이 자주 나타나며, 따라서 7가지 감정에 의한 질병이 여전히 남성보다 여성에게 많이 발생하는 것을 볼 수 있다.

한방에서는 같은 원인인 감정으로 인한 병이고, 같은 불임증이나 생리불순이 있다하더라도, 그 상태와 도수에 따라서 약의 처방이 다르게 나와서 다른 약을 쓰게 되며 치료 방향이 엉뚱하게 다르게 되어 똑같이 한 반에서 같이 배운 한의사에게 가서 진찰을 하여 병명이 같이 나와도 처방이 다르게 나오며 효과도 다르다.

또 같은 학문과 오랫동안 폭넓게 많은 임상 경험이 있는 것과, 임상 경험이 없는 것이 다르기 때문에 옛날부터 우리나라에서는 한의원을 찾을 때는 꼭 그 한의사의 연륜을 따져서 나이 많은 분을 찾으며 고명한 것을 따져서 찾아가게 되었다.

끝으로 부부 관계를 절제하지 못하면, 부인병의 중요한 원인이 된다. 그 까닭은 지나친 성생활이 간장과 신장을 손상시키고, 생식기를 주관하는 충맥과 임맥에 영향을 주어, 정상적인 기능을 할 수 없게 만들기 때문이다.

충맥은 배꼽 밑에 있는 혈해혈이란 침 자리가 대표적 역할을 하는 경맥으로 남녀간에 하체의 힘과 기능을 조절해 주는 중요한 경락이며, 임맥은 주로 여자들의 자궁의 임신 기능을 주관하는 경락으로 난소 · 난관 · 자궁의 기능이 여기에 속해 있다.

만약 부부 관계를 절제하지 못하고 지나치면 간장과 신장의 손상과 충맥과 임맥의 기능 저하로 인하여, 생리불순 · 대하증 · 불임증 또는 산부인과 질환을 초래하게 된다.

또 부인이 술에 취한 상태에서 잠자리를 하면, 기운이 말라서 간장이 손상되어 월경이 감소하거나 없게 된다. 또 여자들의 생리 기간에 남녀가 교접을 하면, 여자의 혈액이 수축하고 아랫배가 무겁게 되며, 나쁜 피가 생겨서 생리가 앞당겨지거나 늦어져서, 이로 인하여 자궁에 물혹과 종양이 생기기 쉬우며, 마치 아기를 밴 것같이 아랫배가 불러 온다.

이렇게 하어 생긴 종양에는 한약으로는 화어연긴탕을 써서 뭉친 덩어리를 풀어주게 한다.

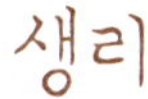

생리

여자의 월경과 관계되는 위생

여자는 잉태 · 산육이란 자연이 부여한 득유의 생리 직책을 중심으로 하여, 육체적 · 정신적으로 남자와 특이한 생활을 영위하고 있다.

여자의 일반병은 물론 남자와 같은 방법의 치료가 적당할 수가 있으나, 여성 생리와 임산(姙産)에 관계된 부인병에 대하여는 병의 종류도 한없이 많거니와 또한 여자의 특별한 체질을 알고, 병의 유래되는 원인을 밝혀서 치료하여야 한다.

여자는 남자에 비하여 감정이 격화되기 쉽고, 마음의 변화가 반복 계속되어 생리적 변화를 일으켜서, 육체적 질병의 원인이 되며, 이로 인하여 매월 나와야 하는 월수가 나오지 못하든가 고르지 못하며, 또는 너무 많이 나오는 일은 임상을 통하여 자주 보게 된다.

생리가 매월 계속 나오지 못할 때는 정신적으로 많은 충격을 받아 기가 울체되어 월수가 나오지 못하는 것이 많으니, 향부자와 복신을 위주로 하는 교감탕에 가감하여 많이 이용하면 좋다. 지나간 생리의 병력을 파악하면 부인병을 진단하는 데 크게 도움이 된다.

생리의 병력이란 주로 첫 생리의 연령, 첫 생리 후의 생리 상황 및 마지막 생리의 시간과 상태 등을 알아보는 것이 부인 질병이 발생하면 종종 생리의 이상 변화가 나타나므로 생리의 병력을 파악함으로써 통상 질병의 한열·허실을 추측하여 명확한 진단을 내릴 수 있다.

예를 들면 첫 생리 연령이 지나치게 늦고 주기가 일정치 않으며 월경의 양이 적고 색이 묽으면 신기가 부족하고 자궁이 아직 왕성하게 자라지 못했거나 평소의 비장과 위장이 허약하여 자라나는 원천의 기운이 부족하기 때문이다.

생리 주기에 이상이 있는 경우에는 일반적으로 생리 전에는 대부분 혈열 또는 기운의 허약함 때문이며, 생리 후에는 주로 혈의 허약함으로 인하여 차가운 병의 사기가 막히거나 또는 기운이 옹체되고 피가 없기 때문이다.

생리 주기가 일정치 않은 것은 통상 생식기를 주관하는 신장이 허약한 탓이거나 간의 기운이 울결하기 때문이다. 생리량이 많거나 생리가 지속되고 그치지 않는 것은 주로 기운이 피를 통섭하여 잡지 못했거나 피에 열이 있어서 망행했기 때문이다. 생리량이 적거나 생리 기간이 지나치게 짧은 것은 기운이 허약하고 피가 부족하거나 음이 허약해졌기 때문에 피가 말랐거나 기운이 체하고 피가 뭉쳤기 때문이다.

생리가 빨리 나오는 데는 어떠한 원인과 증상과 치료가 있을까? 생리가 제때에 규칙적으로 있어야만 정상인데 피에 열이 있으면 빨리 나오게 된다. 피에 열이 있으면 언제나 치료는 피를 청혈시키는 약으로 다스려야 한다. 주의하여야 할 것은 발열 원인이 각각 달라서 그 증후를 표현하는 것도 다르므로 구체적인 치료는 그 증상을 실열 · 허열 · 울열 · 담열의 4가지로 구분하여야 한다.

첫째 혈분의 실열로 인해서 피가 망행하면 생리가 앞당겨지고 생리량이 많으며 질은 조밀하면서 끈적끈적한 생리가 나오게 된다.

일반적으로 가슴이 번민스럽고 얼굴은 붉고 입이 마르고 소변의 색은 누렇고 변비 등의 전신 증상을 나타낸다. 입 안의 혀는 붉고 설태는 누렇고 맥박은 부드럽고 빨리 뛴다.

치료는 피를 서늘하게 해주는 청경탕에 가감하여 많이 사용한다.

허열로 음액이 부족하고 열이 지나치게 성하여서 생리가 앞당겨지고 양은 적으며 질은 조밀하고 *끈적끈적한* 경우이다. 또 머리가 어지럽고 눈앞이 가물거리며 두 볼이 홍조를 띠고 손과 발바닥에 열이 나는 증상이 나온다. 혀는 붉고 설태는 적으며 맥은 가늘고 빠른 맥이 보인다.

이때는 음을 자양하면서 열을 맑게 하는 양지탕에 가감하여 많이 이용한다.

생리 기간에는 왜 쉽게 병이 나며 어떠한 주의가 필요할까?

생리는 비록 여성의 정상적인 생리현상이지만, 생리 기간에는 신체에 일정한 영향을 미치게 된다.

생리 때는 피의 문이 열리고 경혈이 내려와서 자궁 안이 비고 허약해지므로 병균이나 사기가 쉽게 침범할 수 있다. 또 음인혈이 아래로 내려오므로 간장의 음기가 허약해져서 간장의 기운이 한쪽으로 치우치면 정서가 쉽게 격동되어 칠정(七情)인 모든 정신적 감정이 손상되기 쉽다. 그러므로 생리 기간에는 특히 몸을 조심하고 감정을 잘 다스려 병이 나지 않게 조심하여야 한다.

구체적으로 조심할 것은 한열·음식·정서 조절과 과로 방지와 청결에 주의하여야 한다.

첫째, 한열 조절에 있어 피가 차면 엉겨서 순환이 안 되고 너무 더운 데서 작업을 하여 열이 몸에 침입하게 되면 피가 제자리를 떠나 망행을 한다. 그러므로 월경 기간에는 마땅히 기거에 주의하여 옷을 더 입거나 벗어서 한열을 조절하고 작업 생활환경이 지나치게 덥거나 춥지 않게 하여야 한다.

둘째, 생리 기간에는 깨끗하고 담백하며 소화가 잘 되는 음식을 섭취해야 하고, 너무 맵고 뜨거운 음식을 먹어서 피가 많이 움직이거나 냉랭한 음식을 먹어서 피가 응체되는 것을 피하고 과식을 하지 말아야 한다.

셋째, 정서 조절에 주의하여 지나친 정신적 긴장을 피하고 마음을 편히 가져야 질병 발생을 줄이는 데 도움이 된다.

넷째, 월경 기간에도 평소대로 일을 할 수는 있으나 지나친 피로와 심한 운동은 피해야 한다. 왜냐하면 지나친 피로는 기혈을 손상시키고 심한 운동은 혈을 진동시켜 경량이 증가하거나 생리 기간을 연장시킬 수 있기 때문이다.

다섯째, 생리 때는 혈의 집이 바로 열리게 되어 세균이 쉽게 침입한다. 그러므로 생리 기간에는 음부를 청결하게 유지해야 한다. 매일 온수로 외음부를 깨끗이 씻어 주되 목욕이나 좌욕 또는 질에 약을 넣지 않도록 하며, 생리대나 속옷을 청결하게 해야 사기의 침입을 방지할 수 있다.

동시에 성생활을 금하여 충맥·임맥의 손상을 방지하고, 또는 악혈을 정유시켜 질병을 일으키는 것을 막아야 한다.

여자는 14세 전후로 생리를 시작하게 되는데, 이것을 초경 또는 초조라 한다. 초경의 시기는 인종·기후·문화의 정도, 생활환경·체격·영양·건강상태·유전 등 기질에 따라서 차이가 있다.

열대 지방은 8~9세, 한대 지방은 18세 혹은 그보다 늦게 나오는 수도 있다.

생활의 여러 가지 이유로 몸에 변화를 주면, 즉 심신 과로·영양 장애나 질병으로 생리적 부조가 오면 생리량이 많아지거나 적어지든지 또는 색이 검거나 선홍색이 나오든지, 점액의 도수가 너무 짙든가, 묽게 나오든가, 생리주기가 맞지 않아 한 달에 두 번이나 혹은 끊어지지 않고 늘 조금씩 비치거나 또는 2~3개월씩 건너뛰어서 생리불순을 일으킨다.

생리 시작 일부터 다음 생리 전날까지를 월경형이라 한다. 보통은 27일 형부터 36일 형이 있다. 또 월경이 나오는 기간은 대개 5일간이 보통이나 짧으면 3일, 길면 7일까지 가는 수가 있으나, 그보다 더 짧거나 길면 생리불순이므로 치료해야 한다.

45~46세부터 52~53세 동안에 분량이 점점 적어지다가 없어지는 것을 폐경이라 한다. 이 폐경이 너무 빨리 와도 병적 현상이므로 치료가 필요하다.

분만 후에는 보통 1~2개월 후에 생리를 하게 되나 대체적으로 젖을 먹이면 더 늦어진다. 생리 최초 시기에서 폐경기에 이르는 사이 생리가 없는 것을 무월경이라 한다. 무월경은 대개 임신할 능력이 없다. 이는 선천적으로 생식기가 불구된 것과 후천적으로 생식기가 불구된 경우가 있는데, 선천적인 것은 치료가 대단히 오래 걸리며 고치기가 어렵고, 후천적인 것은 치료 기간이 단시일이며 쉽게 치료된다.

생리는 규칙적인 간격을 두고 반복하는 자궁 점막으로부터의 생리적인 출혈이다. 여자가 성숙하면 태아를 기를 준비로 자궁에 피를 모으다가 그 모은 피의 유효 기간 안에 임신이 되지 않으면 그 오래된 피를 내어 쏟고 다시 새로 잉태할 준비를 한다.

이는 임신중과 젖을 먹이는 얼마 동안의 기간을 빼고는 대략 30일 정도의 일정한 기간을 두고 늘 반복하는 것이 생리이다.

월경은 1개월에 한 번씩 있는 것이 흡사 달의 차고 기우는 것 같다고 해서 월사·월신·월수·경도·경수 등 여러 가지로 부르고 있다.

월경이 있기 며칠 전부터 배가 몹시 아프고 허리가 무지근하며 어지러우면서 머리가 아프고 월경이 고르지 못하거나 색이 좋지 못할 때는 조경탕을 많이 이용한다.

◆

생리통(월경통)
생리할 때의 아픈 증세

여성들의 건강과 아름다움의 첫째 조건은 규칙적인 월경을 하는 것이다. 그러기 때문에 한의사들은 12세의 여자아이를 진맥하거나, 15세, 30세 혹은 50대의 부인의 진맥을 해도 처음 물음은 월경에 관한 것이다. 주위에 있는 많은 여자들이 월경을 할 때 심한 통증으로 아스피린이나 타이레놀을 하루에 8알씩 복용하면서 근무를 해도 통증이 가시지 않는 사람도 있고, 수업에 지장을 초래하는 학생도 있다.

찬 기운이 여성의 자궁에 이르게 되면 처음에는 기운이 정체되고 차츰 정체된 기운은 울결되어서 반드시 자궁의 문을 닫으므로 정자가 그 문 앞에 다다를지라도, 그 문을 지나갈 수 없으므로 심한 생리통뿐만 아니라 불임에 이르게 된다.

중년기에 접어들면서 있는 심한 생리통은 대부분 자궁의 이상에서 온다.

예를 들면 자궁근종, 자궁의 혹, 자궁염증 등이지만, 성장기에서 출가 전, 혹은 출산 전의 심한 월경통은 한사가 간맥에 머물러 기의 흐름이 정체되어 혈이 엉기므로 손발은 심히 차고 허리도 시리고 통증은 심하게 되며, 몸을 따뜻하게 하고 손으로 만져주면 조금 시원한 것 같으나 통증은 여전하여 심하면 토할 것 같은 느낌도 있다.

이러한 증상이 있을 때는 반드시 자궁을 따뜻하게 하면서 울체되어 머물러 있는 기운을 풀게 해주는 원리의 치료가 요구된다.

한방 처방으로는 가미온포종옥탕을 쓴다. 이 가미온포종옥탕은 불임 증에도 두루 사용되며 포태를 따뜻하게 하면 손발도 따뜻해지는 효과를 동시에 갖고 있으며 허리도 건강하게 한다.

가장 좋은 임상예로서는 28세의 여성이 월경시만 되면 아예 목욕탕에 들어가서 뜨거운 물을 틀어놓고 타이레놀을 한꺼번에 4알씩 복용한다. 그래도 통증이 심하면 가미온포종옥탕을 쓰면 증상이 없어진다.

미혼녀나 혹은 미산부녀에게 많다가 생육 후에는 생리통이 완화되거나 혹은 소실된다. 기능성 월경 곤란증은 매 월경 제 1~2일에 발작하고 흔히 하복부가 돌발적으로 꼬이며 아프고, 아랫배의 음부와 허리가 땅기며 아픈 통증이 올 수 있으며, 속이 메스껍고 구토와 설사 등의 증상을 수반하기도 한다.

동통이 극렬할 때에는 안색이 창백해지거나 손발이 얼음처럼 차고 식은땀을 흘리거나 심하면 정신을 잃기도 한다. 또한 환자에 따라서는 월경 전 1~2일에 아랫배가 몹시 아프다가 월경이 시작되면 더욱 심한 통증이 오는 경우도 있다.

자궁 점막성 통경일 때에는 월경 제 3~4일에 몹시 심한 통증이 있다가

막에 싸인 덩어리가 나오고 나면 통증은 사라진다.

이 병의 원인은 아직 확실하게 밝혀지지 않고 있으나 흔히 정신 긴장, 감각 과민, 신체 소질의 차, 건강 상황의 감퇴 등을 소질로 본다. 또한 자궁경구 또는 자궁경관의 협착, 자궁의 과도 경굴(傾屈), 자궁내막 정괴(整塊)의 탈락 등이 경혈을 저류시켜 자궁의 수축을 자극하여 자궁근과 혈관에 경련성 수축을 일으킨 것이다.

한의학 병리에 따르면 선천적인 허약 채질에 충맥과 임맥이 미충(未充)하거나 혹은 기혈이 부족하면 충맥과 임맥이 기운을 잃어 신장의 기운이 부족하여 많이 온다.

생리 때는 누구나 다소의 이상이 있고 전신적으로 권태를 느끼며, 또 두통 · 현훈도 있고 허리와 배도 아프며 신경이 예민해진다. 그러나 이런 경미한 정도가 아니고 경련을 일으키며 비꼬이고 몹시 아프며 가끔 많은 출혈도 있다.

보통 근무하기에 힘들고 병자처럼 눕게 되는 것은 생리통으로 치료를 해야 한다.

생리가 오는 시기에 생리가 쉽게 나오지 못하고, 허리와 배가 몹시 아픈 것은 도핵승기탕을 이용하는 것이 좋다.

또 자궁구 협착이나 자궁발육부전이나 자궁 과도 전굴, 자궁근종 등의 원인으로 기계적 생리통이 있고 자궁내막염이나 골반내복막염이나 기타 부속기관의 염증으로 생리통이 오기도 하며, 신경질의 부인 · 정신과로 · 신경쇠약 등의 신경성으로 개체가 울체되어 생리통이 오기도 하는데, 이 때는 통경탕에 가감하여 이용함이 좋다.

무월경

뇌하수체로 인한 여성 호르몬의 평균치

　여성은 14세가 되면 천계가 이르러서 월경을 하게 되며, 남성은 16세가 되면 천계가 이르러서 생산 능력을 갖게 된다. 이 천계의 천이란 정액을 말하며, 계란 정자를 의미하며, 여성에게서는 난소와 난자를 의미하나 넓은 의미에서는 월경을 포함하기도 한다.

　여성은 14세를 기준해서 3년 일찍 또는 3년 늦게 초경을 하여서 매월 월사를 하지만 간혹 3개월 이상 월경을 하지 않는 수도 있다. 초경 후 3~6개월간 월사를 하지 않는 것은 별로 놀랄 일은 아니지만 월사를 규칙적으로 하다가 3개월 이상 하지 않는 것은 임신의 성립 외에는 모두가 비정상적이며 폐경을 의미한다.

　중추신경 계통의 뇌하수체의 기능 실조로 인해 3개월 이상 월사를 하지 않는 것을 뇌하수체 기능 실조성 무월경이라 한다.

　무월경의 증상은 월경이 3개월 이상, 혹은 1년 동안 없는 것을 말하며, 높은 열은 동반하지 않으나 신열을 호소하기도 한다. 산부인과의 검사로는 비교적 작은 자궁의 크기에 비해 유난히 난소가 큰 것 같은 사례가 많이 있다. 여성 호르몬의 평균치가 적으며 FSH, LH의 평균치가 적게 나타나는 것이 상례이다. 긴장과 정신적인 요인도 성선 자극 호르몬에 영향을 수어 난포성숙과 배란 기능 발생에 장애를 초래케 하기도 한다. 간혹 신경성 염식증이 생기면 뇌하수체 난소축이 제약을 받아 무월경증이 오래 계속되기도 한다.

　무월경증을 가진 사람은 비교적 식욕이 없고 몸이 마르거나 비만형일 때도 있으며, 얼굴이 상기되어 열이 있기도 하고 여성호르몬 과량 사용시에도 가끔 경험하게 된다.

한의학에서는 이것을 일단 폐경으로 진단하며, 기혈 부족·간신음 부족·기체 혈어·담조의 넷으로 분류한다.

기혈의 생화 불능은 영혈이 부족하여 충맥으로 하주하지 못하므로 혈해(자궁)가 공허함이라 했으며, 보기 양혈의 방법을 택한다. 간혹 여자들 중에 월경이 3개월 혹은 6개월마다 정상적으로 나오는 것은 이 무월경에 해당하지 않으며, 아주 드물게는 평생에 월경을 한 번도 하지 않았지만 임신을 하는 예도 있다.

일단은 월경이 3개월 이상 나오지 않으면 폐경 내지 불임으로 진단할 수 있다.

한의원이 비방으로는 삼족탕을 쓴다. 이 삼족탕은 난포와 배란을 촉진하며 또한 황체를 함께 촉진하는 작용이 있어서 속발성 폐경뿐 아니라 무배란인 사람에게도 널리 사용되어 신효를 경험하게 된다. 혹자는 성선 호르몬제를 동시에 복용하기도 하여서 신속하고 정확한 한·양방의 원리를 이용하여 일거양득할 수 있다.

또한 사물탕에 복숭아씨와 홍화를 넣어서 한 달 정도 복용하면 뇌하수체 기능 실조성 무월경을 치료할 뿐 아니라 폐경기의 복합증도 예방되며, 고운 피부도 함께 유지할 수 있다.

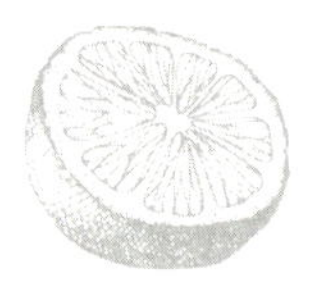

난소염

난소, 생식기관에 생기는 염증

남성의 고환같은 것이 여성에게도 있는데, 이는 여성의 난소로, 골반

안 좌우 양쪽에 한 쌍이 있다. 이 난소 안에 난포가 있고 난포에서 난자가 생산된다. 이 난자가 복강으로 나와서 난관으로 빨려 들어가는 것을 배란이라 한다.

배란은 양쪽 난소에서 교대로 한 달에 한 번 배출되고 있다. 난소는 굵은 대추만한 크기이며, 여성생식기의 대단히 중요한 기관으로, 난자를 생성하는 동시에 여성 호르몬을 분비하므로 이 난소가 여성의 미와 생식기의 생리작용을 주관한다.

어릴 때 2개의 난포 안에는 2만 개의 난자를 가지고 있으나, 사춘기 때부터 폐경기까지 약 35년 동안 사용하는 난자는 400개 정도이며, 그중에서 수정이 이루어지는 것은 평생 몇 개뿐이다. 또한 남자의 정자도 1회 사정에 3~5억 마리인데, 이중에 선택된 한 마리가 선택된 난자 세포와 만나서 한 생명체를 처음 이루는 고귀한 역사가 일어난다.

사람은 처음 시작부터 수억 분의 1의 경쟁에서 선택되어 이루어졌으니, 그 고귀함을 한 번 더 느끼게 되며, 인간을 창조하신 하느님의 섭리를 더욱 깨닫게 된다.

특별히 선택된 몸을 자기몸이라고 하여 자기가 하고 싶은 대로 할 것이 아니라 피조물로서 고귀하게 한평생을 써서 봉사하는 사람이 되어야 옳을 것이다.

이렇게 보면 난소는 난자를 생성하는 곳이며 난자는 고귀한 인생의 최초의 씨앗이 된다.

난소는 여성에게는 아주 중요한 생식기관이다. 난소 인에는 난자를 싸고 있는 난포가 있으며, 이 난자가 다 자라면 난포의 표면막이 점점 얇어져서 제일 약한 데가 터지면 속에 들어 있던 액체와 함께 난자가 난소 밖으로 뛰어나오게 된다. 이것을 우리는 배란이라고 한다.

이 난소에 임균이나 화농성균이나 결핵균 같은 여러 가지 균의 침입으로 염증을 일으킨다. 침입 경로는 대개 질구로 감염되나, 혹 피나 임파를 통하여 감염되기도 한다.

초기에는 아랫배에 통증이 있으며, 아픔은 눌리는 압박감이 있고, 몸을 움직이면 더 심하고 열이 난다. 또 부정형의 발열과 부정형의 출혈이 있다.

만성 난소염에도 난소가 부어오르고 압박의 통증이 있고 허리가 아프며 용변 시나 부부 관계가 있을 때 통증을 더 많이 느낀다. 생리 불순이 있고, 생리 전에 아랫배와 허리가 아프나 생리가 시작된 중간 중에 아픈 사람도 있다. 때에 따라서는 난소 안이 곪아서 고름이 꽉 차 있는 수도 있고, 또 만성으로 되면 정신 신경이 약해지고 히스테리 증상을 보이며 임신을 하지 못한다.

이러한 난소염증이 만성으로 될 때는 청포축어탕이 효과가 있다.

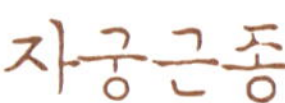

자궁근종

기와 혈이 흐르지 못하고 적체된 혹

일반적으로 자궁근종의 주요한 발병 원인은 장기간 사용하는 다량의 여성 호르몬의 지속적 자극으로 인해서 오는 경향이 많이 있다. 다시 말하면 에스트로겐 호르몬의 과량 사용으로 에스트로겐의 작용만 있고 황체 호르몬의 작용이 없을 때 생기는 경향이 많이 있으나, 아직도 확실한 원인은 규명되지 않고 있다.

자궁근종은 완전히 성숙하지 않은 평활근의 세포가 증식하기 시작하여, 처음에는 자궁근종에서 발생하여 커지기 시작하여 심하면 어린아이

머리만큼 커지기도 한다.

자궁근종의 특이한 것은 상당히 커질 때까지 아무 증상이 없는 것이 특징이어서 우연히 발견되기도 한다. 그러나 대부분의 사람들이 월경량이 많아지고 핏덩어리가 나오기도 하고 월경 아닌 핏물이 조금씩 자주 비치고 냉이 있다. 또 위장의 불쾌감을 느끼며, 소변을 자주 보러 가게 되고, 변비의 증상 내지 허리가 시큰거리고 아픔을 호소하게 된다.

자궁근종이 장막하에 있으면 복진시에 심한 통증을 호소하며 자궁근종을 가진 사람의 1/3에 해당하는 여성은 아기를 갖지 못하게 된다.

요즈음 각 병원에서 한방과 양방의 약을 접목시킨 약물이 있어서 국소적 치유를 하고 있으나, 한방의 약물 치료 효과에 미치지 못하고 있으며, 특히 근종이 크지 않고 출혈만 과다하면 남성 호르몬도 쓴다. 그러나 대부분 40대 이후에는 악성으로 변할 가능성으로 인해 자궁 절제 수술을 권하고 있지만 한방의학에서는 약물 치료에 의존한 탁월한 효능을 본다.

자궁근종을 한방 의학에서는 '징가'라 하며, 기와 혈이 자유로이 흐르지 못하고 적체된 것이라 하여, 간·비·신장 등의 세 장기의 기능 실조와 밖으로는 한기가 자궁에 머물러 어혈이 응결되어 열로 화한 것이라 했다.

초기에는 계지복령탕을 쓰면 쉽게 치료된다. 조금 근육층이 커지고 확대되면 신체적 여러 증상이 있어서 수술을 하는 수도 있다.

일반적인 예방으로서는 여성 호르몬의 남용을 금해야 하며, 특히 냉하고 습한 곳에 앉는 것은 삼가야 한다. 인체에는 9가지의 구멍이 있는데 여성의 성기는 전음으로서 대기를 향해 열려 있어서 쉽게 풍한사가 침범함을 막아야 한다.

자궁근종이란 자궁 안에 있는 근육, 즉 살갗에 둥근 혹이 생기는 것을 말한다. 이 혹은 대체적으로 둥글며, 주위의 건강한 살갗과 분명하게 구분된다. 또 이 자궁근종은 상당히 자주 보는 병이다. 자궁근종을 영어로는 피브로이드(섬유종)라 하고, 옛날에는 '징가'라 하였다.

자궁근종이나 난소 낭종·자궁 내막증 등은 양성 종양에 속하므로 크게 염려할 것은 없으나 자궁육종·악성 융모상피종·자궁암은 악성 종양에 속하므로 빨리 서둘러서 치료하여야만 한다.

임상에서 복진시 손으로 자주 덩어리를 만져볼 수 있는 것은 자궁근종이나 난소 낭종이다.

자궁근종은 40~50대 여성에게 가장 많지만 근종이 시작되는 연령은 훨씬 젊을 때부터라고 생각된다. 근종이 한 개만 생기는 경우는 드물고 대개 여러 개 있으며, 크기는 콩알만한 것부터 어떤 때는 어린이의 머리보다 클 때도 있다. 자궁근종의 크고 작은 차이나, 빨리 자라고 늦게 자라는 것이나, 단단하고 말랑말랑한 차이는 있으나 어느 것이나 다 양성 종양으로 되어 있다.

종양의 혹이 근육인 살갗 속에 생겼으면, 근내 근종이라 부르고, 장막 밑에 있으면 장막하 근종이라 부르며, 자궁강 내에 점막면이 튀어져 나와 있으면 점막하 근종이라고 부른다. 가장 많이 있는 것이 근내 근종이고, 다음이 장막하 근종, 다음이 점막하 근종이다.

이 자궁근종은 갱년기 또는 난소를 떼어 버리면 근종이 자라던 것이 중지되거나 작아지므로 자궁근종과 난소와 깊은 관계가 있다고 보고 신속한 치료와 원인 규명을 위하여 연구하고 있다.

자궁근종은 자궁에 생기는 혹의 일종으로 작고, 크고, 단단하고 말랑말랑한 여러 가지가 있다고 말했다. 보통 이 자궁근종이 폐경기가 되면 저절로 나을 것이라고 생각하는데, 근종으로 인하여 생리 때 많은 출혈을 하는 분은 서둘러서 한약으로 자궁근종을 치료하여 출혈을 방지하여야 한다.

보통 근종이 있으면 폐경기가 5~10년이 늦어지므로 몸이 허약해지게 된다. 자궁근종은 미혼이나 기혼, 임신·분만이나 상류 계급과 하류 계급의 차이, 유전과의 관계는 없다.

자궁근종의 증상은 혹이 생긴 부위와 혹의 대소와 빨리 자라고 늦게 자라는 것과 합병증이 있고 없는 것, 근종의 성질에 따라서 각각 다른 증상이 나타나게 된다.

보통 자궁 체부 근종의 혹은 크게 자랄 때까지 아무 증상이 없지만, 자궁 경부나 자궁 안 점막 밑에 있는 근종은 주먹 크기 이상 되면 여러 가지 증상을 나타내게 된다. 주로 생리가 중년기 후에 많으면 근종을 생각해야 하고, 또 가끔 생리통도 오게 된다. 주로 점막하 근종은 부정 자궁 출혈을 일으키고 생리가 많으며 오랫동안 끊이지 않고 질질 끌며 심하면 빈혈증이 오고 전신에 힘이 없이 피로해진다.

근종인 혹이 상당히 커지면 아랫배가 커져서 위장을 압박하기 때문에 배가 전부 오므라드는 감이 든다. 근종이 곧바로 생명과는 관계가 없으나 만성이나 심하게 커지면 다른 병을 일으키기 쉬우므로 조기에 화어연견 증탕 같은 약을 써서 치료 해주는 것이 좋다.

자궁에 근종이라는 혹이 생기면 혹이 커짐에 따라 직장을 압박하기 때문에 변비가 생기고, 이 혹인 파이브로이드가 방광을 압박하면 소변이 자주 나오며 또 신장을 누르면 신수종(腎水腫)이 오고, 다리가 붓든가 외음부가 붓기도 한다.

또 이 근종인 파이브로이드가 혈액순환을 방해하여 혈관을 누르든가 하면 하초의 혈액순환 장해가 오기도 하고 불두덩인 신골부에 통증이 오기도 한다.

제일 많이 볼 수 있는 증상이 불두덩의 아픔과 소변을 자주 보는 것이며, 주로 자궁 점막 밑에 근종이 있으면 가벼운 생리통이 있으나 근종 혹이 질 밖으로 튀어져 나오면 심한 생리통이 오게 된다. 생리가 많으며 끊이지 않는 빈혈로 얼굴은 창백해지고, 숨이 차며, 맥박이 빨리 뛰는 삭맥이 나타난다.

근종을 빨리 치료하지 않고 오랫동안 방치하여 두면 혈액 장애를 일으키고 괴사에 빠지며, 근종의 덩어리가 부패하든지, 화농이 되든지 한다. 또 석회가 침착하든지 액화하든지, 때로는 악성의 육종으로 변화해서 생명까지 잃는 불행을 초래한다. 이런 때는 심한 긴장감, 중할 때는 심한 동통이 온다. 또는 아주 심한 통증이 오기도 한다.

일반적으로 자궁 경관이나 난관과 자궁 주위에 근종이 있으면 불임증을 일으킨다. 임신을 하였다 하더라도 2~3개월 내에 유산이 된다. 유산이 될 때는 꼭 많은 양의 하혈을 하게 된다.

어느 병이나 그렇지만 이 자궁근종도 초기에 양성일 때 한방치료를 하면 쉽게 나을 수 있지만, 말기나 악성으로 변하면 쉽게 낫지 않아 많은 고생을 하는 수가 있다.

여성 불감증

어느 정도를 딱 꼬집어 불감증이라고 말하기는 곤란하나, 대체로 그 범위는 남자와 최단 거리의 접근을 하여도 성적 흥분을 느끼지 않을 때, 또 관계 중에도 생식기의 충혈이 불충분해서 흥분과 쾌감을 느끼지 못할 때, 또는 남자의 생식기의 결함이 없고 지구력이 약하지 않은데도 끝끝내 쾌감의 최고점을 경과하지 못하고 따라서 생식기의 율동적 연축 반복하는 경지에 이르지 못하는 부인을 불감증이라 말할 수 있다.

여성의 불감증은 남자에게 불만을 주지 않을 수 없고, 심하면 남자의 접근을 강력히 거절하기 때문에 사랑 다툼이 자주 일어나서 원만한 가정의 재미를 이룰 수 없다.

조혼이나 끊을 수 없어 억지로 한 결혼으로 인하여 남자가 무조건 싫거나 남자의 구취·액취·체취 등으로 인하여 불감증이 올 수도 있다.

사람의 몸은 섬세하고 복잡하며 예민한 정신을 가졌기 때문에 성적 감정을 느끼지 못하는 이유는 무척 많다. 어릴 때부터 난소나 자궁의 발육이 좋지 않든가 질구가 작거나 처녀막이 두터워서 관계할 때 통증을 느껴서 불감증이 오는 수도 있다. 또 분만 시에 회음부가 파열되거나 질이 열려져서 쾌감의 자극이 충분하지 못할 때, 난관이나 난소 또는 회음부에 염증이 있을 때, 유착성으로 자궁이 후굴되거나 어떠한 이유에서 양쪽 난소를 떼어 내었거나 생식 호르몬의 이상이 있을 때 불감증을 갖게 된다.

정신적으로는 성교나 임신을 두려워하거나 난산을 걱정하거나 성병이 전염될까 근심할 때, 심한 만성병으로 몸이 약할 때, 남편과 애정이 없을 때, 옆에 다른 사람이 있기 때문에 부부 관계를 충분히 할 수 없을 때 오고, 피임하기 위하여 성교를 중단하거나 남편의 몸이 약하여 충분히 성욕을 만족시켜 주지 않을 때 불감증이 오게 된다.

갱년기 장애

하느님의 창조물 중에 가장 신비롭고 아름다운 것은 여인이라 해도 과언이 아니다. 여인들은 이 아름다움을 위해 시간과 물질을 아끼지 않으며, 분주한 생활 가운데 49세 전후를 기준해서 어느덧 갱년기란 문턱에 들어서게 되면, 남의 이야기로만 들어오던 증상들이 자기에게 닥쳐 올 때 정신적 불황은 홀로 감당하기 어렵게 되며, 슬플 때나, 기쁠 때나, 병들 때나, 죽을 때까지 동고동락하겠다던 남편마저도 이해를 못하고 등을 돌리고 자게 된다.

여성들은 매월 월경을 하기 때문에 정신적으로 예민하고, 감정에 치우칠 때가 많으므로, 갱년기를 심하게 앓게 된다. 여성은 49세가 되면 천계가 이르지 못한다고 했으며, 이는 현대의학에서 말하는 여성 호르몬의 상실을 의미하기도 한다. 갱년기 첫 증상으로는 월경의 양이 많기도 하고 적기도 하며, 한 달에 두 번 하는 사람도 있고 몇 달 거르기도 한다.

대부분의 사람들은 얼굴이 확확 달아오르는 것을 경험하여 땀이 나고, 식은땀이 특히 얼굴 쪽에 흐르며, 땀이 난 후에는 몸이 싸늘하게 식으므로 기분이 나쁘게 된다. 특히 기이한 것은, 불안과 심한 불면증이 생기며 허리가 아프고 부부 관계를 싫어하게 된다.

일단 갱년기 증상이 시작되면, 그 증상이 1년에서 10년 혹은 80세 할머니도 갱년기 치료제를 주었을 때 새롭게 탄생한다는 기분을 느낄 때가 많이 있음을 경험하게 된다.

또한 갱년기의 중점 치료는 우리 몸의 뼛속까지 자양해야 하는 문제로, 한번 치료를 시작하면 한 달 정도 계속하고, 매 6개월 마다 한 번씩 3년 정도를 계속 치료하면 노년기 또한 건강하게 보낼 수 있게 된다.

한방에서는 특히 왼쪽 신장의 기능이 소실되어 가는 증상이 몸에 나타나는 것을 갱년기 종합증이라 한다.

현대 여성들은 갱년기 예방을 위해 호르몬을 복용한다. 이 호르몬이 가져다주는 부작용은 이점보다 더 많을 때가 있다.

한의원에서는 갱년기 종합처방으로 좌기환 가감을 쓰고 있으며, 한 달 계속 사용하면 신통하게도 모든 증상이 사라진다. 일평생 쓴 몸을 하루이틀 만에 고친다는 생각이나, 알약 하나둘 정도로 고친다는 생각은 자기 몸에 대한 투자가 되지 않기 때문이다.

한방 치료법은 비록 일시적인 효과는 없지만 노년의 성인병 예방 및 골다공증 예방에도 탁월한 효과가 있으며, 다른 부작용이 전혀 없는 것이 특징이다.

냉증

아랫배가 차서 일어나는 자궁병

냉증은 여성들만이 가지고 있는 질환으로, 한의원을 찾는 환자 중 대다수가 여자인데, 냉을 비롯한 부인병에 대하여 한방 치료가 적합하므로 난치병 환자를 항상 많이 진료하게 된다. 그러나 급·만성질환을 막론하고 종합적 치료에서 병리 현상인 음양·허실을 잘 관찰하고 우리의 체질에 맞는 한약을 써서 치료되는 율이 높고, 한방 전체에서 볼 때 부인과가 차시하는 비중은 참으로 크다고 생각된다.

많은 여성들이 냉증을 앓고 있으면서 병으로 여기지 않고 살아가는 경우가 허다하다. 주된 원인은 병원균에 의해서 감염되기도 하고 출산이나 유산 또는 피임 기구를 사용하는 여자들에게 많이 발생한다. 또 냉은 하체의 혈액순환이 원활하지 못하고 여러 가지 생리적 기능에 장애를 일으킨 것으로, 곧 대변·소변·생식기 방면이 병변으로 나타나는 것이다.

서양의학에서는 냉증이 자궁내막염 범주에 속한다.

계절에서 적응하지 못한 습기나 열기가 자궁에 적체되어 냉증을 나타낸다. 증상은 매일 분비물이 흘러서 계속 속옷을 갈아입어야 하고, 만약 게으름을 피우면 금방 냄새가 사방으로 퍼지는 것 같으면서 기분이 우울해지고 짜증스러운 생활을 하게 된다. 또 아랫배가 차며 아프고 배에서 찬바람이 나는 것 같은 것을 모두 냉이 있다고 한다.

경구에서 불순물이 흐르는 것을 대하라 하며 냉이 흐른다고 한다. 대개는 분비물의 색에 따라서 백대하·적대하·황대하라고 한다.

백대하는 주로 살이 많이 찐 사람에게 많이 나타나는데, 치료는 체내에 과다하게 쌓여 있는 지방질을 배설시키는 제습삼습제를 많이 이용한다. 그러면서 살균시키고 염증을 가라앉히는 약물을 체질에 알맞도록 치방하여 복용하면 쉽게 치유된다. 이 증상이 오랫동안 계속되면 암으로 이행하는 것도 있고, 불임증을 초래하는 경우도 있으므로, 속히 치료해야 한다.

대하의 색이 붉은 것은 적대하라고 하는데, 원인은 열이 소장으로 전파되어 나타나는 것으로 아랫배에 통증이 있고 냉이 흐른다. 때로는 적·백냉이 혼합되어 흐르는 증상도 있다.

최근 농촌에 비해서 도시 부녀자 중 냉증이 많이 생기는 것은 어린 시절부터 추운 겨울에도 짧은 옷을 입어 춥게 지내는 것과, 불결한 목욕탕에서의 오염도 그 원인이 되겠고, 시골 사람은 신선한 공기를 마시며 자연을 즐기는 가운데서 저항력이 강한 때문일 것이다.

냉의 치료는 주로 양허다한으로 보고 치료하며, 약재는 온열약인 부자·육계·회향·파고지 같은 약을 쓰거나 체질과 병증에 따라 많은 가감이 필요하다.

대하증

여자의 음부에서 분비액이 흘러내리는 병

여성의 생식기는 모든 생명의 근원이다. 이 자궁의 건강 유무는 여성의 건강 척도를 말하고 있으며, 인체의 임맥·충맥·대맥의 부상이 이곳에서 시작된다.

간혹 냉이란 것은 병으로 여기지 않는데 주된 원인은 신체의 허약, 즉 신의 허약으로 인해 병원균에 감염되기도 하고, 출산·유산 후 관리 부실과 피임 기구 사용 혹은 탐팩스 사용 후에 발생한다. 이러한 것은 한방에서는 습기나 열기가 자궁에 적체된 것이라고 한다. 그 주 증상을 보면 분비물이 흘러서 속옷에 묻으며 냄새가 나서 아주 기분이 불쾌한 병 중의 하나이다. 오랫동안 방치하면 불임이나 암의 원인이 되기도 한다.

냉이 흰색을 띠는 것은 보통 뚱뚱한 사람에게 나타나고 허리가 아프며 추위를 잘 타고 습한 곳, 돌이나 바위 위에 장시간 앉아 있으면 찬 기운이 자궁으로 침습하여 대하증을 일으키게 된다. 그리고 대하의 색이 누런 것을 황대, 붉은 것을 적대라 하며, 심하면 하복부 통증을 동반하고 허리가 몹시 아프며 신경이 곤두서고 몸이 수척해진다.

황대와 적대는 대부분 염증성을 동반하는 것이므로 반드시 조기 치료에 임해야 한다.

한의원의 비방으로는 가미 용담사간탕을 황색 혹은 적색 대하에 많이 쓴다. 이 용담사간탕은 간의 열기가 소장으로 전파된 것을 치료하는, 곧 습열의 하주를 치는 작용을 하므로 황대 혹은 적대를 치료할 수 있다.

민간에서는 황대에는 노란색, 백대에는 백색, 적대에는 적색의 접시꽃을 쓰면 자궁이 따뜻하게 보함과 동시에 대하도 함께 치료할 수 있다.

이 대하는 아래를 자주 씻는 사람에게 더 빈도가 높으며, 시골 사람보다 도시인들에게 빈도가 높은 이유는 자궁이나 질 주위가 강한 산성을 유지하며 병균의 침범이 있으면 막아줘야 하는데, 자주 씻게 되면 질 주위의 산성을 잃게 되고 병균의 침범을 쉽게 자궁으로 전달하므로 자궁 내막염을 일으키며, 적·백 대하를 유발한다.

또한 찬 음식이나 날 음식을 좋아하는 여자들에게도 많이 발생하는 경향이 있으니, 몸을 따뜻하게 하고, 바위나 돌 위에 앉지 말고 습한 곳을 피하고 특히 하체를 따뜻하게 하면 건강하고 아름답게, 그리고 자궁의 생리적 기능을 정상적으로 이끌 수 있다.

자궁암
자궁벽에 생기는 암종

암은 불치의 병으로서 누구나 다 두려워하는 병이다. 여성의 암 가운데 약 1/3이 자궁암이며, 다른 암과 같이 아직 그 원인은 확실히 모르고 있으나, 분만 시에 자궁경관이 찢어져서 상처를 입었거나, 기계적·화학적·방사능적인 자극을 받은 까닭으로 발생한 것같이 생각되며, 또 분만 횟수와 난산이 많았던 사람이 걸리기 쉽다.

자궁체부암은 해산을 하지 않은 사람에게도 상당히 많다.

자궁경부암은 35~50세에 많으며, 자궁암 중 90%가 경부암이다. 초기에는 거의 자각 증상이 없고 월경 이외에 부정기 출혈이 있다. 처음에는 휴지에 약간 묻을 정도로 소량이지만, 자궁 출혈이 많으면 암이 상당히 진행된 증거이다.

전신 증세로서 병의 진행에 따라 식욕이 없어지고, 빈혈증으로 어지러우며 소모성 질환이므로 영양 부족 상태가 되어 피부는 창백하고 건조하며, 전신이 쇠약해진다.

인체의 자궁은 계란만한데 자궁경부와 자궁체부로 나눌 수 있다.

자궁체부암은 50세 이상의 고령자에게 많다. 폐경기 전의 부인에게는 생리가 많아지고 생리 후 부정기적으로 자궁 출혈이 있으며, 폐경기 후의 부인에게는 아무 원인 없이 갑자기 출혈하는 수가 많다.

암이 상당히 진행됨에 따라 자궁의 진통과 같은 심한 통증을 일으키나, 신경통이 같이 일어나는 일은 볼 수 없다.

전신 증상은 대개 서서히 오며, 역시 식욕이 없어지고, 피가 모자라 어지럼증이 서서히 오면서 영양이 부족하여 피부색이 창백 건조해지며 차츰 약해져서 치료하지 않을 때는 3년 내지 7년 정도 생존하나, 조기 발견으로 요즈음은 별 큰 지장 없이 수명을 다하는 사람을 자주 보게 된다.

모유

뛰어난 소화 흡수력과 어머니의 사랑

사람의 인격 형성은 사랑하는 어머니의 포근한 가슴에 얼굴을 파묻고 젖꼭지를 빨 때, 그 인격이 형성된다고 한다. 직장 여성의 대부분은 모유보다 우유를 먹이고 있으며, 어떤 이들은 모유를 먹이려고 애를 쓰지만 젖이 나오지 않고 양이 적어서 젖몸살을 하게 되는 경우가 많이 있다.

모유를 먹이는 장점과 산후에 젖이 잘 나오지 않는 경우 어떻게 해결할 것인지에 대하여 살펴보자.

모유는 철분의 양이 우유보다 많이 포함되어 깨끗하고 좋은 피의 형성을 도와주는 데 크게 작용한다. 미네랄은 우유에 많이 있으나 신생아 혹은 유아에게 공급하여도 처리할 능력이 없다. 모유는 우유보다 아기의 정상 발육·면역성을 함유하고 있으며, 특히 모유는 소화 흡수력이 뛰어나고 모체의 사랑 또한 듬뿍 포함하고 있으며, 모유를 공급한 여자들에게는 유방암 발병률이 그렇지 않은 쪽보다 빈도가 현저히 낮다.

신생아의 모유 권장은 필수지만 산후에 모처럼 좋은 엄마가 되어 보려고 노력은 하나 젖이 나오지 않아서 아기는 울고 엄마는 괴롭고 집안은 아기 울음소리에 온통 소동이 벌어져 모유를 포기하게 되는 경우가 있다. 이럴 때는 걱정하지 말고 가까운 한의원을 찾아서 젖이 잘 나오게 하는 약 몇 첩 정도 복용하면 쉽게 해결이 된다.

한의원의 처방으로는 가미 당귀보혈탕을 쓴다. 여기에 사용하는 통초는 막힌 젖구멍을 잘 소통하게 하며, 기본방인 사물탕은 산후 모체의 피 생성을 도와서 젖을 잘 나오게 한다.

　모유는 어머니의 또 다른 형태의 하얀 피라고 한다. 모유 부족이란 그 자체가 어머니의 피가 모자라서 생기는 경우가 많이 있다. 출산 시 피의 보충은 절대적으로 필요하며, 산후 즉시 도와주는 것이 가장 좋으나 보통 2주일 내지 한 달 기다리다가 정히 급하면 서둘러 산후 보약을 찾는 경우는 인식 부족이니 산후 즉시 보약을 쓸 것을 권한다.

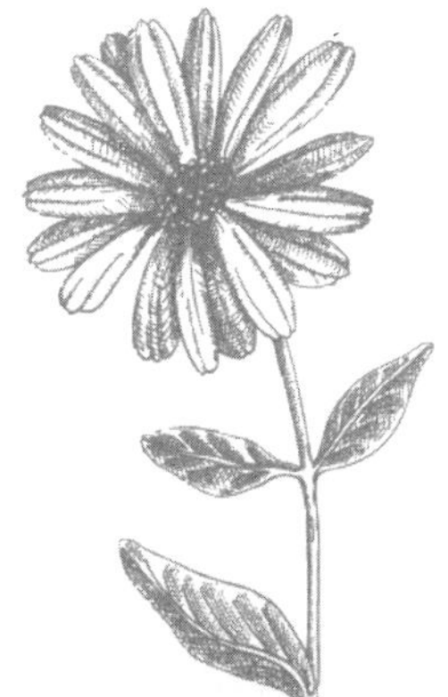

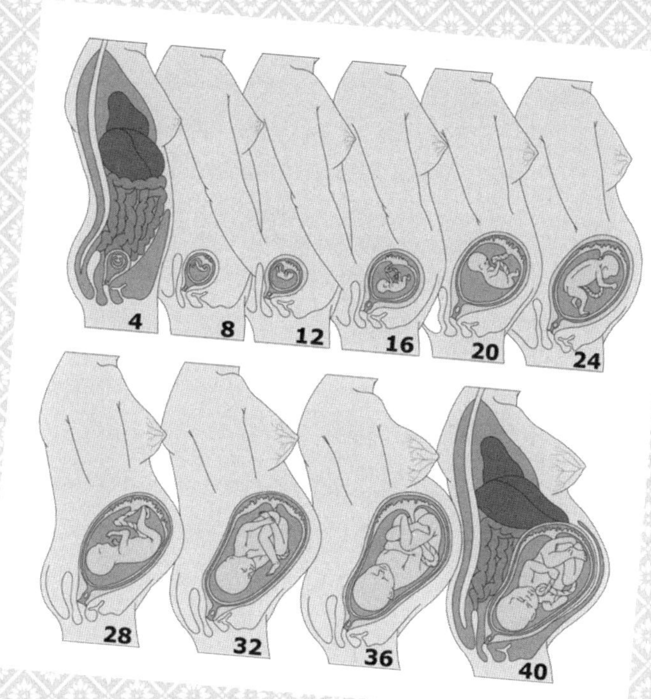

제7장

임신과 출산

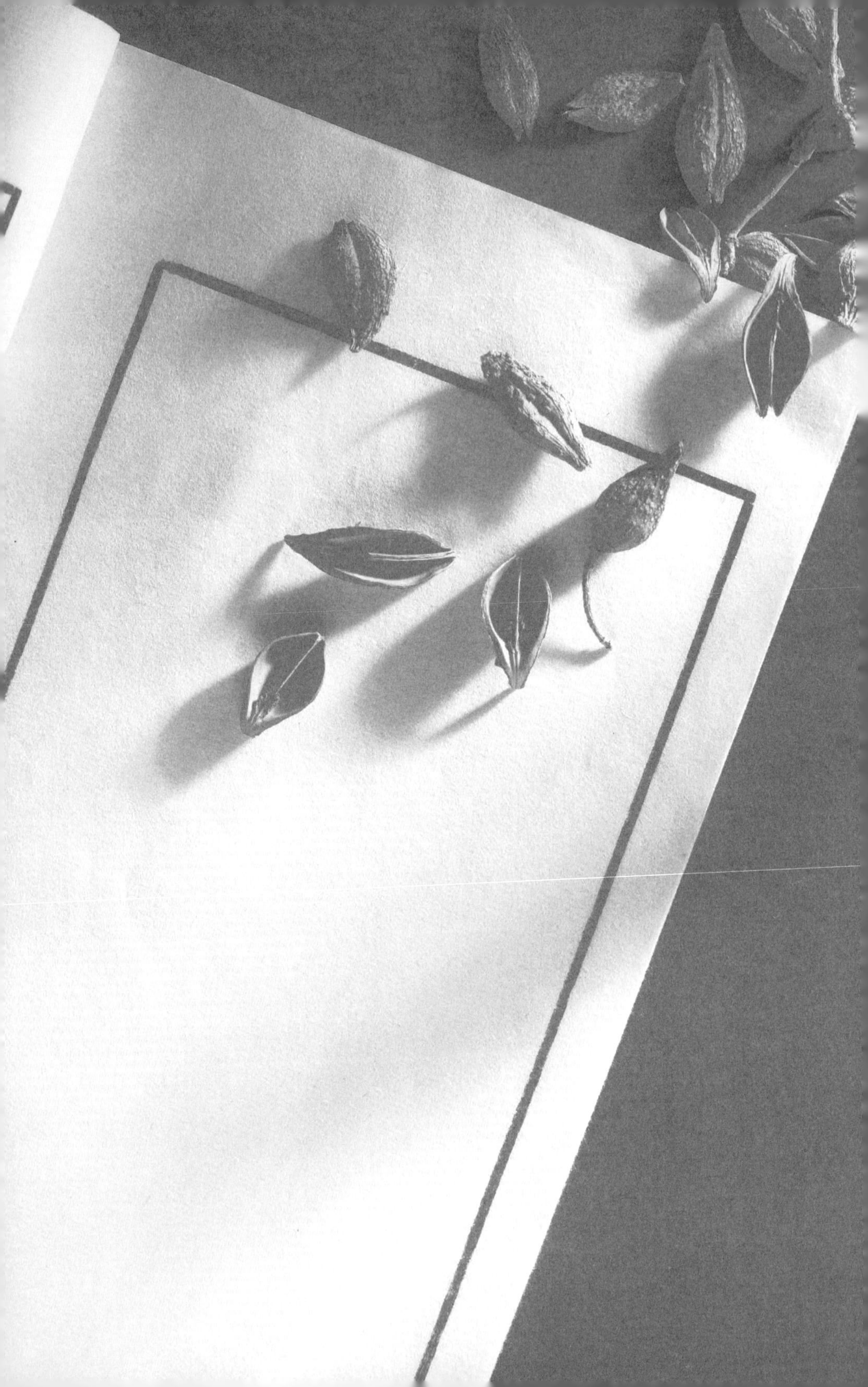

임신

　임신이란 여자의 성숙한 난포에서 나온 난자와 남자의 정자가 나팔관을 통과하여 자궁부에 착상함을 말한다.

　임신의 지속 일수는 정상일 때 280일, 즉 40주로 본다.

　임상 중에 많이 볼 수 있는 것은 임신의 증후를 병으로 잘못 알고 약을 잘못 써서 고민을 하든가 낙태를 시키는 일이다. 임신의 증후로는 생리가 없는 것이 첫째 조건으로 되어 있지만, 정신 감동이나 만성병 혹은 자궁의 여러 가지 병으로 인하여 생리가 없는 수도 있다.

　반대로 임신 후에도 1~2개월 동안 소량의 생리가 있는 수도 있다. 또 산후에 한 번도 생리가 없이 다시 임신이 되는 수도 있으니, 꼭 생리만 가지고 임신을 판단하기는 어렵다.

　둘째로, 임신의 증후로는 소화기에 일어나는 변화로 속이 메슥거리며 토할 것 같고, 심하면 토하고 위장이 쓰리고 아프기도 하며, 침이 많이 나오고 좋아하는 특수한 음식만 먹으며, 신음식을 찾는 임신오조증(입덧)을 들 수 있다.

　생리가 끊어지고 소화기 증상이 나오며, 어지럽고 전신이 피로하고 감정의 격화로 신경이 날카로워지기도 하고 두통도 온다. 또 유선의 발육 비대와 젖꼭지 주위가 검게 착색되고 첫 번 젖이 조금 나오기도 한다.

얼굴은 광택이 적어지고 눈과 입 주위에 검푸른 빛이 돌거나 주근깨나 기미가 끼는 일이 많으며, 배의 정중선이 검어진다.

다음은 맥을 보아 임신을 많이 진단하는데, 부녀자들 중 간혹 한의사를 테스트하여 자기의 임신 여부를 맥을 보아서 조기에 알아내라고 하는 것이 상례이다. 물론 임신맥으로 판단할 수 있다. 그러나 임신맥을 잡아낼 수 있기까지는 무한한 산 경험과 지식이 필요하다.

옛날 책에 명의들이 설명한 임신맥은 여러 가지로 되어서 종잡기 곤란하고 유사맥도 있어 맥으로만 의존할 것이 아니라 모체의 변화를 잘 살펴서 임신의 진단을 하여야 한다.

원래 임신맥은 세 손가락 끝에 맥이 다 뜨고 가라앉는 것이 서로 비등하고 부드럽고 끊어지지 않는 것은 임신이라 하였다. 이와 같이 부드러운 맥이 임신 4개월째 왼쪽 임신맥이 빠르면 태중에 아이가 남자이고 오른쪽이 빠르면 여아이며, 좌우가 다 빠르면 쌍둥이 남자를 낳는다고 맥경에 말하였다.

임신의 조건

왕자진이라는 고대 중국 한의사의 학설에 의하면 아기를 갖게 하는 세 가지 단계가 있다고 말했다.

첫째는 택지, 즉 땅을 잘 선택하는 것으로 모체의 건강과 혈을 의미한다.

둘째는 종자를 기르는 것을 양종이라 했는데, 이것은 남자의 정자를 말한다.

남성 불육에 대해 많은 사람들이 정자의 수량에만 초점을 맞추며, 정자의 수치가 정상이면 모든 불임의 책임이 여자에게만 있다고 전가하는 경향이 있다. 종종 정자의 수가 정상이라도 정액이 부족해서 정자를 보호하지 못하면 정자가 곧 죽거나 수송 도중 소실·사망한다.

이 정액은 한의학적 관점에서 본다면 단지 진액에 불과하나 신장은 5가지의 액을 주관하며 비장의 기운은 정기를 온몸에 퍼뜨리고 진액의 생성·수송·배설의 작용, 즉 신장과 비장은 직접적인 연관이 있다.

정액이 적은 것을 정소라 했으며 불임의 원인이 된다고 했고, 임신이 된다 하더라도 여아가 된다고 했다.

세 번째는 승시, 즉 때를 잘 타야 한다고 했다.

부부 관계는 여자의 경수가 끝난 3~5일 정도에 하는 것이 가장 적당하며, 남자는 성관계 전 14일간 정액을 저장해야 된다고 한다.

한의원의 비방으로는 남성 불육 및 불임에 비신쌍보환을 많이 쓰고 있다. 불임은 남녀 공동의 책임이니, 어느 한 사람에게 책임 전가한다든가, 남자들은 간혹 부끄러워한다든지 자존심 때문에 병원 찾기를 꺼려하는 경향이 있다. 아이를 갖는 세 가지 방법을 이해하면 남성과 여성의 불임 원인은 반반이다.

그리고 여성의 택지 선택, 즉 자궁 내를 따뜻하고 부드럽게 해주는 고진양영탕 가감은 음양의 조화뿐만 아니라 몸의 징기를 세우며, 체온을 상승시켜 줌으로써 난자의 배출과 활동력까지 도와주는 신효의 약이며 좋은 결과를 주고 있다.

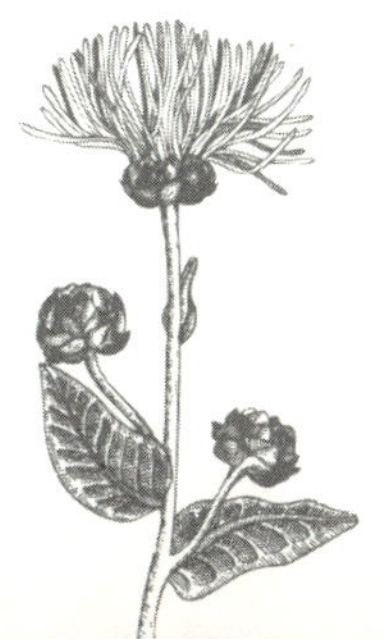

불임증

임신하지 못하는 병증

불임증은 병명이 아니라 아기를 갖지 못하는 증상이다. 넓은 의미의 불임증에는 아기를 갖고도 280일 동안 뱃속에서 키우지 못하는 불육증도 포함된다. 불임증은 암이나 백혈병과 같은 불치병은 아니다. 또 불임증은 어떤 절대적인 병도 아니다.

임신 그 자체가 남녀 상호간의 작용으로 이루어지는 것이기 때문에, 불임증도 절대적인 여성 쪽의 결함만이 아니라, 남성 쪽의 결함까지도 보완해야 한다.

불임증이라 하면 완전히 아이를 못 낳는 큰 병으로 아는 사람이 많다. 하지만 불임증을 지닌 모든 여성들이 완전무결한 불임증의 소유자는 아닌 것이다. 여성 쪽에 난관·난소·자궁 또는 질 등에 생긴 부분적으로 자그마한 결함이 임신을 방해할 경우, 그 결함만을 정확히 치료하면 임신은 가능해진다.

또 남성 쪽이 지닌 원인으로서, 가령 정자의 활동이 활발하지 못하다든가 또는 정자가 부족하다든가 하는 어떤 이유가 있어서 일어나는 불임증도 치료가 되는 것이다. 단지 그 원인을 발견하고 치료하는 과정이 매우 까다롭고 또 장기간을 요하기 때문에 그에 따른 인내심이 필요하다.

다시 한 번 말해 두거니와, 불임증이라는 것은 완전무결한 불치병이 아니다. 또 여성 혼자만이 책임져야 할 절대적인 여성병도 아니다. 앞에서 말했듯이 임신이 부부 상호간의 작용으로 일어나는 것처럼 불임의 치료 역시 부부 상호간의 치료로서만 가능하다.

불임증과 그 대책에 대해서 구체적인 점을 하나씩 살펴보자.

결혼한 부부가 건전한 부부생활을 하면서 임신을 하고 아기를 낳는 것은 정상적이며 당연한 일이다. 그러나 그 당연한 일이 이루어지지 않을 때가 많다. 보통 건강한 부부가 피임을 하지 않을 때는 결혼 1년 이내에 90% 정도가 임신이 된다.

불임증이란 생식기의 구조와 그 기능에 어떤 이상이 있어서 결혼 후 만 1년 이내에 아기가 없거나, 임신을 하여도 유산 또는 사산을 하여 뱃속에서 10달 동안 길러내지 못하는 것을 말한다.

얼마 전까지는 보통 결혼 후 2년이 지나도 임신이 안 되면 비로소 병원을 찾아오는 부인이 많았는데, 근래에는 결혼 후 6개월 이내에 임신을 못 하면 서둘러 병원을 찾는 부인이 늘어간다. 이것은 물론 사회적 여건이 점점 남성들의 결혼 연령이 늦어지는 까닭도 있겠지만, 불임에 대한 이해도가 높아졌기 때문이라고 본다.

최근 프리섹스의 풍조와 혼전 관계의 체면 문제, 또는 경제적 사정이나 가족계획 등의 문제로 점차적으로 임신중절 수술을 아주 간단하게 생각하고 중절 수술을 여러 번 함으로 말미암아 불임 여성이 늘어만 간다. 이유야 어쨌든 간에 불임여성의 절반 이상이 임신중절 수술을 받은 경험이 있는 것은 사실이며, 놀라운 일이 아닐 수 없다. 그러나 이런 경우에도 고진양영탕을 쓰면 신효를 보게 된다.

한 번도 임신이라는 것을 해보지 못한 경우를 원발성 불임이라고 하고, 임신은 하였으나 유산 또는 조산으로 순산을 못했거나, 최종 분만을 하고 피임 같은 것을 하지도 않았는데 만 1년이 지나도록 아기가 없는 경우를 속발성 불임이라고 한다.

그 외에 의학적인 면에서 남녀 간의 결합이 나빠서 임신이 안 되는 수도 있다. 한의원의 통계를 보면, 남성이 30% 정도, 여성이 50% 정도, 남녀 공동이 10% 정도이며, 나머지 10% 정도가 기타의 원인에 있다고 본다. 그러므로 불임증 치료를 원할 때는 반드시 부부가 같이 진찰을 받아야 한다.

불임증이 있는 여성 중 임신을 무척 어렵게 생각하는 분을 자주 본다. 임신이라는 고지에 올라가기까지 여러 가지 문제 때문에 임신이 어렵게 느껴질 뿐이다. 소수의 특별한 경우를 제외하면, 임신의 과정은 산 고지에 올라가는 길을 잘못 들어서 고생을 하며, 가시덩굴을 헤쳐서 임신이라는 고지에 올라가는 것과 같이 한 발 한 발 올라가면 되는 것이다.

이와 같이 임신하는 데 방해되는 원인들을 하나하나 제거해 가면 반드시 임신이라는 고지에 도달할 것이다. 물론 불임이라는 것은 의학적인 문제이지 전설처럼 산에 가서 바위한테 빈다고 아기가 나오는 것도 아니고, 물 떠 놓고 삼신할머니에게 빈다고 삼신할머니가 점지해 주는 그런 공상적인 것으로 해결할 수는 없다. 어디까지나 고통을 이기며 약을 먹고 임신을 해서 열 달 만에 진통을 겪고 낳아야 그 문제는 해결되는 것이다. 그러므로 그 원인을 찾아서 그 원인에 따르는 한약을 먹고 기다리는 것이 가장 지름길이다.

아기를 낳는다는 것은 본인 스스로의 노력으로 되는 것이지 절대로 의사가 만들어 줄 수는 없는 것이다. 아무리 명의라고 해도 환자의 노력 없이는 불가능한 것이 불임 치료이다. 본인 또는 배우자의 노력 50%가 있어야 불임을 해결할 수 있다.

불임으로 손발이 차고 냉이 있으며, 추위를 많이 타고 난자 배출이 잘 안 되거나 약한 난자일 때는 온포종옥탕 가감을 많이 사용한다.

자궁내 물혹이 있을 때도 임신이 잘 안 된다.

어떤 30세 된 부인이 남편과 같이 찾아와서 남편되는 분이 말하기를, "집도 있고 돈도 있는데 아기가 없어 찾아왔으니, 아기를 갖게 하여 달라"는 간곡한 부탁이었다.

부인은 말하기를 "2회에 걸쳐 병원에서 X-레이를 찍었는데 난소에 직경 4.5㎝의 큰 물혹이 나타났으니 이떻게 하면 좋겠느냐?"고 묻기에 진찰부터 한 번 해보고 말씀드리겠다고 하고 보았더니, 평소 손발이 차고 월경이 불순하며, 왼쪽 아랫배 난소 있는 부분 안이 좀 탄탄하고 배꼽 밑을 눌러보니 좀 아프다고 호소하였으므로 혹이 있다고 인지하였다.

한약으로도 물혹이 없어질 수가 있으니 한번 사용하여 보라고 하였더니 믿고 열심히 먹어 보겠다고 하여 석 제를 먹은 후 다시 X-레이를 찍어보니, 배 안에 있던 혹이 없어졌다고 기뻐하였다.

자궁 내에 물혹이 있거나 근종이 있을 때는 임신이 불가능하며, 이런 일은 종종 있는 일로 한약으로도 많이 치료된다. 또 난자 배출이 안 될 때에 불임이 된다. 난소가 선천적·후천적으로 기능이 약하여 난자를 만들어내지 못하는 경우나 또는 만들어졌다 하더라도 충실치 못하거나 난관이 막혔을 때는 난자가 배출되지 못한다. 난소가 선천적으로 기능이 약함은 치료가 어렵고, 후천적일 때는 가능하며 난관도 마찬가지이다.

자궁에 염증이 있을 때도 불임이 된다.

염증이 심하여 자궁 내막의 액의 농도가 짙으면, 질구에 사정된 정액이 상승 작용을 하지 못하여 수정을 이루지 못하지만, 난소에 염증이 있어 난자를 생산치 못하는 수도 있고, 난관에 염증이 있어 난자의 수송이 어렵거나 난관이 막혀서 난자 수송이 되지 않을 때를 말한다. 이는 주로 결핵이나 임질 같은 염증성 병을 앓은 경력이 있는 이에게 많이 나타난다.

이때 한약으로는 청포축어탕을 사용하게 된다. 늑막염과 맹장염 등이 한약으로 잘 듣는 것과 같이 이 자궁 내에 있는 염증도 한방으로 잘 낫는 병이다.

월경불순이 있어도 물론 임신이 잘 되지 않는다.

난자가 배출되지 않으면 물론 월경도 안 나올 뿐만 아니라 임신도 안 된다. 월경이 안 나오는 것은 난소의 기능 장애나 내분비 장애, 또는 자궁 내의 기능 장애, 자궁 기능 부전증 등의 원인이 있는 것이며, 모두 자궁과 부근 기관을 원활하게 도와주면 기능이 잘 돌아가고 월경도 바로 나오며 임신이 가능하다.

습관성 유산으로 어린이를 갖지 못하는 일이 있는데, 임신이 되었을 때 부주의하여 처음 2~3차 자연유산이 되면 그 후는 습관적으로 유산이 되는 것을 말한다. 이런 때도 평소에 한약을 써서 자궁의 기능을 도와서 임신을 하게 되면 유산이 되지 않는다.

옛날에 우리나라에서는 불임하면 원인을 여자에게만 돌리는 관습이 있어, 칠거지악이라 하여 여자의 잘못으로 돌렸으나 사실은 남자의 불임증도 상당한 수가 있다. 그 원인을 보면 다음과 같다.

1. 뇌하수체 호르몬이 생산되지 않을 때와 생산되었다 하더라도 뇌하수체 호르몬이 고환에서 정자 형성 작용과 남성 호르몬 분비 작용을 자극하지 못할 때
2. 고환의 기능 장애로 정자가 성숙하지 못할 때
3. 정자와 난자가 서로 맞지 않을 때
4. 정자의 수가 1회 사정에 2~3억 마리인데, 그 수가 턱없이 부족할 때

임신중 주의할 점

임신중에는 보약이라 할지라도 함부로 써서는 안 되며, 한방에서는 임신중에 쓸 수 있는 약과 쓸 수 없는 약이 구분되어 있으므로 꼭 알아보고

써야 한다. 쓸 수 있는 약은 우리들 일상생활에서 먹을 수 있는 음식과 같아서 아무리 많이 먹어도 태아나 임부에게 해를 주지 않는다.

임신중에는 침도 함부로 맞아서는 안 되며 특수한 경우만 맞을 수 있다. 임신중 음식은 식성을 존중하되 과도한 편식을 피하고, 또 과식을 하지 말아야 한다. 영양가 있는 음식을 골고루 섭취해야 하고, 소화가 잘 되는 음식을 골라 먹되 너무 맵거나 짠 음식은 삼가는 것이 좋다. 술이나 담배도 금하는 것이 좋으며, 변은 규칙적으로 보는 습관을 들여야 한다.

1. 정신적으로 안정을 취하고 충분한 휴식과 수면을 취하여야 한다.
2. 그러나 과도하게 편안한 생활을 피하고 알맞은 운동을 해야지 잘 움직이지 않으면 태아가 너무 커져서 순산하기 힘들다.
3. 육체적으로 무리한 과로를 피하고 극렬하고 위험한 운동은 절대 피해야 한다.
4. 임신중에는 몸을 조심히 가져야 한다. 무거운 것을 무리하게 들거나 높은 데 것을 무리하게 내리는 것도 유산의 원인이 되며, 격동이 쉬운 자동차 · 선박 같은 것을 장시간 타는 것을 삼가는 것이 좋다.
5. 만약 임신중 출혈이 되든가, 아랫배가 아프든가, 허리가 너무 많이 아프면 유산될 우려가 있는 증상이니 절대 안정을 취하고, 교애궁귀탕 몇 첩만 달여 먹으면 태아나 임부가 10개월 동안 무사하여 튼튼한 어린이를 해산할 수 있다.

임신 기간에는 모체에 커다란 변화가 발생한다. 이러한 변화는 건강한 여성들에게는 큰 영향을 미치지 못하나, 임신부의 체질이 비교적 약하거나 또는 이러한 변화가 일정 한도를 초과하게 되면 병리 상황이 발생한다. 상태가 심각하면 임신부와 태아의 건강과 생명이 위험하게 된다. 그러므로 임신기에 있는 여성은 신체를 건강하게 함으로써, 분만시 안정을 기하여, 유산 · 조산 · 사산 및 신생아의 사망을 방지하게 된다.

산욕기에 산모와 신생아의 건강을 보호하기 위해 임신부는 반드시 몸 조심해야 한다. 정신적으로 안정하고 충분한 휴식과 수면을 취해야 한다.

특히 임신 기간에는 원래 하던 일을 바꿀 필요는 없지만, 과로나 지나친 운동은 피해야 한다. 임신 7~8개월 후에는 가벼운 일을 함으로써 태아의 비대함을 피해야 한다. 이는 너무 편안한 생활은 피하고 알맞게 운동을 해야지, 편안하게 쉬기만 하면 태아가 너무 커져서 순산하기 힘들기 때문이다.

운동으로는 가벼운 체조나 산보가 임신부의 건강에 좋은 작용을 하나, 심한 운동을 해서는 안 되고, 비포장도로에서 장거리를 걸어도 안 된다. 특히 임신 초기와 말기의 격렬한 운동은 유산 · 조산의 원인이 된다.

또 임부는 몸이 무겁고 둔하여 다리 근육에 힘이 없는 부분이 있어서 평지에서도 흔히 넘어지는 일이 있으니 조심해야 한다.

임신 기간에는 충분한 수면을 취하여 매일 9~10시간은 자야 하지만 규칙적인 생활을 하도록 하고 지나치게 편하게 지내서는 안 된다. 의복은 편안하고 청결하게 하며, 온도를 잘 조절하고 허리띠를 너무 확 조이지 않음으로써 기혈이 원활하게 유통되도록 해야 한다. 만일 배가 지나치게 처졌을 때에는 복대를 해야 한다.

임신부의 체중이 앞으로 이동하기 때문에 굽 높은 신은 신지 않도록 해야 한다.

굶거나 과식해서는 안 되며, 딱딱한 음식이나 기름진 음식 및 자극성이 있는 음식은 많이 먹지 않도록 하고, 영양가가 풍부한 음식이나 소화가 잘되는 음식을 섭취함으로써 임신부나 태아에게 필요한 영양을 충분히 공급하여야 한다. 위생에 주의하여 목욕을 자주하고, 옷을 자주 갈아입으며, 외음부의 청결을 유지해야 한다.

유방이 커지므로 임신 5~6개월이 되면 비누로 매일 한 번씩 씻는 것이 좋다. 특히 유두에 딱지가 생기므로, 늘 온수로 씻어낸 다음 오일을 발라 줌으로써 유두 파열을 막는다.

그 밖에 유두가 함몰한 경우에는 손으로 끌어내어 영아가 젖을 물기 편하도록 해주어야 한다.

임신 초기에 방사하면 유산을 초래하기 쉬우므로 이 시기에는 방사를 금해야 한다. 임신 말기에는 음도의 청결을 유지하여 세균인 사기의 침습을 피하며 또한 방사를 금해야 한다. 임신 4~8개월에는 부부 관계를 주의하여야 한다.

임신부는 대부분 음액이 부족하거나 태아가 장도를 압박하므로 배변이 곤란하게 된다. 만일 대변이 지나치게 건조한 경우에는 질(疾)이나 대변 출혈을 초래할 수 있으므로, 임신부는 반드시 정기적인 배변 습관을 갖도록 한다. 물을 많이 마시고 채소와 과일을 많이 먹도록 하며, 필요할 때에는 장을 윤택하게 하고 배변을 원활하게 해주는 약을 복용하도록 하여야 한다.

생리가 멈출 때부터 또는 초기 임신 반응이 나타난 뒤부터 검사를 시작하여야 한다. 일반적으로 출산 6개월 전에는 매월 한 번씩 검사한다. 임신 후기에는 필요에 따라 더욱 자세히 관찰하고 지도해야 하므로, 임신 7~8개월에는 반드시 2주마다 한 번씩 검사한다. 마지막 2개월 중에는 매주 한 번씩 검사하며, 전면적 검사를 통해 임신부의 결함을 즉시 바로잡아야 한다.

정기적인 검사를 통해 임신부의 임신 병리 변화에 대해 필요한 예방과 치료를 할 수 있으며, 아울러 분만에 필요한 처리 방침을 결정할 수 있다.

만약 임신중 출혈이 있든가 아랫배가 아프든가 허리가 너무 많이 아프면 유산될 우려가 있는 증상이니 절대 안정하고, 교애궁귀탕 몇 첩만 쓰면 태아나 임부가 무사할 수 있다

습관성 유산

임신의 성립은 쉽게 되지만 임신 2~3개월이 되면 유산이 되는 수가 많다. 자연유산이 되는 경우는 전체 임부의 15~20%를 차지하며, 50~60%는 염색체 수나 구조적인 이상에서 온다. 2회 이상 습관성 유산을 한 경험이 있는 사람은 또다시 유산이 될 확률이 80~90%에 달한다.

임신 초기 자연유산의 50~60%가 염색체의 이상이 원인이 되며, 첫아기가 염색체로 이상이 있으면 두 번째 임신은 80%유산이 된다. 부적절한 황체 형성도 원인이 되며, 특히 자궁경관 무력증은 임신 18~32주에 아무 진통도 출혈도 없이 태아가 빠져나오기도 한다. 또 전염성 질환이 있거나 Rh 마이너스인 경우, 스트레스가 심한 경우에도 불임증 내지 습관성 유산이 되는 수가 있다.

의학의 발달로 불임의 정체를 하나둘 계속 밝히고 있으나, 그 성공률은 한방의 성공률을 능가하지 못하고 있는 형편이다.

특히 초음파 검사는 조기 진단에 많은 도움이 되기도 하지만, 임신 출혈 내지 습관성 유산에 필요한 것인지 종종 의문이 가기도 한다. 초음파란 20,000Hz 이상의 고주파로 파장이 짧은 데서 오는 빛과 같은 성질의 것을 이용한 것이며, 부인과 질환 진단에 혁신을 가져왔으나 종종 임신 2개월에 아기의 심장이 들리지 않는다고 중절 수술을 권하는 것을 볼 때 의아함을 금치 못하게 된다.

한방학적인 견해는 습관성 유산이 충맥·임맥의 훼손, 모체의 기허·혈허로 인해서 일어난다고 했으며, 고진양영탕 가감을 쓰게 된다.

이때 쓰는 아교는 출혈 방지뿐 아니라 각종 세포를 더욱 영글고 튼튼하게 하여서 생체를 움직이는 작용에 개입하게 된다. 다시 말하면, 피의 응고 작용을 빠르게 시도하는 작용을 해서 출혈을 막아 준다.

특히 염색체 결함 및 유전적인 원인이 있을 경우에는 또다시 임신하기 전 두 달 정도 치료를 요하며, 임신이 성립되더라도 4개월까지는 매월 월경 예정일에 3일간씩 한약을 복용하여야 염색체 결함 및 유전적인 원인으로 오는 습관성 유산을 막을 수 있다.

스트레스는 여성의 가장 큰 적이며, 습관성 유산의 직접적인 원인이 되기도 하므로 유산의 경험이 있는 사람은 임신과 동시에 휴가 내지 병가를 신청하는 것도 현명한 방법이다.

◈

임신오조(입덧)

임신오조란 임신중 구토증을 말하며, 우리말로는 '입덧', '아는 병'이라고 한다. 임신중 속이 메슥거리고 심하면 토하기도 하며, 음식 냄새, 특히 밥 냄새를 싫어하는 증상으로 밥을 먹지 못함으로써 몸이 매우 수척해진다.

대개 임신 초기 공복시에 오며, 후반기에 이르면 자연적으로 소실된다. 가벼운 증상은 2~3개월산 때와 장소를 가리지 않고 속이 메슥거리고 자주 토하며, 식욕이 감소하고 모든 음식을 싫어하게 된다. 어떤 때는 특수한 과일이나 채소·냉면·국수 같은 음식을 먹고 싶어 하기도 하고, 피로하며 몸은 쇠약하여지고 피부는 건조하고 입이 몹시 마르며 체중은 감소한다.

입덧이 심하면 중독증을 나타내고, 구갈증은 더 심하고 혀에 백태나 황태가 많이 끼고 숨을 내쉬면 악취가 난다. 그리고 입안의 점막이 건조하고 맥은 빠르고 가늘며, 체온은 섭씨 38~39℃의 열이 있고, 가슴에 심한 신경통을 나타내는 사람도 있다.

피부는 건조하여 탄력을 잃고 때로는 미약한 황달, 혹은 붉은 반점을 나타내기도 하고, 여드름같이 발진이 나는 수도 있다. 소변량은 감소하고 단백이 나오기도 한다.

임신중 입덧이 심하며 중증이 되면 전신 쇠약이 오고, 복부는 쪽 들어가고 귀 울림이 오고 눈에 불이 번쩍이며 시력이 감퇴하고 어지러우며, 머리가 아프고 구토는 좀 호전되었으나 잠이 오지 않고, 더 심하면 사람을 알아보지 못하며 헛소리를 하고 혼수상태에 빠지기까지도 한다.

입덧에 맥이 저고 열이 없으며 전신 증상이 심히지 않으면 예후가 좋고, 만약 맥이 1분간에 110번 이상 뛰며 신열이 섭씨 38℃ 이상 올라가고 소변에 단백이 섞여 나오면 예후가 좋지 않다.

만약 입덧이나 신경 증상, 히스테리 경향이 있고, 목 안에 무엇이 걸려 있는 것 같고, 땀을 흘리고 소변을 자주 보며, 기침을 심하게 하고 부종이 있으면 반하후박탕이나 사칠탕을 많이 사용한다.

입덧은 대략 세 가지 이유로 나눌 수 있다.

첫째는 위장 냉증으로 인함인데, 이럴 때는 정향시체탕을 쓴다. 시체는 마른 감꼭지로 급할 때는 마른 감꼭지를 달여 복용하여도 된다.

두 번째는 중기, 즉 위장의 기가 부족할 때 귤피죽여탕을 쓰게 되는데, 귤껍질과 대나무 속껍질을 잘 달여 복용하면 된다.

세 번째는 중기, 즉 위장의 기운이 울체됨으로 인함이며, 이럴 때는 사인탕으로 간단히 위장의 기운을 돌리면 입덧의 치료뿐만 아니라 안태도 가능하다.

분만

최종 생리를 기준하여 첫 날부터 280일을 계산한 날이 분만 예정일

어렵고 고생스러운 280여 일의 임신 기간을 보내고 분만이 가까워오면 누구나 분만의 산고를 걱정하게 된다. 임부가 과도하게 약해서 출산할 힘이 부족하거나 임부의 골반이 특별히 좁아서 교골이 열리지 않거나, 또는 태아의 앉은 위치가 비정상적이어서 난산이 되는 것을 제외하고는 임신과 분만은 모두 생리적이며 자연적으로 되어 있어서 마땅히 순산하게 되므로 임부는 과도한 공포감을 가질 필요가 없다.

임부가 달이 차면 배가 한껏 부르고 몸이 무겁고 자궁이 명치까지 치밀어서 호흡이 곤란할 정도이나, 분만 예정일이 가까워오면 태아가 점점 하복부로 처져 내려가 호흡은 편한 반면, 골반부가 더 무겁고 방광과 직장이 압박되어 소변을 보고 싶은 감이 자주 오고 변비가 된다.

이때에 변을 잘 통하게 해주고 과도한 운동을 삼가야 하며 성교를 하지 말아야 한다.

해산이 임박하면 하복부와 요부가 간간이 아프기 시작한다. 이 아픈 것을 진통이라 하는데, 처음에는 간혹 오다가 차츰 자주 오게 된다. 이 진통이 주기적으로 자주 강하게 반복하는 동안에 태아를 싼 보자기, 즉 태포가 자궁 출구로 내밀어서 자궁문이 완전히 열리면, 그 태포가 저절로 터져서 그 속에 들어 있던 양수가 일부분 흘러내린다.

분만 시간은 임부에 따라 모두 다르니, 빠르면 1~2시간, 늦으면 10시간 이상 걸리는데, 대개 초산부는 경산부보다 시간이 오래 걸리게 된다. 양수가 보인 뒤 진통은 더욱 강해져서 산모가 힘을 줄 때마다 태아의 머리가 일진일퇴하다가, 끝에 가서 가장 강렬한 진통이 있으면서 단번에 자궁 내에 남은 양수와 함께 태아가 모체 밖으로 힘차게 나오게 된다.

처음 산기가 있을 때 공복이 되지 않게 소화가 잘 되는 죽을 먹어 놓는 것이 좋다. 또 처음에는 힘을 아낄 것이며, 너무 미리 서둘러서 힘을 주어 기운을 빼지 말아야 한다. 처음에 힘을 너무 많이 써서 기운이 빠지면 정작 아기가 나을 때에는 힘이 부족하게 될 염려가 있으며 , 또 너무 일찍 힘을 주면 위치가 잘못 앉은 태아가 바로 회전할 기회를 주지 못하고 그대로 위치 이상으로 낳게 하여 잘못 되는 수도 있기 때문이다.

원래 태아의 정상 위치는 머리가 아래로 되어 있는 것이 정상이며, 이 태아의 위치가 가장 출산하기 쉬우며, 이것이 제일 많으나 간혹 그렇지 못할 때도 있다. 해산을 쉽게 하느냐 그렇지 않으면 난산이 되느냐의 문제는 임신부 건강 상태에 따라 크게 다르다.

물론 골반이 좁은 경우 태아가 작다면 괜찮으나 분만에 장애가 되는 경우에는 부득이 제왕절개 수술을 필요로 하고, 그 외에 다른 난산에도 산과 수술로 위험한 경우를 넘기게 하는 수도 있다. 그러나 대체로 순산시키는 최선의 길은 임신부의 전신적·생리적 활동을 원활히 왕성하게 해서 그 분만하는 힘을 강화하는 데 있다.

임신 전이나 임신중 미리 보약을 써서 몸을 조리하여 놓는 것이 좋고, 임부가 허약해서 분만이 염려된다든가, 난산의 반복으로 습관성 난산인 자에는 분만 3개월 전부터 그 체질과 증상에 따라 가미 팔진탕이나 달생산 같은 적당한 약을 조금씩 써 두는 것이 좋다.

난산을 당하여 당황하는 것보다는 먼저 예방하여 안전하게 함이 제일 좋다. 그리고 임부가 너무 편안하게 있기만 하여 태아를 크게 함은 순산하는 데 좋지 않으니, 달수가 찼을 때도 적당한 운동을 하는 것이 좋다.

산전·산후 부종

임신중 부종의 원인은 여러 가지이나, 그 직접적 원인은 혈액순환과 대사 기능의 장애로 온다. 뱃속의 태아가 커짐에 따라 신장(콩팥)을 압박하므로 부종이 일어나게 된다.

치료는 이뇨제만으로 되는 것이 아니고, 기운이 허약하고 소변이 잘 나오지 않고 붓는 데는 기운을 돋우고 위로 추켜올리는 인삼·황기·삽주뿌리·승마 같은 것을 이용하여야 한다. 장의 기운이 허약하여 부종이 올 때는 신장을 따뜻하게 해주고 장의 기운을 도와주면서 이뇨가 되게 하여야 한다. 기운이 맺혀서 부종이 왔을 때는 맺힌 것을 완화시키고 풀어주며 기운을 유순하게 하고 소변을 부드럽게 잘 나오게 하는 오령산 같은 약을 이용하여 임신중 부종을 많이 다스린다.

임신중에는 그때그때 따라서 임부의 건강을 다스려 주어야 한다. 어떤 병으로 인하여 임부가 기운을 잃으면 난산의 염려가 있게 된다.

임신중에 흔히 보는 것이 산후에 몸이 부어서 내리지 않고 살이 되어 몸이 무거워서 못 견디겠다 하는 산후 부종이다. 산후에 기혈이 크게 허약해서 대사 기능이 약하여 부종이 생기며, 특히 감기에 걸리면 더 심하게 된다. 이때는 주로 기혈을 보하며 감기를 풀어주어야지 이뇨제만 쓰면 실패한다.

또 산후에 나쁜 피가 경락을 따라 사지로 흘러 들어가면 부종이 오는 수도 있다. 이때는 혈액순환을 잘 되게 해주어야 한다. 또 평소에 신장이 약하여 부종이 오면 신장을 잘 다스려야 하고, 숨이 차고 기침을 하며 소변이 잘 나오지 않으면 이뇨하는 복령도수탕을 많이 쓰게 된다. 흔히 가물치를 산후 부종이나 보통 몸이 붓는 데 많이 쓰는데, 가물치는 차가운 성질이 있으므로 반드시 열기가 있고 실증이 있을 때 써야지, 몸이 허약하고 기운이 약하여 냉이 있는 사람이 쓰면 도리어 해를 본다.

병원에서 출산할 때 그 다음 날에 샤워를 하고 우유나 주스 등 냉한 음식을 먹게 되면 반드시 고생을 하게 된다.

우리나라 사람들은 어려서부터 따뜻하게 싸서 키우며, 냉한 음식을 멀리하면서 생각과 사고도 정적이고 과격하지 않다. 그러나 서양사람들은 어려서부터 우유를 먹고 차게 키우며, 부모로부터 떨어진 다른 방을 쓰게 되어 냉한 음식이나 추운 환경에 잘 견딜 수 있으나 우리 민족은 그렇지 못하다.

출산을 한 산모의 몸은 완전히 비어 있는 껍데기에 지나지 않는다. 때문에 흔히들 우스운 얘기로 엄마들이 자기 아이를 부를 때, "자, 이리 오너라. 네 껍데기한테로 오너라."라고 하기도 한다. 이 껍데기란 말은, 현실성과 실질성을 가장 대중적으로 표현한 상태이며, 깊은 의학 상식이나 서술이 필요 없는, 대중이 가장 쉽게 이해할 수 있는 표현이다.

해산 동안에 산모는 모든 기운을 영아에게 전달한다. 산고의 고통인 고함소리도 하나의 기운 전달의 요소이며, 부모로부터 받은 기운과 혈을 자식에게 전달하는 모체의 절규이기도 하다. 그리고 태반의 박리, 산도의 손상 등은 모체의 혈의 손상을 가져오므로, 산모에게는 큰 육체적인 기와 혈의 손상이 있지만 자식을 보는 기쁨으로 인해 모든 고통과 상처가 무마되게 된다. 이러한 상태의 몸을 보해주는 것은 당연하며, 산후 즉시 보약을 사용하는 것이 가장 효과적이다.

산후 부종에 쓰기 위해서 호박과 꿀을 애용하는 경우가 있으며, 옥수수 수염도 함께 사용하는 경우도 많다. 하지만 가장 바람직한 것은 반드시 전문 한의사와 상의하고 약을 쓰는 것이다. 한방 처방으로는 산후 보약 및 부종에 가미 백출탕을 사용하여 많은 효과를 볼 수 있다.

익모초환 사용과 임신

익모초가 여성의 생리 및 나팔관에 어떠한 작용을 하여 임신을 가능케 하고 손발과 아랫배까지 따뜻하게 하며, 가끔 기분이 불쾌할 정도로 있는 냉도 함께 예방 치료를 할 수 있는지 알아보자.

월경 주기 중 난포기 동안에는 기초 체온이 약간 낮으나 거의 일정하게 섭씨 36℃를 유지하는 것은 에스트로겐의 분비에서 영향을 받는다. 성숙한 난자가 난포에서 나오는 것을 배란이라 하며, 배란 후에는 프로제스트론이 많이 생성하여 기초 체온이 0.5~1도 가량 상승세를 보이게 되는 것이 24~48시간 동안 지속된다. 이때는 자궁 경관이 좁아지며 나팔관 쪽의 경관은 보통 때보다 그 액이 끈적끈적하여지며 통로가 좁아지게 된다. 이러할 때에는 정자의 통로가 더욱 힘들게 된다.

익모초환은 배란기 1주일 전에 사용해야 하며, 자궁의 경관과 점액을 묽고 연하게 하여서 정자의 진입을 쉽게 유도할 뿐만 아니라 자궁내의 온도를 올려주는 작용을 함께 한다.

일단 배란이 되면 익모초환 사용을 금해야 한다. 배란과 동시에 프로제스트론의 상승이 오면 기초 체온은 상승하게 되고, 이때에 익모초환을 사용하면 자궁이 수축해서 자궁내의 점액도가 더욱 밀착해져 정자가 헤엄칠 수 없게 되며, 난자를 만나지 못하도록 나팔관의 협소가 동시에 일어남이 실험을 통해 입증되었다.

불임 해결을 위해 한의원에서는 가미 고진양영탕을 쓰게 되는데, 익모초 대용으로 쑥을 쓰고 있으며, 쑥은 배란기에도 복용하도록 되어 있다.

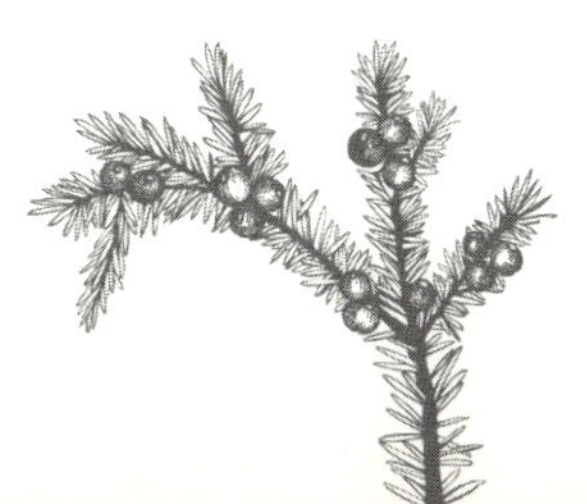

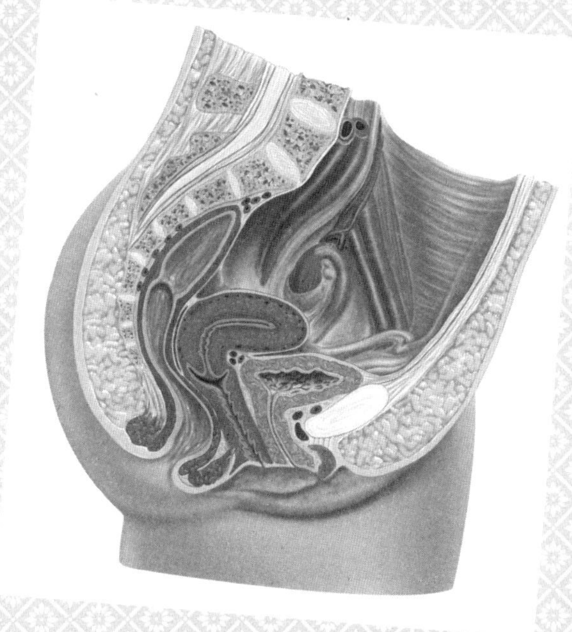

제8장

비뇨·생식기 질병

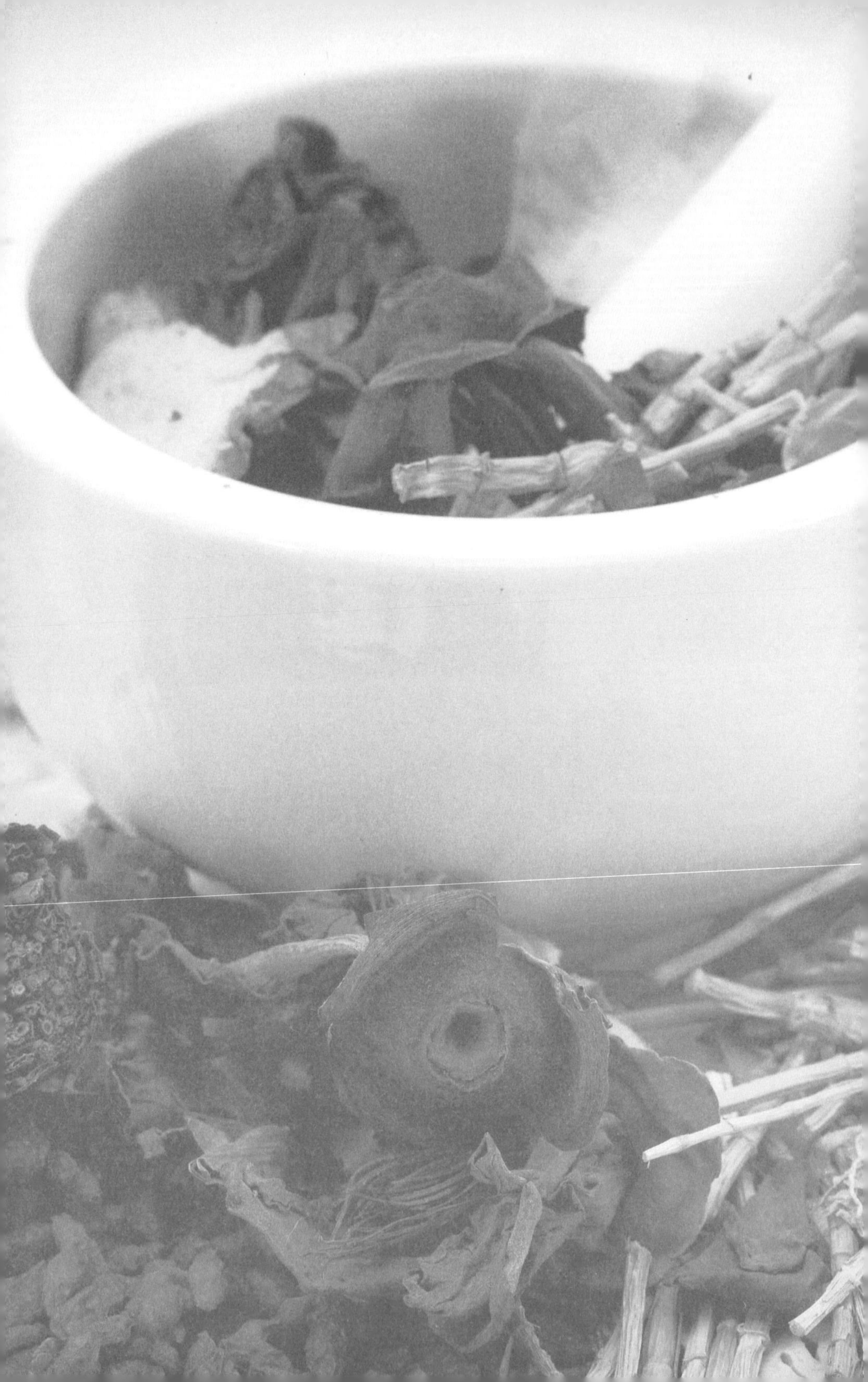

신장염

오줌 배설을 맡은 기관의 염증

우선 신장(腎臟, 콩팥)을 보면 그 형상이 팥이 서로 마주 보며 어울린 것 같고 속은 희고 겉은 자색이다. 좌측 신장은 물[水]에 속하고 우측 신장은 불[火]에 속하며, 남자는 좌측 신장을 위주하고 여자는 우측 신장을 위주로 한다고 되어 있다.

신장은 등의 복강 후벽에 위치하며 길이가 10㎝, 두께가 3㎝, 무게가 약 120g으로, 일반적으로 왼쪽 신장이 오른쪽 신장보다 조금 크다.

신장(콩팥)은 수액을 주관하는데, 이것은 주로 신장이 진액의 수송과 배포와 폐수액(廢水液)의 배설을 증화(蒸化)하고 조절하여 몸 안에 수액이 정상적인 신진대사를 유지하게 하는 기능을 가지고 있음을 가리킨다.

몸 안의 수액은 위장의 수납에서 오고 비장의 전환된 기운을 폐장의 조절을 통하여 전신에 수송하며 그 폐수액은 반드시 신장의 기화 작용에 의해서 방광으로 수송되어 몸 밖으로 배출된다. 그러므로 신장은 수액을 주관한다고 하였다.

예를 들면 신장에 양기가 부족하여 기화 기능에 영향을 미치면 수액 신진대사가 조절되지 않아 소변이 적게 나오거나 혹은 소변이 안 나오므로 수종을 일으키게 한다. 또 신장이 허하여 수액을 고정하지 못하면 소변이 많이 나오고 밤에 자주 소변보는 증상을 나타낸다.

만성 신장염은 급성 신장염이 치료되지 않아서 만성으로 이행되는 예가 많고 또는 시초부터 만성으로 발병하는 수도 있다. 만성 신장염은 증상이 잘 나타나지 않으며 나타난다고 해도 서서히 부종이 나타나고 증상이 일정치 않다.

일반적인 증상으로서는 백혈구와 적혈구가 섞여 나온다. 또 혈압이 올라가고 심장이 부으며, 머리가 아프고 어지러우며, 호흡이 곤란하여지고, 식욕이 없으며, 변비가 되고, 신장 부위의 허리가 아프고 심장이 쇠약해지며 혹 설사를 하기도 한다. 중간 정도의 저열 또는 발열이 있기도 하고 가끔 불규칙한 저열이 지속하기도 한다. 쉽게 피로하며 약간의 식욕 부진이 온다.

젊은 환자에게는 요균이 나타나기도 하며, 기타 증상은 나타나지 않으나 오래된 환자에게는 점차로 신장이 침식되어 기능을 상실하고 산중독이나 요독증으로 악화될 수도 있으며, 신장 주위 농양종 등을 발병하기도 한다. 또 오랫동안 치유치 못하면 속발성 위축신으로 이행되어 예후가 좋지 않게 된다.

신장염의 경과는 급성일 때는 3~6개월, 만성일 때는 2~3년간을 지속한다.

만성 신장염의 치료는 염증성으로 열이 있을 때는 소염과 이뇨제를 써서 열을 내린 후에 보중치습의 방법으로 계속하고, 허증으로 생식기가 냉하고 요통과 부종이 있을 때에는 온신제인 가미팔미환을 장복시키는 것이 좋다.

오후가 되면 발이 붓고 아침에는 잘 맞던 신이 작아지는 것을 많이 느끼거나 얼굴이나 손발이 푸석푸석한 것이 영 불편한 감을 느끼는 분이 많이 있다. 이러한 급성 신장염은 특히 부녀자들에게 많이 있다.

한방에서는 아래 허리를 신장의 집이라 일컬으며 허리가 아픈 사람은 언제나 신장을 보하거나 치료하면 신기하게도 아픔이 가시게 된다.

급성 신장염은 사구체 신장염이라고도 하며, 소변에 피가 섞여 나오는 혈뇨와 소변량이 적어지는 소뇨의 증상이 있고, 소변에 단백이 섞여 나오는 증상과 몸이 붓는 수종 및 고혈압 등의 증상들이 나온다. 흔히 어린이나 청소년에게 많이 생기나 간혹 성인에게도 자주 오는 병이다.

급성 신장염을 앓는 사람 중 약 30%는 홍차나 간장 또는 고기 씻은 물과 같은 소변을 보며, 대부분의 경우 발병 초기에 소변의 양이 줄어들고 개인에 따라 단시간 내에 아주 소변이 나오지 않기도 한다.

신장염의 90%는 정도의 차이는 있으나 부종이 나타나며, 심한 경우는 흉막에 물이 고이거나 혹은 심장에 물이 차서 붓기도 한다.

신장염의 70%는 발병 후 5주 전후하여 단시간 내에 고혈압이 나타나고, 일반적으로 180㎜Hg까지 올라갔다가 소변량이 많아지면 혈압은 곧 내린다. 그러나 간혹 혈압이 과도히 올라가서 고혈압으로 뇌질환이나 심부전 같은 병을 얻기도 한다. 또 심하지는 않으나 두통이 있고 머리가 어지러우며, 속이 메스껍고 구토증 등 중추신경 증상이 나타나거나, 심한 경우는 시력 장애가 있고 불안·초조·번조증이 있으며, 또 열이 있기도 하고 허리가 아프고 코피를 흘리기도 한다.

급성 신장염으로 소변량이 적어질 때는 1일 200cc 이하로 감소되지만, 심한 경우는 소변을 거의 보지 못하는 상태에까지 이른다.

부종은 처음에는 주로 얼굴이나 눈꺼풀이 많이 붓게 되고 차츰 사지와 몸으로 옮겨 전신이 붓게 된다. 이때 흉막과 복막강에 물이 차서 배가 붓고 복막염을 일으키게 된다(급성 신장염으로 붓는 것을 수종이라 한다).

급성 신장염은 대개 연쇄상구균의 감염으로 발생하는데, 전구감염(前驅感染)으로는 편도선염과 피부 종기로 많이 오며, 그 외에도 폐렴구균·성홍열·단독(丹毒)·B형 간염·마진·수두 등으로 신장에 염증을 일으켜 생기는 병이다.

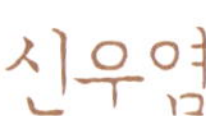

신우염

주로 대장균에 의하여 신우에 생기는 염증

신우(腎盂)는 신장 안에 있는 삼각형의 편평한 부분인데, 세뇨관을 통하여 내려온 오줌이 여기에 모였다가 수뇨관을 통하여 방광으로 흘러내리는 기관이다.

신우염이란 한방의 요혈 또는 임증과 공통되며, 대부분 방광염에서 오게 된다. 신우염은 비교적 흔한 병으로서 대개 노인과 부인들에게 많이 발생하며, 아무런 증상이 없이 잠재적으로 오는 예가 많다.

신우염이 되는 이유는 여러 가지 세균으로 발병하는 것이 대부분인데, 방광으로부터 침입한 병균이 신장에 상행하여 신우에 염증을 일으키는 것과, 각종 전염병균이 임파선과 혈액을 따라 신장에 침입하여 신우염을 일으키는 경우가 있다. 또 다른 경우는 이물과 결석의 자극에 의하여 염증이 발생하는 수도 있고, 약물 중독이나 신장 질환과 같이 발병하는 예도 있다.

임상에서는 급성과 만성으로 나누는데, 급성이 비교적 치료가 용이하나 적지 않은 병례에서 종종 반복 발작하고 병증이 6개월 이상 초과하게 되면 만성이라 한다. 신우염의 특이한 증상으로는 소변 변화와 신장 부위의 동통과 발열인데, 증상이 심할 때에는 전신에 여러 가지 증상이 나타난다.

급성일 때는 소변의 양이 감소하면서 소변 중에 피와 고름이 섞여서 소변이 혼탁하고, 소변을 보고 싶은 마음이 자주 생기게 된다. 만성일 때는 소변량이 간혹 감소되지만, 종종 도리어 소변량이 많아지고 소변은 맑으며 비중은 낮고 고름이 섞여 있는데도 불구하고 산성으로 나온다.

신우염의 특이한 증상으로 결석이나 이물에 의하여 발병되었을 때는 극심하게 뻗치며 아픔이 오고 그 아픈 증상이 등의 견갑부까지 퍼지며, 아플 뿐만 아니라 몸을 움직이거나 기침을 하든가 숨을 깊게 쉴 때 더욱 아픔을 느낀다. 염증이 생긴 쪽 신장에서 소변이 잘 나올 때는 통증이 오지 않지만, 소변이 잘 안 나올 때는 신장이 붓고 아픔이 심하여질 때도 있다.

전신 증상으로 급성일 때는 열이 나고 두통이 있으며 전신의 권태증이 오고 식욕이 없으며 춥고 떨리고 땀이 난다.

급성 신우염이 실증일 때는 팔정산에 가감하여 많이 쓰며, 허증일 때는 신기환에 가감하여 많이 쓴다.

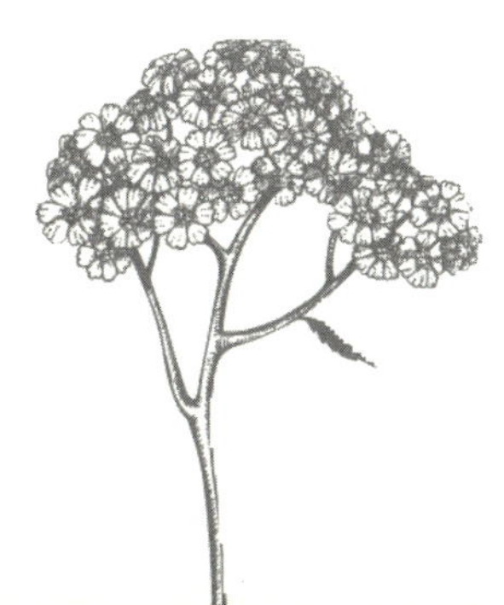

신장 결석

오줌 속 염류의 결정(結晶) 질환

요즈음 40세 이상 남자에게 신장 결석이 많이 발병하여 한의원을 찾는 예를 자주 볼 수 있다. 신장(콩팥)에 돌이 생기는 것을 신장 결석이라 하는데, 이 돌이 움직여 수뇨관으로 들어가 머무르면 수뇨관 결석이라 하고, 방광에 들어가 머무르면 방광 결석이라 한다.

결석이 소변으로 나오는 것을 석림 또는 사림이라고 한다. 신장 안에 돌이 생겨서 커지더라도 이동하지 않으면 통증은 없으나, 커짐에 따라 소변을 보려고 하는 마음이 자주 생기게 된다.

신장 결석으로 통증이 오면 반사적으로 열이 나고 소변을 보려는 마음이 자주 나며, 구토증이 있고 변비가 되며, 배의 살이 긴장된다. 이 아픔이 오래 지속되면 사람이 허탈증에 빠지며 손발이 차지고 소변량은 적어지거나 나오지 않고, 또 소변에 피가 섞여 나오고 소변이 혼탁해지며 맥은 가늘고 힘이 없어진다.

이 상태로 수시간 내지 수일간 지속되다가 통증이 가라앉는 수가 많은데, 결석이 수뇨관으로부터 방광으로 나오든가 신장에 다시 들어가 제자리에 앉으면 동통이 없어진다.

신장 결석으로 동통이 있을 때는 벌간산을 이용하면 돌이 흔히 수뇨관으로 나오는 것을 경험하게 된다.

방광염 (오줌소태)

방광 주위의 질환, 방광 점막에 생기는 염증

건강할 때야 언제 소변을 보았는지, 어떻게 숨을 쉬는지 전혀 알 바 없이 하루를 보내고 말지만, 막상 방광염이나 숨 가쁜 천식 같은 질환이 발생하고 보면, 그 동안 얼마나 편하고 무심하게 숨을 쉬고 건강하게 소변을 봤는지 다시 한 번 생각하게 된다.

어떤 병이든지 그 병에 걸려 본 사람이 아니고서는 앓고 있는 환자의 고충을 충분히 이해하기란 어려운 일이다. 이 방광염은 소변을 볼 때마다 통증이 있고, 밤낮없이 갑작스럽게 오줌이 마려우며 그렇다고 화장실로 달려가면 소변은 겨우 한두 방울 나오다가 막혀 버린다. 아랫배에 여전히 소변이 가득 찬 듯한 불쾌감이 계속되고 일어서면 또다시 소변을 보고 싶은 마음이 생기고 따끔거리기도 하며, 일어서지도 앉아 있을 수도 없어 방황하게 된다.

방광에 세균이 침범하면, 방광에 염증이 생겨서 방광괄약근을 자극하고 경련도 일으키게 하므로, 이로 인하여 방광은 소변을 완전히 배출시키지 못하므로 항상 아랫배가 무지근하고 소변이 들어 있는 느낌을 가지게 되며, 자주 화장실에 가기는 하나 소변이 찔끔찔끔 나오게 된다. 또 방광에 남은 소변 속에는 세균이 더욱 증식하여서 시간이 지날수록 환자는 고통을 받게 된다.

결혼한 여성의 약 30%가 이 방광염에 걸려 본 경험이 있으며, 60세 이상인 노인들의 약 60%에서 남녀불문하고 방광염, 또는 섭호선염으로 배뇨 곤란을 겪고 있다. 특히 체력이 약한 여성들로 정기가 허약한 사람은 저항력이 약하기 때문에 방광염에 잘 걸린다. 또 방광염은 대개 하초에 습열이 울체되어 발생하며, 한의원에서는 가미팔정탕을 사용하여 많은 효험을 보고 있다.

방광은 아랫배 맨 밑의 중앙에 있는 기관으로, 고무 풍선과 같이 생긴 주머니이다. 위로는 양 신장에서 내려오는 두 개의 호스와 같은 요관이 이어져 있고, 아래는 요도로 이어져 있다.

방광염은 대개 만성으로 자주 재발하는 것을 많이 보게 되며, 앉아서 오래 일하는 사람이 많이 걸리는 것을 자주 보게 된다. 이는 너무 오래 앉아서 일을 하기 때문에, 뱃속에 있는 장기들이 방광을 눌러서 염증을 일으키게 된다. 이 염증은 주로 대장균·포도상구균·연쇄상구균 등에 의한 것이 많고, 임균에 의한 것은 비교적 적으나 더욱 급격하고 심한 것은 임균성이다.

여자의 요도는 4~5cm밖에 안 되고 남자의 것보나 훨씬 짧다. 불결한 관계나 욕장에서 요도에 들어간 균은 쉽게 방광에 침입하므로 여자는 남자보다 훨씬 급격하게 증세를 나타낸다.

방광염이 급성으로 올 때는 신열이 있고 배뇨시에 요도에 통증이 심하며, 배뇨하는 횟수는 1일에 20~30회에 이르기도 하고, 배뇨 후 남은 것 같은 불쾌감이 있다. 배뇨를 자주 하고 싶고 갑자기 참을 수 없게 되어, 정작 배뇨를 하면 얼마 나오지 않으며, 배뇨 끝에 요도 쪽으로 아픔이 생긴다. 하복부는 늘 불쾌감이 있고, 만성이 되면 통증은 좀 약해지지만 소변은 탁하고 자주 소변을 보고 싶고, 소변 후 통증이 계속될 때도 있다. 방광염이 오면 안정을 취하고, 담배·겨자·후추·고추·술 등의 자극성 음식을 금하고 수분을 많이 섭취해야 한다.

급성에는 용담사간탕 같은 약으로 사해 주어야 하고, 만성일 때는 팔미환에 비해를 가하여 이용함이 좋다.

요독증

신장의 기능 장애로 노폐물이 배설되지 못한 병

요독증이란 신장의 기능이 쇠약해진 때문에 피 속에 독물이 쌓여서 나타나는 증세를 말한다. 요독증은 신기능 부전으로 인하여 소변량이 적거나 전혀 나오지 않을 때에 신경 증상이나 위장 증후가 나타나는 것이다. 또 간혹 임신중의 임부의 간질인 자간(子癎)이나 경련으로 요독증이 오는 수도 있다.

처음에는 신경 작용이 둔해지면서 머리가 아프고 잠이 오지 않으며, 피로하고 번조증과 발광증이 있고, 입이 쓰고 건망증이 있으며, 점점 심해지면 수면 상태로서 의식이 혼미하고 전신의 경련이 오면서 헛소리를 하게 된다. 눈의 동공이 작아지고 동공의 수축 작용을 못하고 숨을 제대로 쉬지 못하고, 구토를 하고 갈증과 번조증이 오고 설사를 하며 배가 붓고 혀에 설태가 낀다.

만약 임부의 자간이나 경련성으로 요독증이 되었으면 급성으로 오면서 전신 부종을 일으킨다. 뇌에는 역시 부종이 오는 까닭에 뇌혈관이 압박을 당하게 되어 뇌의 혈액순환 부족으로 인하여 뇌빈혈과 동시에 혈압이 높아진다.

임부의 자간으로 요독증이 올 때는 임신중 신장에서 많이 발생되는데, 일반 증상은 같지만 자간성인 경우에는 뇌의 압력이 항진하기 때문에 신경 증상과 경련이 극심하다.

급성 요독증은 대개 실증에 속하고, 만성 요독증은 대개 허증에 속하나 허증에 실을 내포한다.

허증은 대개 얼굴색이 창백하든가 또는 누렇게 여위고, 허리가 시고 기운이 없이 권태감을 가지게 되고, 음식 생각이 없으며 발이 차다.

실증은 속이 메스꺼우며 토하고 가슴이 답답하고, 입에서 소변 냄새가
나고 피부가 가렵고 변비 또는 설사를 하는 증상이 온다.

전립선 비대증

요도를 둘러싼 선(腺) 모양의 상기

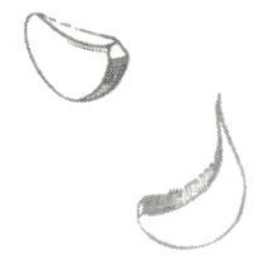

전립선은 남성에게만 있는 성기관으로 방광의 출구로부터 요도를 둘
러싼 메추리알 크기의 타원형으로 생긴 장기이며, 그 무게는 15~20g 정
도이다. 대개 50대 후반에 커지기 시작하면 계란이나 주먹만한 크기로 확
대되는데, 이것을 전립선 비대증 혹은 전립선염이라 한다.

요도를 둘러싼 전립선이 커지면 요도가 좁아지게 되고 좁아진 요도 때
문에 소변이 잘 안 나오는 여러 가지 증상을 일으키게 된다.

전립선은 남성이 성교할 때 1회에 약 4~5억 개의 정자가 정낭으로부
터 전립선을 지나갈 때 한 숟갈 정도의 정액을 분비하여 정자의 활동을
도와주고 정자를 100배가량 희석해서 요도를 통과할 때 파괴되지 않도록
산성 오줌을 알칼리성으로 만들어 준다. 또 전립선액은 정액 특유의 냄새
를 가지고 있으며 점액성으로 되어 있다.

어떤 초혼의 부인은 남편과 관계가 있은 후 자기 국부에서 점액상의 분
비물이 흐른다고 걱정스럽게 문의한 적이 있는데, 이것이 정액, 즉 전립
선에서 만들어지는 것이다.

전립선에 임질 같은 성병이나 잡균에 의한 염증이 생기거나, 전립선 자체가 비대해지게 되면 소변보기가 힘들어지는데, 이 병은 우리 주변에 의외로 많다. 대개 노인들에게 전립선 비대로 인한 배뇨 곤란은 더욱 많아서 60세 이상 남성의 60%, 70세 이상의 경우 70%에 이르고 있다.

노인들에게 전립선 비대가 잘 일어나는 이유는 나이를 먹어감에 따라 남성 호르몬의 분비량은 점차로 감소되어서 체내의 호르몬의 균형을 잃은 때문이다. 전립선 비대에는 화기를 없애고 기를 하강하기도 하고 비·위장을 순기시키기도 하고 보음·보양을 하기도 한다.

전립선이 커지면 전립성 중앙을 지나는 요도가 수축 협착되어 오줌을 누지 못하게 되고, 밤에 잠자리에 든 후 2~3회 소변을 보러 화장실에 가거나 아랫배에 힘을 주어야 오줌이 나오며, 오줌 줄기는 힘이 없고 오줌이 잘 나오지 않기 때문에 오줌을 누는 시간이 오래 걸리고, 소변 후에 잔뇨감이 남아 있는 증상이 나타나게 된다. 물론 성욕도 감소된다.

오늘날까지 노화에 의한 자연적인 전립선 비대증의 예방 및 치료 방법은 한약이 제일 잘 들으며, 한약으로 노화를 방지하는, 즉 남성 호르몬을 조절하는 약을 많이 쓰게 된다.

노년에 많이 발생하는 전립선 비대의 원인을 보면 계속된 과음과 과도한 성교, 장시간 앉아서 일을 하는 경우에 전립선이 비대해진다.

임질로 인하여 전립선이 부을 때는 음경과 항문 사이에 통증이 심하며, 항문 속이 꽉 차 있는 듯 뿌듯한 압박감이 있는 동시에 소변보기가 힘들다. 전립선 염증에 일반적으로 항생제 투여와 마사지 법을 병행하는 것이 보통인데, 많은 효과를 내지 못하는 것은 전립선 내로 항생제가 침투하지 못하기 때문이다.

한의원에서는 전립선의 기능을 항진시키며, 성호르몬을 보강하기 위하여 육미지황탕에 양기를 돕고 보강하기 위하여 음양곽·육종용·토사

◇

전립선암

전립선 결절 증식증

50대 후반 남성에 많이 발생하는 전립선암에 대해 알아보자.

미국인 40대 남성의 20%, 60대 남성에게는 70%, 그리고 70대 남성에게는 90% 정도가 전립선 결절 등이 증식되어서 요도를 압박하여 부분적혹은 완전 요도 폐쇄가 생기므로, 동통 내지 소변 곤란을 호소한다.

그리고 방광에 소변이 차서 방광염이 생기게 되며, 소변을 보고 나도모두 배설하지 못하고 나머지가 남아 있어서 이 잔뇨의 감염으로 신우신염을 일으키기도 한다.

이러한 결절성 증식은 바로 전립선암의 원인이 되기도 한다.

전립선 결절 증식증은 반드시 조기 치료를 하여야 하며, 보통 이 결절증식을 외과적 수술로 제거하는 경우도 많이 있으나 재발 가능성이 높은요도 주위를 둘러싸고 있으므로, 노인들이 수술을 하면 체허로 회복이 불가능함을 경험하므로, 한방 차원의 치료를 권할 만하며, 요즈음은 외국인들도 전립선 종대에 한약을 많이 선호하고 있다.

전립선 암종은 50세 이상의 남성에게 흔히 발생하는 악성 종양이다.

들이 초기 증상만 없어지면 치료를 중단하게 되는데, 도중 하차하면 반드시 재발을 경험하게 된다.

전립선 결절 증식이나 암의 원인은 아직 확실히 규명되지 않았으며, 동양인에게는 아주 드문 것이 특징이다.

정자(精子)

고환은 남자의 성격, 힘, 박력, 성욕과 수염을 나게 하는 생식성 호르몬을 만든다

정자는 남자의 고환에서 만들어지며, 처음 세정관벽에 있는 배아상피에서 생산된다. 정자는 16세 전후하여 생겨서 25~26세 때 가장 왕성하다가 40세가 되면 조금 쇠퇴하기 시작하여 64세가 되면 절양된다.

정자의 특이한 운동의 성질은 거꾸로 올라가는 역행 상승하는 성질이 있어서, 질구에 사정된 정자는 자궁까지 8cm의 길을 약 30분 걸려 올라가며, 또 여기서 난관(나팔관) 팽대부인 난자(卵子)가 기다리는 곳까지 10cm를 40분에 올라가 난자와 만나게 된다.

여기서 재미있는 것은 난자를 만나러 갈 때는 10cm 거리의 길을 40분만에 가게 되는데, 난자와 만나서 같이 다시 이 길을 통하여 착상하는 삶의 보금자리인 자궁까지 되놀아올 때는 40분 만에 간 길을 서서히 같이 즐기면서, 놀면서 쉬면서 7일이나 걸려 돌아와 자궁벽에 열 달의 신혼생활할 집을 짓게 된다.

또 정자는 질구의 산성에서 자궁의 알칼리성으로 전진하는 성질이 있으며, 백혈구나 적혈구를 향해 모이는 성질이 있으므로, 자궁 안에 염증이 있어서 상처가 있으면, 여기 와서 전부 모이기 때문에 임신이 잘 안 된

다. 또 정자가 난자를 만나러 가는데 좋은 환경을 들어 보면 다음과 같다.

1. 자궁 점액이 깨끗하고 맑은 것을 좋아하여 생리 주기 중간이 가장 좋다.
2. 자궁경관 점액의 점도가 희박할수록 좋아하므로 자궁에 냉이 많으면 임신이 잘 안 된다
3. 산성 점액은 정자가 가는 길을 방해하고, 알칼리성 점액은 가는 길을 도와주기 때문에 남자아이를 원할 때는 한약으로 자궁에 알칼리성을 만들어 주는 백출·황기·방풍 같은 약을 잘 처방하여 쓰게 한다.
4. 점액 속에 정자와 맞지 않는 어떤 인자가 있으면 죽거나 응집된다. 그러므로 자궁벽에 염증 또는 자궁근종이나 종양이 있으면 임신이 안 된다.

정자는 좋은 환경의 자궁에서는 7~14일 동안 살고 생리시에는 6시간밖에 살 수 없다. 임신 능력은 3~7일간이 되며. 남자를 만드는 Y염색체인 남성 정자는 머리가 작고 둥글고 수가 많으며, 여자를 만드는 X염색체인 여성 정자는 머리가 크고 둥글며 수가 적다.

정자가 처음 형성된 날부터 완성되기까지는 60~70일이 걸린다고 넬슨이라는 학자가 말했다. 보통 한 번 사정액이 4~5cc인데, 정액 1cc당 2,000만 개 이상의 정자가 들어 있어야만 하고, 보통사람은 1회 사정에 3~5억 마리의 정자가 나온다.

이 정자는 머리와 꼬리가 있는데, 꼬리가 90%를 차지하고 있으며, 정상적인 정자가 85%를 넘어야만 임신이 가능하다. 이 정자와 난자가 만나서 수정이 되면 임신에 성공하게 되는데, 이 정자는 씨앗과 같다고 할 수 있다.

이 정자를 잘 만들고 보충도 하고 충실하게 만들기도 하는 한약으로는 장양탕에 녹용·음양곽 같은 보음·보양제를 가미하여 사용하면 특별히 잘 듣는다.

조루증(早漏症)

성교할 때 보통보다 빨리 일어나는 증세

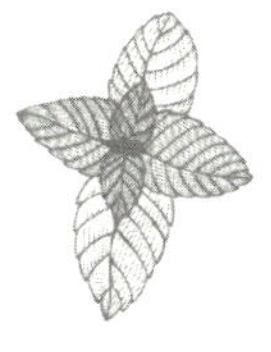

조루는 남녀가 합방하려 할 때 남자가 너무 빨리 사정하게 되어 서로 합방의 뜻을 이루지 못하는 상태이다. 이 조루증의 특징은 교합 즉시, 또는 수분 후에 걷잡을 사이도 없이 사정되는 것을 말한다. 심한 경우는 교합하기 전에 벌써 사정하기도 한다.

이 조루증은 성신경 쇠약으로 오기도 하고, 잦은 남녀 관계로 정력이 허약하거나 남자의 신기인 삼초가 허약하여 되는 수도 있다. 또 여성 혐오의 잠재의식이 조루를 촉진한다는 설도 있다.

어쨌든 조루증은 대단히 많아서 남자의 55%가 조루증에 시달리고 있다. 심지어 여자의 국부에 닿기도 전에 정신적 흥분으로 제 흥에 겨워 사정하는 접촉 전 사정도 있고, 접촉 순간 사정하는 사람도 있다. 그래서 남자의 그것이 옥문 안까지 들어가지 못하고 사정하기 때문에 불임에도 영향을 주게 된다.

정신적으로 오는 것은 무의식적 가학성 성격일 때 조루가 오기도 한다는 학자도 있다.

이때에는 한약으로 계지·용골·모려탕을 탕을 많이 이용하고, 성신경

남자 양위증

발기되지 않거나 금방 죽어버리는 증세

남자는 16세에 생식 능력이 갖추어지고 신정이 넘쳐흐르면 섹스가 가능하게 되고 임신을 시킬 수 있게 된다. 24세가 되면 신기가 전신을 균등히 돌게 되므로, 성욕도 왕성해지고 기육이 단단해지며, 남사로서의 가장 강한 성숙기를 맞이하게 된다. 그러나 그렇지 못할 때가 있다. 발기되지 않거나 발기는 되나 힘이 없거나 금방 죽어버리는 것을 양위증이라 한다.

양위증에는 일시적인 것과 지속적인 것이 있다. 일시적 양위증은 정신 과로와 수면 부족이나 과도한 고민 등에 의하여 성신경의 기능이 일시적으로 감퇴하는 현상을 말한다.

그리고 지속적 양위증은 뇌신경 쇠약과 과도한 호색이나 당뇨병이 심한 사람과 지나치게 뚱뚱한 사람과 만성 성병이 있는 사람과 오랫동안 공포증을 가진 분이나 과도한 고민을 하는 분에게는 지속적으로 발기력의 장애가 온다.

여기에는 여러 가지 표현법이 있는데, 양기부족 · 음위 · 음부족 · 요지부동 · 양도불거 등이다.

남자 양위증에는 환소탕을 많이 이용한다.

남성의 사이클

여성이 매월 주기적으로 월사를 하듯 남성에게도 사이클이 있다. 여성은 14세를 기준해서 매월 24~30일을 주기로 월경을 하기 때문에 그 주기를 1개월로 정하는 것이 정상이다. 간혹 그 주기가 2개월 혹은 6개월일 수도 있지만, 보통은 그 사이클이 24~30일이다.

남자는 16세가 되면 신기가 왕성해서 정액을 배설하게 되는데, 여자처럼 왜 사이클을 두지 않는가? 라는 의문을 갖게 되겠지만, 남성에게는 그 사이클이 72일 내지 100일 만에 한 번씩 신체의 변화를 갖게 된다. 그리고 한번 소모한 정액의 완전한 보충은 최소한 72일 내지 100일이 소요되며, 이렇게 장기간 힘들고 애써 만든 정액을 여성에게 주어질 때 여성은 그 정액뿐만 아니라 1억 내지 2억의 실지의 양 에너지를 받게 되므로 막강한 영향력을 발휘하며, 여성의 미를 잘 유지할 수 있는 원동력이 되고 있다.

인체는 끊임없이 우주와 함께 조화를 이루고 사계절의 변화에 순응하며, 음양의 조화 있는 균형을 이룰 때라야 건강을 유지한다. 음양의 조화의 첫 단계가 부부생활이며, 원만한 부부생활이 이루어져야 남성들은 생활에 자신이 있게 되며, 심지어 남자들이 어깨를 확 펴고 서 있는 것도 양기의 흐름으로 인함이다.

이러한 양기, 정액의 소모를 채우기 위해 남성들은 끊임없이 보양제를 찾게 된다. 심지어는 몸에 좋다고 해서 해구신·뱀·까마귀까시도 넘기지 않는 것이 오늘의 실정이다. 은연중에도 허약한 사람을 보면 '보신해야겠다', '보신탕 먹으러 가자'라고 하는데, 이때의 보신이란 말은 신체를 의미하기보다는 신장을 의미한다.

한의학에서는 신장이 생명의 근본이며, 또한 생명체의 전달도 이곳에서 이루어지고 우리 몸의 정액을 간직하며, 골과 골수까지도 생성하는 신장의 역할을 의미한다.

이 신장의 기운은 날 때부터 부족하며, 한 번도 충족함이 없다고 한다. 이러한 까닭에 남성은 끊임없이 보양 내지 보신을 추구하며, 72~100일이란 사이클을 갖고 있으므로, 관리에 신경을 쓰게 된다. 남성이 사이클의 충족한 치료를 보통 1개월 정도 한다.

한의원의 비방으로 가미 장양탕 등이 있는데, 계란에 구멍을 뚫고 녹용 가루를 빨대로 불어넣고 문종이로 싸서 삶아 1일 2개 정도 1개월 복용하면 좋은 효과를 얻을 수 있다.

녹용은 보양제 중에 가장 좋은 것이다.

남편들의 보양은 아내에게 1~2억의 양기로 변하는 이치를 따지면, 결국 남편을 위하는 것이 여성 자신을 위해서임을 잊지 말아야 할 것이다.

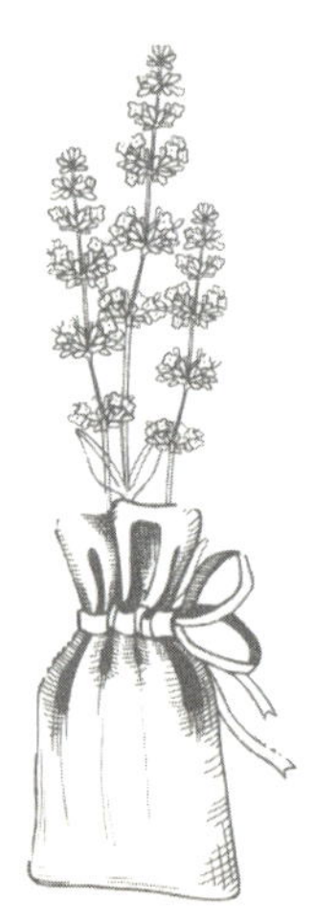

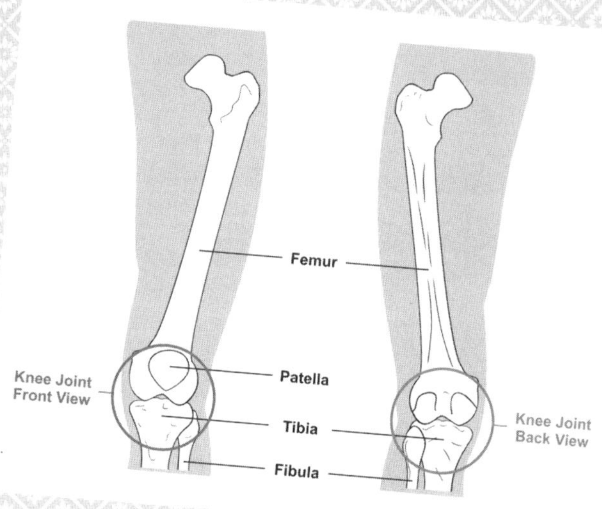

제9장

관절·근육 ·피부의 질병

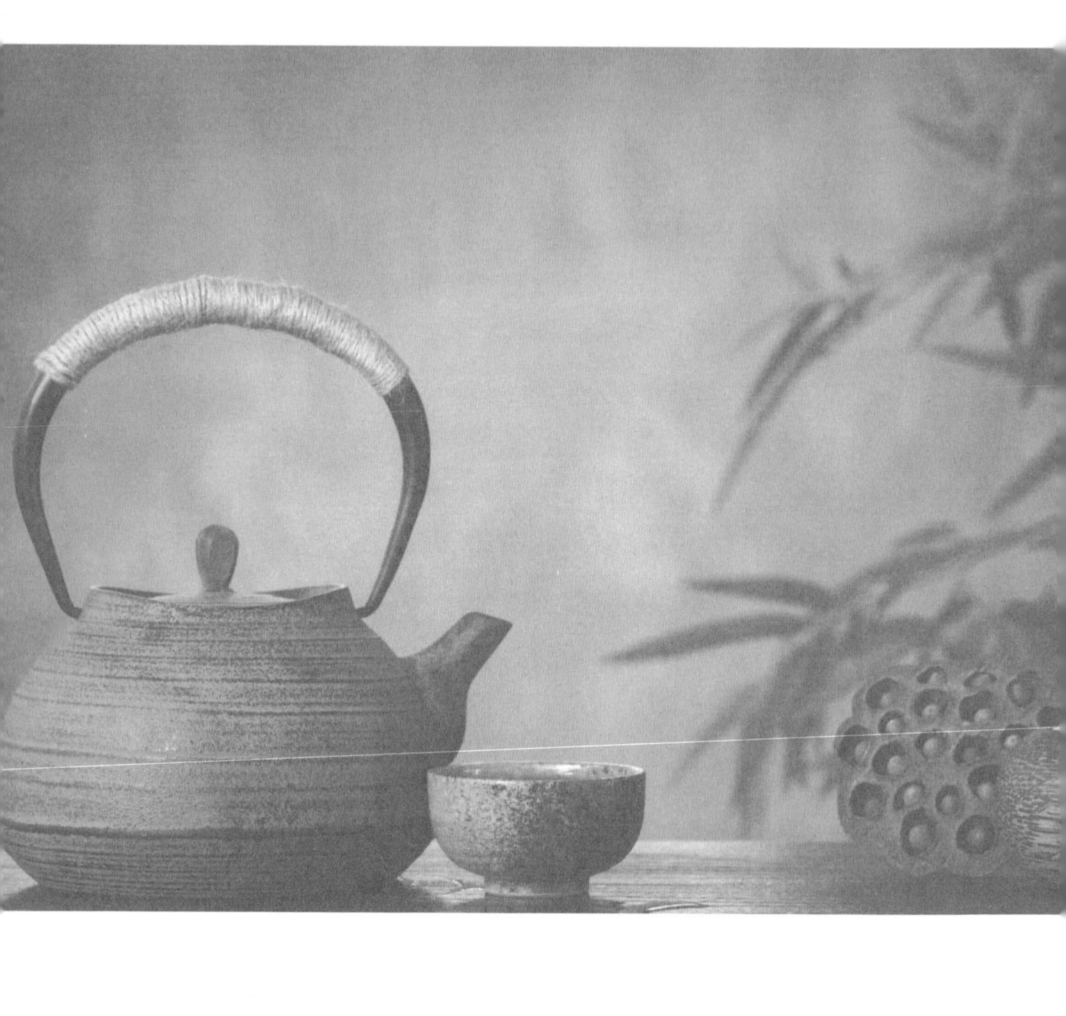

관절염과 보행 지장

무릎관절의 노화 현상

보행에 지장은 없는가? 조금만 걸어도 쉽게 다리가 무겁고 무릎관절이 콕콕 쑤시고 아프지는 않은가? 이 물음에 나오는 별 상관없다고 생각하는 젊은층은 없지 않은가? 그렇지 않다. 퇴행성 슬관절염은 젊을 때부터 갱년기에 이르기까지 신장의 관리를 어떻게 했느냐에 따라 나타나는 무릎관절의 노화 현상이다.

슬관절염은 젊어서 일을 많이 하고 음식의 무절제로 인해 풍습이 관절에 머무르게 된 것이며, 특히 갱년기 후의 여성들에게 더욱 많이 나타난다.

그 증상은 무릎이 뻐근하고 시큰거리고 아프며 때로는 무겁고 붓기도 하고 열이 있기도 하며, 서늘할 때도 있고 그 아픈 것이 속에서 나오는 것 같이 고통을 받게 된다.

보통 이 슬관절염 환자들은 잦은 오줌소태가 있으며, 변비가 있고 또한 허리가 자주 아프며, 배설 작용이 시원치 않다. 요소 · 요산 결석 같은 것의 축적이라 함은 풍습이 관절에 머무르는 것을 의미한다.

한방에서 말하는 풍습 상박이라 표현함은 피가 탁해지는 것과 수분 대사의 장애가 있음으로 인한 허냉성 음증으로 현대의학에서 말하는 퇴행성 슬관절염과 동일함을 의미한다. 다시 말하면, 순환 장애, 체액의 대사 장애로 인해 무릎 관절의 국소가 노화됨과 동시에 신장에서 생성되는 관절액의 고갈로 인함을 말한다.

한방 원전에 보면, 간은 우리 몸의 근육을 주관하고, 신장은 우리 몸의 뼈를 주관한다 하였으며, 왼쪽 신장은 골수를 생성하고 배를 자양한다고 하였다. 어떤 형태의 관절이 아프다는 것은 곧 간과 신장이 원활치 못함에서 기인함을 의미한다.

『황제내경』에 여자가 42세, 남자는 48세 정도가 되면 세 가지 양맥이 쇠하여서 얼굴이 건조하게 되며, 여자 나이 49세가 되면 임맥이 허해지고 태·충맥이 희소하다고 했으며, 천계(天癸)가 이르지 않는다고 하였음은 신기의 쇠잔을 의미한다.

신장을 보해서 신수를 생성하게 한다는 것은 단시일에 불가능하며, 평소 때는 물론 신기가 진해지기 전에 보해야 관절액을 보유할 수 있다. 물론 물리치료·쑥·뜸도 있지만, 이것은 임시 효과에 지나지 않으며, 일단 병의 증상이 시작되면 장시간이 걸려도 완치를 해야 노년에 보행의 지장을 막는다.

특히 여자들에게 이 슬관절염은 왼쪽 무릎부터 시큰거리고 아프기 시작하는데, 여자들은 왼쪽 신장의 소모가 많기 때문이다. 즉, 왼쪽 신장의 기운으로 생리를 하고 난소 배출을 하며 여성호르몬 배출까지도 담당하게 된다.

허리가 시큰거리고 아프거나 무릎관절이 쑤시고 아플 때는 한의원 비방인 가미 좌기환으로 신수 보강을 하면 특히 잘 듣는다. 슬관절염뿐만 아니라 잦은 허리병·변비까지도 해결할 수 있다.

일반적인 예방은 40세를 기해서 꼭 신수 보강하고 산후풍을 없애고 찬 음

견비통(肩臂痛)

어깨 부분이 아파서 잘 놀리지 못하는 증세

40~50세 되어서 어깨나 팔이 아픈 증상을 말한다. 그래서 이것을 40견 혹은 50견이라고도 한다. 일생에 한 번은 누구에게나 올 수 있는 흔한 병이다. 이것은 어깨마디를 구성하고 있는 힘살 · 힘줄 · 관절낭이 노화되어 탄력성이 적어지기 때문에 오는 병이다.

어깨관절 통증, 어깨 뻐근함, 팔의 권태감, 저린감, 뻗치는 아픔 등이 있다.

1. 어깨 마디의 운동 장애로 특히 뒷머리 부위에 손을 가져갈 수 없으며, 혁대를 매기가 힘들다.
2. 미닫이문이나 창문을 열 때 어깨가 아프다.
3. 밤에 어깨가 아파서 잠을 깬다.
4. 목욕을 하든가 따뜻하게 하면 좋아진다.

악성 질병은 아니지만 귀찮고 우울해지는 병이며, 언제나 어깨가 무겁고 때로는 심하게 아프기 때문에 될수록 어깨를 쓰지 않으려고 하며, 이로 인해서 더욱 더 어깨를 잘 놀릴 수 없게 되고 어깨힘살도 야위게 된다.

안정을 취하고 따뜻하게 하는 것이 좋다. 이것은 침치료가 가장 효과적인 방법이며, 2~3회로 효과를 보며, 혹은 10회 정도의 치료를 요하는 경우도 있다.

어깨가 아픈 것은 양성 질병으로 너무 걱정하지 않아도 되지만, 정신적 고통이 작을 때 고치는 것이 좋다.

민간요법으로는 엄나무껍질 500g에 물 1ℓ를 진하게 달여서(탕고), 1일 3회 1숟가락씩 공복시에 2주간 정도 복용하면 효과를 본다.

◇

요통(腰痛)
허리가 아픈 병

허리가 아픈 환자들을 보면 대개 응급시 병원에서 응급치료를 받거나 물리치료를 받아 통증이 사라지면 중단하다가 재발되면 치료를 반복하는 경우가 많다. 이것은 원인 치료와 원인 제거를 하지 않고 수박 겉핥기식으로 일시적 치료를 하다 지쳐서 그러려니 하다가 결국에는 수술을 받는 수가 많다.

이러한 만성 요통은 때로는 디스크를 유발하는 원인이 되기도 한다.

우리 인체에는 자생력이란 것이 있다. 스스로 병이 들면 필사적으로 회복하려는 힘을 개개인이 갖고 있다. 이 자생력이란 넓은 의미에서 자연 치유력을 의미하며, 이 자생력 때문에 허리가 아프다가 아프지 않다가 하기도 한다.

요통이란 힘들여 일을 많이 하다가 원기를 회복하지 못하는 경우, 교통사고 후, 의자생활을 오래 하는 경우, 양기가 약해서 생기는 경우, 산후에 생기는 경우, 특히 척추 마취 후에는 반드시 요통이 생기게 마련이다.

한의원의 처방인 육미지황탕에 속단음을 병용하면 신기하게도 재발이 없음을 많이 경험한다. 하지만 대부분의 사람들은 침을 한두 번 맞게 되면 급한 증상이 없어지고 활동하기에도 지장이 없으므로 한약 치료를 하지 않게 된다.

요통은 조기 치료를 하지 않으면 반드시 재발하게 되며, 한방에서는 그 중의 가장 큰 원인이 신장의 허증으로 인함이라고 밝히고 있으며, 허리는 신장이 사는 집이라고 했다.

기침을 세게 하든가, 아니면 하품을 한다든가 갑자기 일어섰을 때 허리가 꼼짝 못할 정도로 아파서 한의원을 찾는 예가 의외로 많이 있다. 이럴 때는 한방 추나 요법도 상당히 도움이 된다.

손을 사용해서 뼈를 밀고 당겨서 삐뚤어진 것을 교정하거나, 부드러우면서도 강한 자극으로 삐뚤어지고 꼬인 근육을 풀어주는 추나법은 아주 권할 만하다. 어떤 형태의 요통도 지체하지 말고 치료해야 성인병을 예방할 수 있으며, 심한 일을 할 때는 자주 쉬어야 허리가 아픈 요통에서 벗어날 수 있다. 특히 체중 증가는 요통의 원인이 되기도 함을 잊지 말아야 한다.

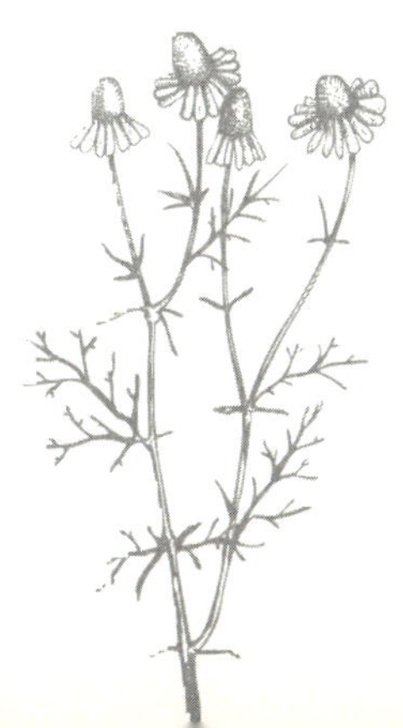

좌골신경통

하지의 운동과 지각을 맡은 신경

의자 생활을 오래 하게 되면 허리가 아프게 된다. 처음에는 조금 쉬면 증상이 사라지기 때문에 횟수를 거듭해도 신경을 쓰지 않게 된다. 그러나 이 허리 아픈 증상이 하체로 내려와서 어느 한쪽 다리 뒤쪽, 혹은 허벅지 안쪽으로 당겨질 때는 심각하게 생각하고 비로소 치료에 임하는 것이 좌골신경통이다.

허리는 신장이 사는 집이라고 하며, 선천의 기본이다.

한방학설에 의하면, 사람이 태어나는 것도 이 신장의 기운에 의존하고, 사람의 오장육부가 자양을 받고 열기를 유지하는 것도 이 신장의 기운에 의존하며, 정자와 난자의 생성·만남도 이곳에서 공급된다. 또 우리의 골과 골수, 심지어 태·뇌도 이 신장의 작용에 의해 공급·조절된다.

어린이들이 정상적인 발육을 하게 하는 성장 호르몬의 촉진도 양방에서는 뇌하수체 호르몬의 조절이라고 하지만, 한방에서는 신장의 기능을 조절하는 것에 사향을 가해서 쓰면 정상적인 발육을 하게 된다. 이러한 중요한 기관의 허약함을 먼저 알게 하는 무언의 신호가 허리의 아픈 증상이다.

허리가 아픈 증상 중에도 특히 좌골신경통으로 알고 있는 병은 척추 디스크와 흡사한 증상을 가지며, 피곤하거나 오랜 의자생활, 혹은 몸이 비대해지면 더욱 심해서, 때로는 장딴지까지 마비 증상이 있어서 보행에 지장을 초래할 때도 있다. 특히 남자의 경우에는 양위·조루 현상이 일어나서 부부 관계도 원만치 못하게 되며, 나이가 들면서 소변을 참지 못하고 지리는 수도 있다.

좌골신경통의 초기 치료는 침과 약을 병행하면 97~98% 완치에 이르게 한다. 하지만 만성이 되어서 디스크를 함께 병행하면 장기간의 치료를 요하게 된다.

◇

기미

얼굴에 끼는 검은 기운의 홈

중국 고대의 전설적인 명의를 이름하면 화타와 편작이다. 이 두 사람은 모두가 다 침술 요법이 뛰어났으며, 그 중의 한 사람인 편작의 '병응표찰' 이라고 한 말은 피부만 보아도 병을 알 수 있다는 뜻이며, 사람을 보기만 해도 진찰을 할 수 있어서 그 병의 원인을 알 수 있는 것을 '망이지지(望而知之)'라 했으며, 이를 한방에서는 신의(神醫)의 경지에 이름이라 했다.

여성의 고운 얼굴에 나타난 기미는 오장육부의 병이 원인이며, 그 발생 부위에 따라 병의 원인을 달리하고 있다. 기미는 그 발생 부위에 따라 각종 질환을 판단할 수 있으며, 특히 기미는 내장이나 내분비 계통의 원인 치료를 하지 않고는 완치할 수 없다. 요즈음 많이 하는 안면 박피(얼굴 피부 벗기기)를 해도 100% 재발하게 마련이며, 고생만 하고 돈만 버리지만 여성들은 끊임없이 재도전하는 것을 많이 본다.

일반적으로 앞이마에 기미가 생기는 것은 산부인과 계통의 질환과 관계되며, 성선 호르몬이나 부신피질 호르몬의 이상도 앞이마에 기미가 생기게 한다.

대장 질환이나 스트레스·변비로 인한 기미는 코끝 쪽에 발생하고, 관자놀이 주위는 임신부나 갑상선 기능이 약한 사람에게 많이 생기며, 잦은 유산 혹은 임신중절 수술을 받은 사람은 눈언저리에 기미가 많이 발생한다.

그리고 그 색깔도 혈액순환 계통은 연한 갈색인 반면, 호르몬의 균형이 깨어질 때 주원인이 되는 자궁성 기미는 검푸른색을 띠게 된다.

이마·눈·턱, 그리고 볼의 기미는 부인과 계통의 질환과 관계되며, 체질 개선이 되어야 치료가 가능하다.

한의원에서는 온포종옥탕과 팔진탕을 교대로 2개월 정도 이용할 것을 권하며, 2개월 정도 치료하면 체질 개선과 부인과 질환뿐 아니라 얼굴의 기미도 현저히 없어진다.

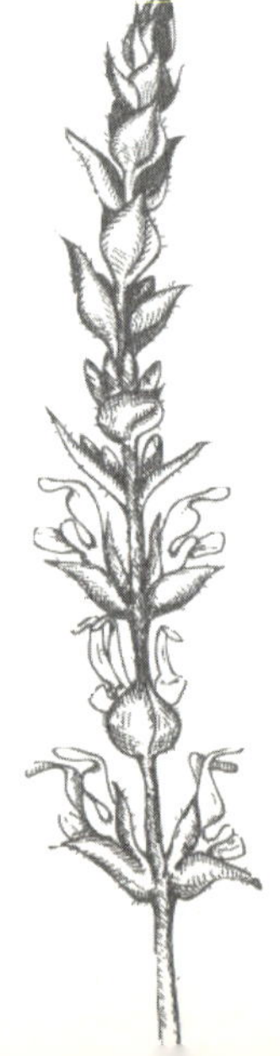

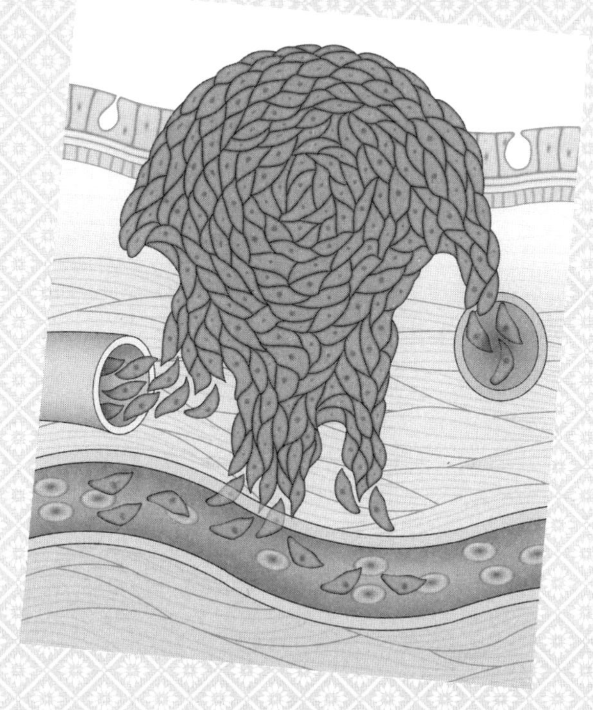

제10장

암과 에이즈

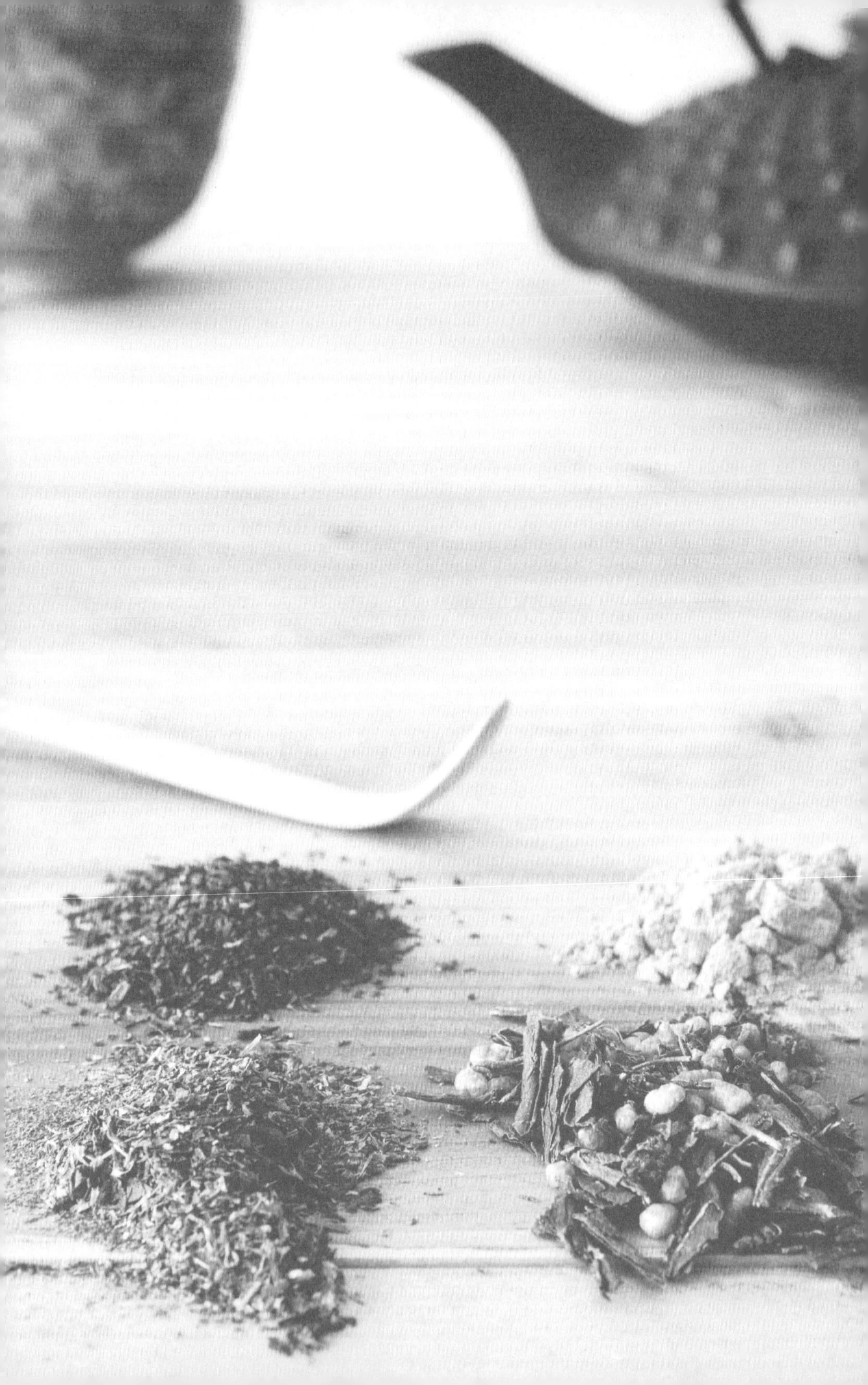

암(癌)

생명을 위태롭게 하는 악성 종양

암은 혹 같은 종기 중에 악성 종양을 말한다.

암은 종양이 돌과 같이 단단한 덩어리로 되어 있기 때문에 바위 암(岩)자도 여기에서 유래했으며, 한의학에서는 11세기부터 암이란 말을 사용해 왔고, 서양의학의 발상지인 고대 이집트에서도 암을 의미하는 언어가 상형문자로 쓰여 왔다.

Carcinoma라는 말은 그리스의 히포크라테스가 처음 사용한 것으로 알려져 있는데, 유암으로 정맥이 튀어나오고 사방으로 퍼져 있는 모양이 발을 벌린 게를 닮았다 고해서 '켄서(cancer)'라고 하였다고 한다.

동서고금을 막론하고 암의 발견은 유방암에서부터 비롯되었는데, 그것은 밖에서 보아서 진찰이 가능하였기 때문으로 본다.

암의 악성 세포가 인간의 정상적인 세포와 다른 점은, 빠른 속도로 세포 분열을 하여 증식함으로써 숙주인 환자의 생명을 앗아가는 것이다. 암세포는 초기에 상당히 빠른 속도로 성장해 가다가 어느 정도의 크기에 달한 시점에서는 그 성장 속도가 점차로 늦어진다.

암세포가 성장해서 직경 1mm의 크기가 될 때의 암세포의 수는 100만 개가 된다. 이 크기로서는 조기 발견이 힘들다. 더 커져서 암의 직경이 1cm가 되면 흉부 X-레이로 판독이 가능하게 된다. 직경이 1cm의 암은 약 10억 개의 암세포로 이루어져 있고 무게는 약 Ig이다.

1cm의 크기가 되면 진단할 수 있다. 종양을 형성하지 않는 백혈병이나 다발성 골수종의 경우는 이 시점에서 조기 진단이 불가능하고, 암세포 수가 100억 개를 넘지 않으면 혈액검사 등으로는 진단할 수가 없다. 암세포 수가 1조(10^{12})가 되면 암의 무게는 1kg이 된다. 이때는 위험하게 되며 목숨까지 앗아간다.

암에 대한 한방요법은 암세포에 대한 직접적 작용보다는 면역 부활 작용, 체력 증강 작용, 동통 완화를 목적으로 한다. 예를 들면, 자궁암 같은데 계지복령탕을 사용함으로써 우선 동통을 완화시키고, 수술 전이나 수술 후의 복용으로 그 후의 경과를 양호하게 하며, 암의 재발 방지 작용이 기대되는 것은 많은 임상 실험에서 인정된 바이다.

암세포는 체내에서 한 개의 세포로부터 출발하고 있다. 암의 초기에는 감시 시스템(Check System)이 작동하고 있어 암세포는 크게 되기 전에 생체의 방어기구에 의하여 파괴되고 만다. 그 방어기능으로서 체내에는 면역기구가 움직이고 있다. 따라서 그 면역기구에 파탄이 일어나면 암이 발생하기 쉽다.

예를 들면, 선천적으로 면역기구가 저하되어 있는 질환에서는 악성 종양이 나올 확률이 정상인에 비해 상당히 높게 된다. 이 기구가 작용하는 것은 암세포 수가 1,000~10,000개 정도일 때라고 말하고 있고, 이것은 동물 실험에서도 증명되고 있다. 이 기구를 파괴한 암세포는 발견될 때까지 증식을 계속한다. 완전히 암세포 수가 0으로 되면 치유된 것이다.

그러나 백혈병과 같은 병은 치료에 성공하더라도 다만 표면상으로 암세포가 보이지 않을 뿐이지 실제로는 다량의 암세포가 체내에 남아 있다.

따라서 강력한 치료를 계속하지 않는 한 완벽한 치유를 바랄 수 없다.

소아의 급성 림프선 백혈병은 강력한 치료를 하면 40%의 치유를 가져올 수 있다.

면역요법은 면역기구를 작동시켜서 치유를 시도하는 방법인데, 많은 수의 암세포가 존재하고 있는 상태에서 그 효과를 바란다는 것은 무리한 일이다.

『명의별록』에는 고려인삼이 약초의 하나로서 '견적(堅積)을 깬다'라고 쓰여 있다. 견적이란 위나 간장, 자궁 등에 생긴 딱딱한 덩어리를 말하는 것으로, 궤양이나 암을 포함한 것으로 해석된다. 즉 궤양과 암은 병태가 전혀 다르나 중국에서는 옛날부터 양쪽 다 고려인삼이 유효하다는 것을 알고 있었다는 것이다.

화학요법제는 여러 가지 부작용이 나타나 임상적으로 그 극복이 강하게 요청되고 있고, 계지복령환을 병용하면 백혈구의 감소, 체중 감소가 억제된다는 사실도 확인하였다. 계지복령환은 암 수술을 받기 전부터 복용해 둘 필요가 있고, 수술 후에도 수술로 인한 염증을 빨리 치유하기 위한 것과 암 면역력 부활 작용에 따라 재발 방지에 효과적으로 작용한다고 할 수 있다. 적어도 수술 후 3년 간은 계속 복용하는 것이 좋다.

인체를 구성하고 있는 세포는 보통 그 성질을 변화시키지 않고 분열하여 다음의 세포를 만들고 있다. 그런데 무엇인가 원인이 되어 어느 날 돌연 세포 분열에 이상이 생긴 경우를 암으로 화한다고 말하고 암화된 세포를 임세포라고 한다.

암을 유발시키는 요인이 되는 물질을 발암물질이라고 한다. 우리 주위에는 바이러스 이외에도 불에 그슬린 물고기·담배·고사리 등 실로 많은 발암물질이 있다는 것을 알게 되었다.

40세부터 암의 발생률이 높아지는 것은, 오랜 세월을 살아오는 동안 바이러스에 감염되거나 다량의 발암물질이 체내로 흡수되거나 해서 세포의 이상이 일어나기 쉽게 되어 있기 때문이다.

그러나 인간의 체내에는 이물이 들어오더라도 그것을 처리하는 능력이 원래부터 갖추어져 있다. 그 하나는 발암물질이 들어왔을 때, 위나 장에서 흡수하지 않고 자기에게 부적당한 것을 식별해서 화학적으로 변화시켜 무독한 것으로 만들어 몸 밖으로 내보내는 작용이다. 또 우리들의 신체에는 바이러스 등의 외적을 공격하여 몸 밖으로 내보내는 면역 작용이 있으나, 면역력의 균형이 깨지면 발암물질이나 바이러스가 들어왔을 때 이것을 처리할 수가 없기 때문에 암이 유발되기 쉽다.

면역과 더불어 중요한 것은 매크로 파지나 백혈구 등의 작용이다. 이것들은 체내에 들어온 큰 단백 분자의 이물 등을 먹어버린다. 그뿐만 아니라 화학물질 같은 것이 잘못되어 암세포를 만들어도 암세포를 먹어서 몸 밖으로 내보낸다. 이와 같이 암은 인간의 면역력의 미묘한 차이로서 발생한다고 생각해도 무방할 것이다.

그렇기 때문에 면역력을 높여 놓고 이물이 들어오더라도 즉각 처리할 수 있는 힘을 갖추어 놓는 것이 중요하다. 또 암이 발생하더라도 즉시 이것을 배제하거나 독성을 없앨 수가 있다. 한약의 보약은 이 면역의 힘을 길러주므로 많이 애용된다.

암환자는 암세포에 영양을 빼앗기기 때문에 몸이 상당히 쇠약해진다. 혈압이 내려가고 빈혈을 일으키는 것이 보통이다. 또 암세포를 깨뜨리기 위해서 흔히 방사선 요법을 행하지만, 암세포만 깨뜨린다는 것은 아직 불가능하여 백혈구도 방사선으로 거침없이 파괴되어 버리고 만다. 그래서 백혈구가 2,000 이하가 되는 사람은 신체 속의 면역이나 항원, 항체 반응을 할 수 없게 되어 암세포는 제멋대로 번식하게 된다.

백혈구를 늘리는 것이 가장 선결되어야 할 것이다. 다행히 설화차초나 봉출·고려인삼은 백혈구를 늘리는 작용을 한다. 그러므로 방사선 요법을 실행하면서 한약을 사용하면 대단히 좋은 성과를 거둘 수 있다. 더욱이 한약은 백혈구뿐만 아니라 적혈구나 혈소판까지도 마구 늘려 주기 때문에 산소를 비롯해서 영양이 신체내에 돌게 되므로 저항력은 급속도로 증가되어 회복이 빠르게 한다.

특히 주목하고 싶은 것은 암세포를 먹어치우는 메크로 파지의 활성을 높여주는 것이다. 암환자가 말기에 격렬한 아픔을 호소할 때에 한약을 복용하면 그 아픔은 가시고 환자에게 생기가 돌아오게 되는 현상이 일어난다. 이것은 한약이 암조직 주위의 혈전을 용해시키기 때문이라고 한다.

암이 나타내는 증상은 다채롭고, 그 중에서도 응혈학적(凝血學的) 이상은 예로부터 혈전증과의 합병과 관련하여 주목을 받고 있다. 임상적으로도 출혈이나 혈전증은 감염증과 같이 암환자의 주된 사인이 되는 합병증이며, 이것들의 응혈 이상의 메커니즘을 명백히 하고 진단 치료의 향상을 도모하는 것은 매우 중요하다고 생각된다.

암에 따르는 응혈 현상은, 응고 항진 상태와 전신 기능의 저하이다. 암세포가 증식하면 암세포로부터 암독소가 방출되어 암조직 주변에 혈소판 응집, 피브린의 형성이 일어나 암조직의 주위는 강한 혈전으로 둘러싸이게 된다. 이러한 상태에 항암제를 아무리 투여해도 항암제는 혈전에 의해 암세포에 접촉할 수가 없다.

요즘에는 항암제와 혈전 용해제의 유로키나제를 병용, 투여하는 방법이 자주 사용되고 있다. 암과 혈전은 암 전이에 있어서도 중요한 의미가 있다. 암이 전이할 경우, 암조직으로부터 떨어진 암세포는 혈류에 의하여 전신의 장기에 운반된다. 거기서 암세포는 그 장기의 혈관벽에 암세포로부터 분비되는 독소로 말미암아 혈전을 만들고, 그 혈전을 풀처럼 만들어 부착시켜 세포 분열을 개시한다. 이것이 암으로의 전이이다. 그렇기 때문에 암의 전이를 크게 좌우하는 인자의 하나로서 혈전 형성이 참여하고 있는 것이다.

근년에 생약 또는 생약으로부터 추출, 분리시킨 유효 성분의 항암작용에 대해 많이 보고되고 있지만, 이것들은 무언가 직접적인 항암 작용뿐만 아니라 암세포 증식에 따르는 혈전 형성을 억제하는 작용에 의한 것으로 생각되고 있다.

◆

에이즈(ADIS, 후천성 면역 결핍 증후군)

21세기는 세균과의 전쟁이며, 인류는 개발된 무기에 의해 멸망하기보다는 오히려 알지 못하는 세균에 의해 멸망할 것이라 했다. 지금도 21세기의 흑사병이라고 하는 치명적인 바이러스인 에이즈와의 전쟁은 가정과 사회를 공포 속으로 몰고 가지만, 이렇다 할 만한 치료약이 없이 감염 속도는 급진하고 있다.

에이즈의 감염은 박테리아가 아닌 작은 바이러스이며, 성교나 비정상적인 성교를 할 때뿐만 아니라 수혈, 또는 산모가 감염이 되면 아기는 선천적인 에이즈 환자가 된다.

에이즈균은 체내에서는 아주 강하며 체외에서는 조금만 햇빛을 가해도, 또는 비눗물이나 소독을 해도 즉시 죽어버리는 약한 바이러스이지만, 일단 피를 만나면 갑자기 활동해서 신체의 혈관을 통해 양성화된다.

지금 세계에서 에이즈 환자가 가장 많이 분포되어 있는 곳은 미국이며, 전세계 에이즈 환자의 60%가 이 미국에 살고 있다. 세계 인구의 5백만이 에이즈 감염 환자이며, 그 중의 150만이 여성으로 추산된다.

에이즈 초기의 증상은 감기에 걸린 것과 같으며, 포진과 비슷한 증세를 나타낸다. 수개월 간 발열이 있으며, 아무리 강한 항생제를 써도 열은 물러가지 않고 위장 장애·발진·관절 근육통이 생기며, 땀을 많이 흘리고 체중도 감소한다.

임파선이 점차로 붓고 부스럼이 곪아터지고, 식도에 칸디다균에 의한 염증이 일어나기도 하며, 30~40%의 환자는 카포시 육종이라는 피부암이 발생한다.

한방에서는 T세포와 백혈구의 증가를 위해 보중익기탕에 백출과 아교를 중용한다. 특히 아교는 아미노산이 들어 있어서 좋은 보혈 작용뿐만 아니라 백혈구 및 살아 있는 세포에 좋은 활동성 및 재생성을 부여하고 있다.

전세계를 에이즈 공포로 휘몰아가고 있는 이때에 어떠한 모양으로라도 예방·치료할 수 있는 방법이 있다면 우리는 이것을 위하여 최선을 다해야 하리라고 믿는다. 에이즈란 이름 그대로 후천성 면역 결핍 증후군이다.

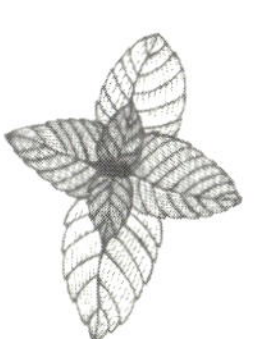

그들의 중요 증상은 다음과 같다.

1. 목 주위의 임파가 증대된다.
2. 열이 계속 난다.
3. 체중이 감소한다.
4. 설사를 한다.
5. 극도로 피곤하다.
6. 밤에 잘 때 식은땀을 흘린다.
7. 백혈구가 감소한다.

8. 빈혈이 온다.

9. 면역 세포들이 점차로 감소한다.

이러한 에이즈가 아프리카에서 시작하여 전세계, 특히 성행위가 문란한 도심지에는 더욱 활발히 번져가고 있는 전염병의 하나이며, 백인종이 58%이고 흑인종이 26%인데 비해서 아시아에서는 극히 적은 1%에 국한하고 있다.

이는 또한 잠복기가 있어서 이 바이러스의 침범을 받고도 8~10년, 혹은 평생 동안 아무런 증상 없이 살아가는 사람도 있다.

현대의학에서 에이즈의 치료약으로는 AZT란 약이 FDA의 허가를 받고 사용중에 있으며, 현대 한방의학으로서의 에이즈 치료약으로는 과루인과 천화분이 공식적인 인가를 받고 많은 사람들이 중국으로부터 구입해서 사용하고 있다. 이 모든 것이 그 병의 악화를 지연시킬 뿐이지 치료 자체는 아닌 것이다.

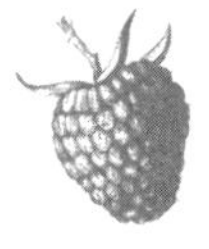

오늘에 있어서 가장 현명한 것은 우리 몸 자체에 병소가 들어왔을 때 그것을 예방할 수 있는 면역, 즉 군대군을 키워주는 것만이 우리가 할 수 있는 일이며, 이러한 것을 대치할 수 있는 것은 오랜 시일 동안 자연적으로 받아들여지고 있는 한약만이 할 수 있는 특권임을 재강조하고 싶다.

온 가족이 충분한 체내의 면역성을 갖고 있으면 설혹 에이즈 바이러스의 침범을 알게 모르게 받을지라도 체내의 정균[正氣]이 외부에서 들어온 병균[邪氣]을 능가할 수 있어서 아무런 증상 없이 평생을 무사히 살아갈 수 있음을 강조하고 싶다.

면역성을 키워주는 한약으로서는 소아에게는 귀룡탕, 여자에게는 향사육군자탕, 남자에게는 보화탕을 꼽을 수 있다. 이를 복용시 녹용을 가하는 것은 녹용이 피를 생성함으로써 백혈구가 증가하며 강하게 함으로써 외부 병균을 저항하는 B임파구와 T임파구를 도와주므로 백배의 효과를 발휘할 수 있음을 알 수 있다.

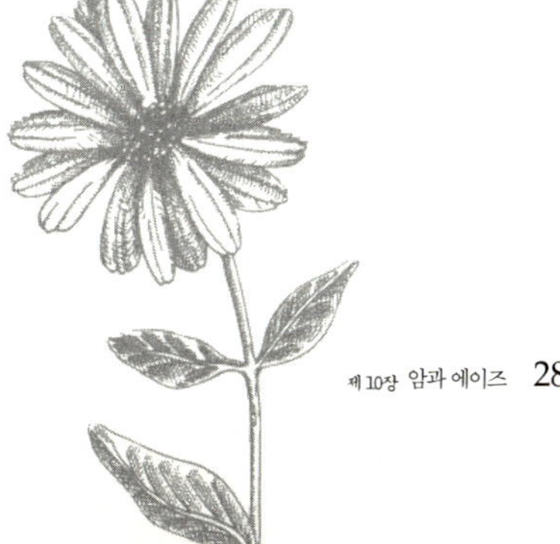

현대인의 건강 비법

· 발행일   2014년 6월25일

· 편   저   D.dam 건강연구회
· 감   수   이범용
· 발행인   최한호
· 출판사   다담북
· 등   록   2012년10월16일 제 2012-000018호
· 주   소   인천시 부평구 부평동 부평문화로 115번길 54 미성304
· 전화번호   032)507-6509, 010-3321-6505
· 팩스번호   032)507-6505
· 이메일주소   chh6505@naver.com

· ISBN   978-89-969789-5-4 13510
· 가 격   15,000원